改訂 医療保育セミナー

日本医療保育学会 編

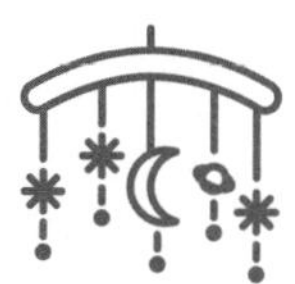
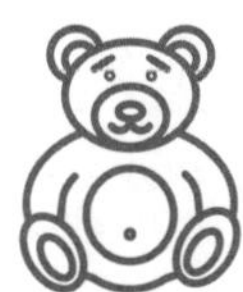

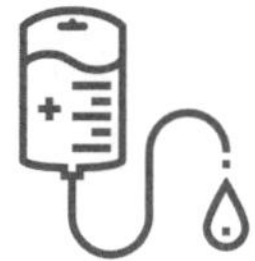
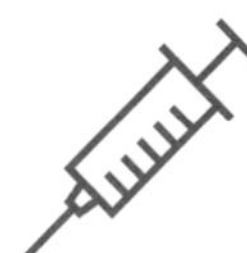
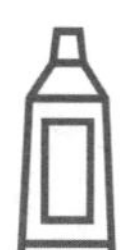
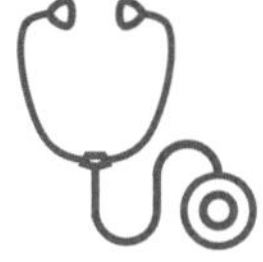

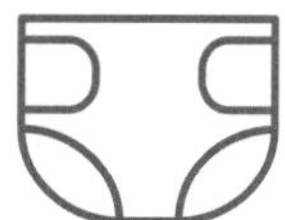

建帛社
KENPAKUSHA

序　文

保育は子どもとの関わりの必要性から始まり，子どもたちとの日々の生活の中で発展してきました。常に子どもたちとの生活がはじめにあり，子どもと関わる保育者の保育実践のなかから，保育制度や保育指針が導かれてきたのです。

「保育要領—幼児教育の手びき—」（1948年，文部省発行）は幼稚園や保育所で働く保育者に初めて示された保育の手引書であり，保育者の保育から導かれた具体的な保育内容が示されたもので，当時のすべての保育者にとっての待望のガイドラインであり，現在の保育所保育指針や幼稚園教育要領のはじまりの書物でした。

医療の場において，子どもたちには保育者の存在が必要であるとの認識にたち保育者が採用されたのは，日本では東京都立梅ケ丘病院（1949年）や聖路加国際病院（1954年）にはじまり，ゆるやかに全国の病院に広がりました。多くの場合，保育者は１人だけの採用で，医療保育のガイドラインや資料がないなかで，医師や看護師等医療者に相談・アドバイスを受けながら手探りの実践を重ね，自ら医療保育を構築していきました。やがて保育者たちが情報交流や保育の悩みを交換する場として1997年に全国病棟保母研究会が発足，病棟での保育実践研究を重ね，2003年には日本医療保育学会となり，現在に至っております。

学会が目指すものは，医療保育の構築と保育者の専門性を基盤とする保育者の地位の確立であり，医療保育専門士の資格制度を2007年より導入，そのテキストとして『医療保育テキスト』（2009年）を発行し，これまでの保育者の保育実践から導かれた保育内容の集約と医療保育の定義づけを初めて行い，初の医療保育に関するガイドラインとなりました。

本書初版はその改訂版として2016年に出版され，保育所保育指針の改定等を背景に，この度さらに改訂を重ねました。

この間，医療保育専門士の認定は234名を数え，2021年５月現在179名が活躍されています。日本における医療保育はこのように制度を整え，保育のガイドラインを整備し，社会のなかで一定の認知は得，今，萌芽期を過ぎ，次のステップに歩み出そうとしています。

子どもたちへの保育とご家族への支援の質の保障をどのようにしていけるのか，それを考えることが本学会の使命であり，本書の大きな目的でもあります。医療保育の本質を先駆者から学び，保育者たちと共に考え，言語化し理論化し構築すること，そしてその知見を通して保育者の実践を支え，そのことを通して子どもや子どものご家族を支え，さらには医療を支えることにつらなる営みを重ねながら，学会としてのさらなる歩みを進めたいと思います。

コロナ禍のなか，医療者はもちろん保育者もエッセンシャルワーカーとして，いのちを支える職業として注目されています。人の人生に寄り添うこの尊い営みを，すべての保育者が誇りに思って生きられますように，保育者のまなざしの先にいる子どもたちやご家族が豊かな人生を歩まれますように，そして一人でも多くの方が医療を要する子どもやその保育に目を向けていただけましたら幸いです。

2021年６月

一般社団法人 日本医療保育学会　理事長　吾 田　富士子

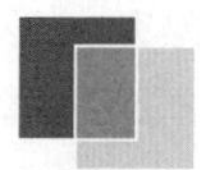

改訂版編集にあたって

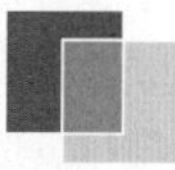

本書『医療保育セミナー』は，医療に関わる現場での保育の実践（質）の向上を目指して2016年に初版を発刊いたしました。その後５年ほど経過し，子どもたちを取り巻く環境も変化してきています。2017年告示の保育所保育指針の改定により，乳児保育の重点化や養護と教育の一体化による子どもの資質・能力を育てる保育が強調されました。増え続ける児童虐待に対応した子育て支援の強化，地域における慢性疾患児や医療的ケア児等への保育所等への入所による保育への参加なども進められています。このような状況のなか，医療保育専門士の資格研修に，障がい児枠をもつ保育所や医療的ケア児を受け入れている保育所の保育士の方々からの問い合わせも増えてきています。

そこで今回の改訂では，医療機関を中心としながらも今日的状況を踏まえ，医療を必要とする子どもの在宅や地域での保育も念頭に改訂作業を進めました。また，国家資格をもつ保育士としての役割や基本姿勢，保育の視点は，医療を必要とする子どもと関わる場でも変わることがないことを前提に，医療保育を中心に章立てを見直しました。

第１章は，医療保育概論として本書の中核となる章です。医療保育の定義は変わりませんが，医療保育の実践原理と医療保育の目的を分け，定義のもつ意味をより明確にしています。また，保育士と専門性が近い専門職との違いを記載することで保育士の役割がよりわかりやすく，さらに医療保育の実践の基本が個別支援にあることを明記しています。

第２章は，初版の第３章を一部踏襲しつつ，医療を必要とする子どもの社会的支援として再構成しました。医療を必要とする子どもたちの現況と保健・医療，福祉施策について触れ，近年増加傾向にある在宅の医療的ケア児についても説明しています。

第３章は，初版の第５章にあたる保育士に必要な医学的知識についてです。これまで同様，医学的知識を習得するための手がかりとなるものです。

第４章は，初版第６章の病気や障がいのある子どもと家族の心理と支援技法に，関わり方が難しいとされる発達障害のある子どもへの対応について加筆等を行い，保育士としての支援をよりわかりやすく説明しました。

第５章は，保育実践の理論として，初版の第２章，第７章，第８章の内容を踏まえて再構成しました。保育活動の場の違いによる保育の実践内容，医療保育としての発達支援，生活援助，家族・きょうだい支援について追記し，特別なニーズのある子どもの保育をこの章に含めました。また，医療保育に必要な情報収集とアセスメント，記録と評価について説明し，次の第６章につなげています。

第６章は，医療保育の実践例だけを集めました。保育の過程を踏まえて15事例（場面）をわかりやすくまとめています。保育のポイント・留意点があり，すぐにでも現場の保育に参考となるでしょう。また，事例のまとめ方としても役立つでしょう。

第７章は，医療保育とセーフティマネジメントです。どのような場にあっても重要なリスク管理の考え方，保育中の事故と対策などを説明しています。

第８章は，初版の第11章にあたる臨床支援技術です。主に医療機関での知識や技術ですが，在宅ケアの推進を踏まえて内容を一部見直し，保育士等ができる医療的ケアについても説明を加えています。

第９章は，医療保育現場でのマネジメントとして新たに設けた章です。医療機関等で働く保育士は一人または少人数のことが多く，マネジメントの上でさまざまな課題を抱えています。この章では，医療保育の場によるキャリア教育，組織マネジメント，専門性の課題などについて説明しています。それぞれの現場での取り組みの参考となるでしょう。

本書は，医療保育の現場で活躍する保育士のテキストとして今日の状況を踏まえ改訂いたしましたが，保育所等で病気や障がいのある子どもたちに関わる保育士の方々や，病児保育や医療保育を学ぶ保育課程にある学生の方々の参考書としても使用できるよう配慮いたしました。是非，ご活用いただきご批評いただければ幸いです。

2021年６月

編集代表　及川 郁子

目　次

第6章　医療保育の実践事例　122

第7章　医療保育とセーフティマネジメント

（佐々木祥子，土屋さやか，井良沢，田代，中田）153

第1章 医療保育概論

1. 医療保育の理念

(1) 医療保育とは

1) 医療保育の定義

日本医療保育学会は医療保育を次のように定義し，対象，実践原理，および目的を明らかにしている。本章では，断りない場合，医療保育の定義を「定義」と表記する。

> 医療を要する子どもとその家族を対象として，子どもを医療の主体として捉え，専門的な保育を通して，本人と家族のQOLの向上を目指すことを目的とする。

「定義」は2007年から始まった日本医療保育学会 医療保育専門士資格認定研修会の資料『医療保育テキスト 第１章 医療保育概論』に示された後，2016年５月刊行の『医療保育セミナー』に引き継がれ，医療保育発展の要（かなめ）として関係者に受け止められてきている。「定義」は，専門職としてのアイデンティティに関わる重要事項であることを踏まえ，ポイントを押さえて解説しておきたい。

2) 医療保育の対象

「定義」では対象を「医療を要する子どもとその家族」と規定している。

医療保育を歴史的にみると，病院・診療所，病児保育室，障害児（者）の施設（児童福祉法に規定されている障害児入所施設，児童発達支援センター）という場で実践され，発展してきた。「障害児（者）の施設」という表現は，重症心身障害の領域で「児者一貫」支援として，18歳以後も小児期からの継続性が保たれるよう小児神経科医や本人をよく知る保育士などが継続して関わることを表している。「定義」は「医療を要する子ども」と表現しているが，重症心身障害者を含むものとしてご理解いただきたい。

また，病院・診療所では，病棟と外来で求められるものが異なる。そのため，大きく「病棟」「外来」「病児保育室」「障害児（者）の施設」の４類型に整理して，医療保育制度と実践を検討することが一般的である。この４類型は今後も主たる医療保育の場であるが，場の理解は子どもと家族を理解する枠組を提供する。大きくみると「病棟」「外来」「病児保育室」は，子どもたちは「いつもと違う医療を中心とする場」に置かれることからくる特有の支援ニーズをもつこととなる。一方，「障害児（者）の施設」は医療を要する利用者にとって「いつもの生活や療育の場」である。医療保育の場については「（３）医療保育の場の特性」で解説する。

さて，「医療を要する子ども」として，上述の４つの場に置かれる（もちろん，参加できるよう支援を受ける）場合が主たる対象となる。しかし，「定義」は「医療を要する」という状況を示し，医療保育の場で規定していない。医療保育の制度と実践が，子どもが置かれる場よりも，医療を要することによって生ずる子どもおよび家族の特別なニーズに対応することに着目している点は重要である。

子どもの疾病とその経過をみると，短期間で通常の生活に戻り，医療を要しなくなることが見込まれる場合から，継続的な治療や経過観察を要する場合，死にゆく経過をたどる場合など多様であり，また，ケースによって流動的でもある。最近の小児医療は，子どもの生活の場をできるだけ家庭，在宅へという動きがあり，どのような場においても適切な支援を提供することが求められる。在宅ケアは小児等在宅医療連携拠点事業の創設などにより重要性を増しつつある分野である。医療保育は，これら在宅に移行した子どもたちの特別なニーズに応える保育を含む必要がある。まずは，在宅ケアの拠点となる通所施設での保育の質を高めていきたい。実際に次節に述べる医療保育専門士資格をもって重症児の通所支援にあたる保育士も少なくない。

ところで，保育の対象には，医療を要する子どもだけではなく，その家族を含める必要がある。医療を要する子どもの医療に関する意思決定には，保護者の責任は大きい。さらに，子どもの精神的な支えとして，家族が果たす役割は大きい。しかし，治療中（場合によっては治療後も），家族には経済面，身体面，心理面，そして家族構成員それぞれの社会関係面に，大きな負担が生じがちである。これらの負担にうまく対処できる場合ばかりではない。子どもの病気が治ったとしても，家族が大きな困難を抱え，経済面や家族の絆にほころびが生じたり，きょうだいの心理行動面に問題をもたらしたとしたら，医療の目的が十分に果たせたとはいえない。医療保育に関わる保育士には，保護者ときょうだいを支え，ひいては家族の絆を強めることが期待されている。

保育士として，医療を要する子どもと家族に寄り添い，その特別なニーズへの理解を深め，応じていくことで，医療保育の未来は拓かれてきた。

3）医療保育の実践原理

「定義」は実践原理として，「子どもを医療の主体として捉え」ることを求めている。保育において，子どもが生活の主体であることはいうまでもない。「子どもを生活と医療の主体として捉える」ことを実践原理と考えてよい。この実践原理は，保育士の役割に多様性をもたらしている。

① 小児医療におけるトータルケアについては，西村昴三，細谷亮太による啓蒙によって，考え方が浸透し，QOL（quality of life：生活の質）向上の観点からトータルケアを行う雰囲気が浸透していった。

トータルケアの担い手として保育士に対する期待が高まってきた。医療保育の先導者の一人である藤本保は「保育士は子どもにとって絶対的な味方であってほしい」と期待を語っている。医療者は子どもに痛いこともしなければならないが，保育士はそうではない。そのような医療者にないアドバンテージを活用してほしいという願いが込められている。医療が中心の生活において子どもが生活と医療の主体となるには，その子どもと医療を行う医療者の関係の質を高めることに加え，医療を行わない第三者的立場の専門職の役割がクローズアップされてきたといえる[*1]。

② 清水哲郎によれば，医療における患者・医師関係は，医師主導，患者主導，医師と患者の決定の分担，共同の決定と実行の分担，という４類型に整理される[*2]。現在は，４番目の方向，医師は病気の状態と治療法に関する専門的知識を，患者は人生の実情や人生設計などの情報を提供し合い，共同の決定を行ったうえで，共通の目標に向かって意見を出し合い調整しながら医療を進めていく方向に進んできている。患者が医療の主体となるには，患者が意思決定できるような十分な情報提供や心理的なサポートが欠かせない。医師

＊1 子どもの立場に立つというとき，客観的にみて最善の利益に資する行為と，子どもの内面世界に寄り添い支える行為は，同じ目的に向けて違う道を歩んでいること，そのような異なる道をすすむもの同士のコミュニケーションがあることで，子どもは主体的，創造的に生活に関与することができるという理解が欠かせない。

＊2 前三者について清水哲郎の表現を簡略化した。医師主導は「パターナリズム・医師主導型」，患者主導は「医療者＝技術者：患者主導型」，医師と患者の決定の分担は「決定の分担-国境線引き：契約締結型」と表現されている。「パターナリズム・医師主導型」は「医師は専門家であり，その立場から患者にとって何が一番良いことかを考えて処置をしようとしているのだから，患者は医師を信頼して，『お任せする』」というもの，「医療者＝技術者：患者主導型」は「医師はその裁量の範囲で考えられるさまざまな治療のメニューを提示し，患者はその中から選ぶ」ので「どれを選ぶかは患者の責任であり，医療者はその患者の選択に従って実行すれば良いのだ」というもの，「決定の分担-国境線引き：契約締結型」は「選択の範囲をメニューによって限定するという意味では医師がリーダーシップをとっているが，そのなかから自分の場合の方針を選ぶのは患者である」というように決定権の境界を決めるもの，である。４番目の「共同の決定と実行の分担」は「決定に至る過程（process of shared decision-making）が両者の誠実なコミュニケーションのプロセスであってこそ，人間として対等である」とする考えに基づいている。法的議論よりも，日々の人間同士の関わり合いの中での共同に力点を置くことは，QOL重視の立場と親和性が高く，保育士の視点とも親和性が高い。（清水哲郎：医療現場に臨む哲学．勁草書房，pp.72-77，1997）

も患者の生活や人生観を知ることで（患者からの情報提供によって）適切な助言や最適な治療計画の提案ができる。意思決定は共同の行為を基盤とするプロセスの中で理解しなければならない。

子どもの場合は，子どもが自分で決められることは決められるように配慮することと，保護者が決めるべきことを決められるように配慮する必要がある。保育士は，生活面で子どもが決められることを決められるような関わりをしてきている。

③ 患者・医師の共同が進む中で，小児医療においても，子ども自身が自分の医療について十分な説明を得て納得して医療を受けることが重視されるようになってきた。その時期はチャイルド・ライフ・スペシャリスト（CLS）やホスピタル・プレイ・スペシャリスト（HPS）などの心理支援専門職（p.8参照）が紹介され，導入が進み始めた時期と重なる。子どもが医療に主体的に向きあうための支援が身近に行われることは，同様の支援に対する保育士の関与を後押しした面がある。

保育士が，子どもが医療の主体となるためにどれだけのことができるかについては議論のあるところであるが，医療を要する子どもにとって生活と医療は切り離せず，多様な経験知が蓄積されてきている。

外来，病棟，病児保育室は，子どもの視点からみたとき，「いつもと違う医療を中心とする場」であり，不安・ストレスの軽減等の特有の支援課題が生ずる。不安・ストレスの軽減のためにも外来や病棟等も生活の場ととらえ，子どもの視点から環境整備を行うこと，子どもの生活ニーズを治療計画に反映させること等が必要となる。一方，在宅や障害児（者）の施設での医療は，生活の中で健康を維持し，QOLを高めるために行われる。場の特性と子どもの状況によって医療と生活における重点の置き方は多様で流動的でもあるが，「子どもを生活と医療の主体として捉える」実践原理は医療保育を支える柱でありつづけるであろう。

4）医療保育の目的

「定義」は，医療保育の目的を子どもと家族の「QOLの向上」としている。医療を要しながらも，その子らしい満足のゆく豊かな生活を送ることができるように，いわゆるウェルビーイング（well-being）を高めるように，医療者と協働し，保育の専門性を活かして貢献する。QOLは生命の質，生活の質，人生の質など，さまざまな視点でとらえられているように，多軸的な（さまざまな評価軸を設定できる）概念である。満留昭久は「このQOLは，各個人の価値観により大きく左右され，それぞれのQOLの内容は個人差が大きい」[1)] と指摘している。QOLの強調は，病気と付き合いながら，その人らしく生活を送ることができるよう支えることを求める。保育士は遊びを通してその子の本来の姿を引き出す。そのアドバンテージを活かして，子どもとともに，その子らしい満足のゆく豊かな生活の内実を創り出していきたい。家族のQOLに関しても，保護者に対する保育の指導の専門性，医療者とは異なる立場性などを活かしていくことができよう。

清水哲郎はQOLを，患者に与えられた環境（身体環境，心理環境，医療環境，社会環境一般）の自由度（客観的QOL）と，与えられた環境のもとに生活を送った結果得られた満足度（主観的QOL）の総体としてとらえることを提起している[2)]。保育士は子どもの環境（身体環境，心理環境，医療環境，社会環境一般）をどのように改善し，満足をもたらすのか，常に考えていきたい。例えば，不安の軽減は心理環境の自由度を高めることを意味し，不安が少ない状態で入院生活を送ることは，生活への満足度を高めるであろう。保育士が傍にいて関わってくれることで痛みをしばし忘れて過ごすことができるかもしれない。子どもと関わる「いま，ここで」，子どものQOLのどの軸に焦点を当て，何を提供するか，保育士としての力量が問われるところである。

ここで，「定義」策定過程において，医療保育の目的を「QOL」と表現するか「いのちの輝き」とするかが議論されたことに触れておきたい。「いのちの輝き」は山下文雄（久留米大学名誉教授）の門下生である藤本保（大分こども病院院長）から提案された。「いのちの輝き」は山下文雄が最初に使った言葉とされているが，小児科領域で「いのちの輝き」の表現に込められた思いについては，満留昭久の次の言葉が参考になろう[3]。

「この言葉は，いろいろな難病をもった子どもたちをサポートしている私ども小児科医や関係者にとって，たいへん共感できる響きをもって受け入れられました。『子どもたちのQOLを高めるために…』というより，『子どもたちのいのちの輝きを高めるために…』というほうが，はるかに子どもたちのために何ができるか，何をなすべきか，ということが実感できたのです」

子どもに寄り添い，視線，笑顔など，さまざまな指標でこころをとらえようとする保育士にとって「いのちの輝き」は受け入れやすいと思われる。最終的に医療保育の定義では，より一般的に用いられるようになってきていた「QOL」が採用されたが，このときの議論は，保育の目的が保育実践を通して得られた子どもの姿と無関係であってはならないことを教えている。保育士には日々の実践の中で得られた子どもの姿を，客観的にわかりやすく説明する責任がある。その際，医療保育の目的を導きの糸として用いていきたい。

（2）医療保育の歩み

1）小児医療の課題と医療保育の社会的評価

小児医療の急速な進歩によって，幼い子どものかけがえのない命の多くを救うことができるようになり，さらに，よりよく治すための努力が続けられている。一方，現代の子どもたちは，都市化，核家族化，女性の社会進出，24時間昼型社会などの言葉で示される社会状況の中に置かれている。また，育児についての不安感の増大や負担感，困難感は，親による子どもへの虐待の激増をもたらしており，親子の心の問題も深刻である。子どもたちのこころの危機，乳幼児・学童の行動・発達の問題，あるいは思春期の心身の健康に対して，小児医療の積極的な関わりが必要であり，日常の診療や検診を育児支援の場とすることが求められている。また，小児期からの慢性疾患や難治性の疾患も増加しており，医療的なケアが必要な子どもの療育，養育のための施設の整備拡充も求められている。このような現状の中で，医療を要する子どもとその家族のニーズは多様かつ複合的であり，小児医療は，保健，福祉，教育，労働などさまざまな分野の専門家と協働して問題解決にあたることが課題である。

医療保育は，小児医療の中から生まれてきた新しい保育の側面である。「小児病棟に入院している子どもたちには，子どものための専門職が必要」という観点から，毎日の子どもの成長過程を見守り，子どもの視線で生活や遊び・発達を保障するために，先覚的に保育士導入が行われてきた。病棟保育士については，1994年度に全国の123施設で導入されていた[4]。それから11年後の2005年度の調査では，小児科を標榜する全国の医療施設300施設に病棟保育士が導入されていた[5]。２つの調査の間に診療報酬の小児入院医療管理料への保育士加算導入が実施されていることから，この加算は保育士導入に大きく影響したことが推察される。対象病棟が限られるものの，2002年度の医療保険の診療報酬の改定が追い風になったといえよう。診療報酬に保育士加算が導入された背景には，関係者のたゆみない努力があったことを忘れないようにしたい。

2）医療保育専門士

日本医療保育学会では，所定の研修を終了し，子どもと家族のニーズを的確にとらえ，医療保育を実践できる知識と技術を有する者を「医療保育専門士」として認定している。2020年度末で179名が登録されている。

日本医療保育学会の定める医療保育専門士の倫理綱領には，「医療保育専門士の役割」および「医療保育専門士の思い」が次頁のように示されている。

医療保育専門士の倫理綱領

〈医療保育専門士の役割〉

医療保育専門士とは

1．医療保育専門士としての知識や技術をもとに，子どもの状態や子どもを取り巻く環境について判断し，子どもの最善の利益を保障し，また家族への支援を実践する。
2．医療保育専門士として関係する職種間において保育の提言をする。
3．医療保育専門士としての視点から，関係機関・他職種との連携を図る。
4．医療保育実践に関する研究・研修を通し，医療保育の質の向上に努める。
5．医療保育の発展を目指して，関係する後進の育成に携わる。

医療を要する子どもと家族に誇りをもってこの責務を果たしていきます。

〈医療保育専門士の思い〉

私たち，医療を要する現場の保育士は，次のことに取り組みます。

1．一人一人の子どもの笑顔に寄り添います。
2．一人一人の子どもに安心と安全な生活を提供し，子どもが寛げる環境を作ります。
3．一人一人の子どもの生活のスタイルを大切に病気回復に向けた生活を支えます。
4．一人一人の子どもの病状や症状を把握し，育ちに向けて遊びを豊かなものにしていきます。
5．一人一人の子どもの生活のなかでの「小さな……できた」を一緒に喜びます。
6．一人一人の子どもの生活のなかでの新しい自分の発見を一緒に喜びます。
7．子どもが周囲の子どもや大人と関わりながら育ち合う生活を支えます。
8．子どもの病気の回復に向かう生活での体験を勇気と活力に変えていきます。
9．保護者やきょうだいの気持ちに寄り添うとともに，子どものための生活を一緒に考えます。
10．子どもの病気の回復を願い，家庭での生活，病院や施設での生活，学校での生活をつなぎ，より豊かな生活の創造を共に考えていきます。

（3）医療保育の場の特性

ここでは医療保育の場の特性について述べる。

1）外　　来

外来は，子どもと家族が病院や診療所と最初に出会う場でもある。子どもが外来保育の場に訪れるのは，以下のような場合がある。

①　けがをしたり，発熱，下痢・嘔吐，咳などさまざまな症状をもっている。
②　定期的な外来受診。
③　行動や発達面に何らかの問題を抱えている。
④　ルーチンとなっている検査や治療，リハビリテーションを受ける。
⑤　乳幼児健診や予防接種を受ける。

子どもにとって，病院・診療所は緊張の場である。また，体調が悪い中での順番待ちや診察，検査，処置などは，子どもにとって苦痛となることが少なくない。待ち時間は，きょうだいにとっても苦痛である。保育士が関わることで，子どもも家族も緊張を和らげることができる。時として，保育士が診療介助や身体計測などの業務を行う場合もある。その中で，子どもの発育・発達，保護者の関わり方，症状の変化など，保育士の視点で観察し，問題を発見したり，育児の手がかりを把握することができる。保護者にとっては育児のアドバイス，社会資源の紹介を得る機会にもなる。

さらに，入院したり後述する病児保育室を利用することになった場合，外来保育の情報が生かされる。

2）病　　棟

病棟保育は，入院中の子どもとその家族を対象とする。プレイルームや病室を軸としながら，最近では，NICU（新生児集中治療室），PICU（小児集中治療室），ICU（集中治療室），検査室など病棟外の施設を含むさまざまな場所で主治医の許可に基づいて実施される。回復に向かう子どもだけでなく，エンドオブライフ期にある子どもと家族も対象である（エンドオブライフケア*3）。入院は今までの生活が中断され，家族や友だち，地域とのつながり（保育所や幼稚園，学校など）から切り離され，非日常的な生活環境の中で過ごすことを意味する。

入院の目的は，①経過観察，②検査，③治療，④手術，⑤訓練などがある。それぞれの目的に応じた入院期間が設定されている。予定入

＊3　エンドオブライフケア：診断名，健康状態，年齢にかかわらず，差し迫った死，あるいはいつかは来る死について考える人が，生が終わるときまで最善の生を生きることができるように支援すること。

院か緊急入院かなどによって，子どもと家族に与える影響は異なる。入院中は見知らぬたくさんの人と関わることになるため，病棟・病室の物的環境だけでなく，人的環境の影響も考慮する必要がある。

入院時にストレスポイントとなりやすいものには，治療や検査・処置，病状の悪化や治療の予定変更，治療に伴う副作用，障がいが残ってしまったこと，新しい人との出会い，退院することなどがある。これらは予期できる場合とできない場合があり，予期できる場合はこころの準備（サイコロジカル・プレパレーション）も行われている。

病棟における保育は，子どもの状況の的確なアセスメントに基づいて，入院の長さにかかわらず，直面する不安・苦悩への対処を支援し，入院が長期になる場合は発達を促し，社会的自立を準備する取り組みを実施する。

保護者は，子どもの病気に対する不安だけでなく，子どもを入院させる罪悪感をもつことも少なくない。きょうだいも寂しい思いをしながら家で待つことになりがちである。家族への影響も念頭に置きながら関わることも重要である。

3）病児保育室

病児保育室は，入院の必要はないが集団保育には適さない病児，あるいは病後児を対象として，本来子どもが活動的に過ごす日中の多くの時間帯に，その子どもの疾病や病状に応じて快適な生活を提供する場である。短期間の利用が多く，年齢・疾病・心身の状態・発達状況など多様な子どもの集団で，一定しない。また，季節による利用人数の変動も大きい。病状の変化を注意深く観察し，急変時は他職種と連携をとりながら適切に対応していかなければならない。子どもは体調が悪いうえに，いつもの生活の場ではないので不安を抱える。入室時の不安を早く取り除き，安定した気持ちで過ごせるような取り組みが必要である。最近では，入室前の診察のときに病児保育室の保育士が付き添うことで，子どもが早くから慣れて安心できるような取り組みも行われている。

保護者に対しても，日常と違う保育環境であるため，病児保育室での子どもの様子を具体的に丁寧に伝えていくことが求められる。

4）障害児（者）の施設

重症心身障害児者に対して障害児（者）の施設では入所，通所を問わず，第一に「生きる」という営みへの支援，第二に「豊かに生きる」という営みへの支援が行われる。

「生きる」営みへの支援とは，からだの健康や機能を維持し，安心・安楽な生活を保証していくことといえる。食事，排泄，入浴，睡眠などへの支援が多職種の協働によって，特に保育士や看護師という対象児・者に近い支援者が中心になって行われている。保育士は遊びの時間だけを切り取って関わるということではなく，生活全般に密接に関わりながら，それをもとに療育活動をすることが求められているため，このような生活支援の取り組みを大事にしなければならない。

「豊かに生きる」営みへの支援は，遊びや活動等を提供することで，対象児・者と喜びや楽しみを分かち合うことを目指す支援である。「遊び」という表現は児童に対して用い，「活動」や「レクリエーション」という表現は18歳以上に対して用いる。この「豊かに生きる」営みを支える役目として，保育士には，児童に対しては個別的な発達支援の視点が求められ，18歳以上に対しては児童期に行ってきた発達支援を引き継ぎながらも，大人向けの活動が期待されている。重症心身障害児者は反応の乏しい者も多く，発達の過程もゆっくりである。保育士は多職種と協働してアセスメントし，個別支援計画を立て，実施，評価していくことで，微細な反応を見つけ，他職種や保護者とともに喜びを分かち合い，次につなげていく役割を担う。

近年，障害児（者）の施設の現場には，人工呼吸器や気管切開，胃瘻（いろう）など，濃厚な医療的ケアを必要とする子どもたちが増え，今後も増えるだろうといわれている。そのような超重症児といわれる子どもたちとその家族を支えることも，保育士の大きな役割の一つになっている。どんなに重い障がいがあろうとも，いのちを輝かせ，生を全うできるようにしていくことを目指していかなければならない。

5）その他の医療保育の場

乳児院病虚弱等児童加算費の承認を得ている乳児院，さらに在宅の医療的ケア児とその家族を対象とする居宅訪問型児童発達支援を行う事業所など，医療を要する子どものニーズの変化から，医療保育の場は広がりつつある。

2. 保育士の役割

(1) 保育士の役割と位置

児童福祉法は保育士を「第18条の18第１項の登録を受け，保育士の名称を用いて，専門的知識及び技術をもって，児童の保育及び児童の保護者に対する保育に関する指導を行うことを業とする者をいう」（第18条の４）としている。医療保育の場においても，子どもの保育（養護と教育）を提供し，保護者に対する指導を行うことに変わりはない。

保育所保育指針解説（厚生労働省, 2018）には，保育士の専門性として以下が示されている。

① 子どもの発達に関する専門的知識を基に子どもの育ちを見通し，一人一人の子どもの発達を援助する知識・技術

② 子どもの発達過程や意欲を踏まえ，子どもが自ら生活していく力を細やかに助ける生活援助の知識・技術

③ 保育所内外*の空間や様々な設備，遊具，素材等の物的環境，自然環境や人的環境を生かし，保育の環境を構成していく知識・技術

*筆者注：医療保育では，病院・病児保育室・障害児施設など

④ 子どもの経験や興味や関心に応じて，様々な遊びを豊かに展開していくための知識・技術

⑤ 子ども同士の関わりや子どもと保護者の関わりなどを見守り，その気持ちに寄り添いながら適宜必要な援助をしていく関係構築の知識・技術

⑥ 保護者等への相談，助言に関する知識・技術

医療保育においては，これらを基本に置き，医療フィールドにある子どもの状況（病状・心理状態）からくるニーズをとらえる力，他職種とのチームワークを形成する力を特に意識して学ぶ必要がある。

保護者にとっても，医師や看護師とは異なる関わり方をする保育士は，独自の関係を築くことができる存在であり得る。医療面については「素人」であるという立場から，受容的・共感的立場で保護者の話を聴いたり，保護者の立場に立って思いに寄り添うことで，信頼関係を築くことができる。また，保護者から子どもに関する情報を増やし，子どものニーズへの接近を図ることができる。

障害児施設を除いて，医療保育の場にある保育士は，病気を治すためにやってきた子どもに，一時的に関わるだけである。また，子どもが保育士と関わることを拒否したとしても，それを受け入れていくしかない立場である。ごく短期間であっても，子どもとの信頼関係が築けるように，一瞬一瞬の努力を継続しなければならない立場でもある。

医療の場では，患者自身が選択できるという機会は重要である。インフォームド・コンセントや，小児医療ではインフォームド・アセントの考え方が普及したとしても，日々の検査や処置には患者の選択肢は少ない。こうした状況下で何をして遊ぶかなど，保育士が意識的に子どもに選ぶ機会を与えることで主体性を取り戻させることができる。

保育士は，子どもにその提案を拒否されることもあることを受け入れながら，子どもとのよりよい関わりを追求しなければならない存在といえる。保護者との関わりについても同様で，話しやすい関係をつくり，保護者に選択してもらうことも重要である。

(2) 保育士と専門性が近い専門職

ここでは，チャイルド・ライフ・スペシャリスト（CLS），ホスピタル・プレイ・スペシャリスト（HPS），子ども療養支援士（CC）（以下，3つあわせて「CLS等」とする）と保育士の共通点と相違点を概説する。

保育士はCLS等と入院中の子どもと家族への関わりにおいて，子どもと家族に安心をもたらし発達を促すための知識と技術をもっているという点で共通している。一方で相違点については，専門職の実践は子どもと家族のニーズに依存して課題を絞ったり，広げたりすることがあるため，慎重に考えなければならない。そのことを断ったうえで，保育士は「養護と教育」という枠組を，CLS等は「心理支援」という枠組をもつ職種であることに着目したい。この違いが典型的に現れている活動内容は「生活援助」である。CLSは「生活援助」を行わない。日本のHPSは「生活援助」を行うことがあるが，保育士資格取得者が多いことが背景にあると思われる。

もう一つは，子どもに提供される遊び活動の主軸の違いをあげることができる。山地理恵と谷川弘治によれば，病院で子どもに提供される遊び活動は，遊戯療法，治癒的遊び，日常的遊び活動の3つの類型に分けることができる（図1-1）[6]。

遊戯療法は，主たる対象の状態は，問題行動や心理的症状を抱える子どもとその家族であり，その状態の改善，解決や，その状態の影響を減ずる状態をもたらすことを目的とする。特別なプレイルームにおいて，時間を設定して実施されるが，もちろん日常生活を支える専門職との協力は不可欠である。

治癒的遊びは，主たる対象の状態は，重い病気やけがなどによる強いストレス状態にある子どもとその家族であり，ストレス対処の支援を目的とする。心理的症状や問題行動が顕在化するまえに，予防的な関わりとして位置づけられることが多い。

日常的遊び活動は，心理的問題を抱えない場合はもちろんであるが，抱えている子どもも含め，日常の場で，安心と楽しみの提供を主たる目的とする。それは，病院環境を子どもの生活空間にふさわしい場とすることであり，子どもの生活を整えることにつながるため，基本的には入院中のすべての子どもと家族を対象とする。

いずれの専門的支援も，子どもの可能性を引き出す，つまり発達につながっていくものであるため，発達の支援という側面を有している。

この分類に基づくと保育士が提供する遊びの主軸は日常的遊び活動であり，基本的にはすべての入院児と家族を対象とする。ただし，対象の状況やニーズによっては，治癒的遊びの質を有する遊び活動となることがある。

保育士は総じて，次のような意図をもった遊び活動を提供する。

① 子どもらしい生活を提供する。
② 発達を促し，経験不足を補う。
③ 闘病意欲を高める。
④ 親子関係を促進する。
⑤ 不安やストレスに対処する。
⑥ ADL（日常生活動作）の拡大。
⑦ 痛みの緩和。
⑧ その他。

支援の種類	遊戯療法	治癒的遊び（狭義）	日常的遊び活動
主たる対象の状態	問題行動や心理的症状	強いストレス状態	さまざまな状態
支援の場	特別な場	日常生活の場（病棟など）	
目的	問題行動や心理的症状の改善 発達の支援	ストレス対処の支援 発達の支援	安心と楽しみ提供 発達の支援
支援の特徴	治療的アプローチ	予防的・発達的アプローチ	

図1－1　病院で提供される遊び活動

山地・谷川，2014

CLS等には強いストレス状態にある子どもの支援を要請されることが多く，主軸は治癒的遊び活動と考えることができる。しかし，治癒的遊び活動を要する子どもは日常的遊び活動としての関わりが不可欠である。CLS等は本来，子どもの生活の場である病院環境を子どものニーズに合致するよう変えていくことを業務としている。CLS等にとっても日常的遊び活動に取り組むことは大切なことである。

実際の業務の分担は医療現場の考えや対象のニーズ等を反映して多様である。子どもの最善の利益のために，柔軟な役割分担と協働が行われることが望まれる。

(3) 多職種との協働

医療の場ではさまざまな職種が，子どもと家族に直接的，間接的に関わっている。それぞれの職種のアセスメントや関わり方を理解しながら子どもと家族のニーズが満たされることが一番の目標である。そのためには，それぞれの職種の専門性と役割を理解し，互いに尊重し，活かし合うことが求められる。また，子どもとその家族への関わりは24時間継続しており，いろいろな職種の職員がどこかで関わっていることも知っておくべきことである。

保育士からみた子どもの特徴や好きなキャラクターに関する情報を提供された看護師は，プレパレーションの際，保育士からの情報を参考にプレパレーションを実施したところ内容をよく理解できたなど，保育士からの情報は他の職員にとって重要である。

保育士の専門性を理解してもらうためには，実践を通して相互理解を形成していくことが基本であるが，さらに他の職種も参加する研修会や院内発表会などで，実践を発表する機会を得ることが必要である。そのためにも，医療保育専門士として事例研究法を学び，活かせるようにしていきたい。さらに病院の新規採用者向けの研修会で保育士の役割について話すことも効果的である。

3. 医療保育の実践

(1) 医療保育実践の個別性

「医療保育の実践」で重要なことは，エビデンスをもって保育を実施し，医療チームのメンバーに保育の意図や子どもの変化などが伝わることである。

保育を計画・立案する過程で，個々の子どもがどのような疾患に罹患し，どのような経過で現在どのような状況に置かれているか，今後の経過（治療方針や治療の経過，心身への影響，社会生活への影響），さらに本人と保護者・きょうだいはどのように受け止め対処しようとしているか，今後の経過についてどのような見通しを立てているかなどを把握することは，必要不可欠である。これらは，病気の経過だけでなく，子どもの発達・子どもと家族の思い・子どもと家族を取り巻く人間関係からの影響を受けるため多様性に富んでおり，また，時間の経過とともに変化していく。

上記の内容は，一人ひとりの子どもと家族で異なるため，個別性の尊重は最も基本的な姿勢である。つまり，医療保育においては個別保育の実践が基本となる。集団を媒介とした保育（異年齢集団保育）を実践しているときにも，個々の課題が明確になっている必要があることを忘れないようにしたい。

(2) 保育の目標

医療保育における保育の目的は，医療を要する子どもと家族のQOLの向上を目指すことである。子どもと家族が医療を要しながらもその子らしい満足できる豊かな生活を送ることができるように，医療従事者と協働して保育の専門性を活かして貢献する。保育の目標は，この目的に接近すべき課題をまとめたものである。これらは独立したものではなく，互いに関連し合っているものと考えられる。

医療を要する子どもであっても次に示す保育所保育指針に掲げられた保育の目標[7]をベース

に位置づけ，個々のニーズに応じた目標設定が行われる。

① 十分に養護の行き届いた環境の下に，くつろいだ雰囲気の中で子どものさまざまな欲求を満たし，生命の保持および情緒の安定を図ること。

② 健康，安全など生活に必要な基本的な習慣や態度を養い，心身の健康の基礎を培うこと。

③ 人との関わりの中で，人に対する愛情と信頼感，そして人権を大切にする心を育てるとともに，自主，自立および協調の態度を養い，道徳性の芽生えを培うこと。

④ 生命，自然および社会の事象についての興味や関心を育て，それらに対する豊かな心情や思考力の芽生えを培うこと。

⑤ 生活の中で，言葉への興味や関心を育て，話したり，聞いたり，相手の話を理解しようとするなど，言葉の豊かさを養うこと。

⑥ さまざまな体験を通して，豊かな感性や表現力を育み，創造性の芽生えを培うこと。

子どもと家族の個別のニーズに応じて，医療保育の目標とねらいを具体化する場合，以下の視点で検討することができる。

a）医療を要する子どもに対して

① 安全と安心を提供する。
② 生活を整える。
③ 発達を促進する。
④ 恐怖，不安，ストレスへの対処を支援する。
⑤ ライフスキルの獲得を支援する。
⑥ 社会関係の維持，拡大を支援する。

b）保護者に対して

① 不安・ストレスを軽減する。
② 子育てのスキルを獲得し，自信をもてるようにする。
③ ソーシャルサポートにつなげる。

c）きょうだいに対して

① 安全と安心を提供する。
② 寂しさや不安に対処することを支援する。
③ ソーシャルサポートにつなげる。

（3）保育の内容

ここでは保育の内容を，医療を要する子どもと家族に分けて述べる。

1）医療を要する子ども

a）安全で安定した生活の中で思いを表出できる環境の提供

子どもにとって病院や病児保育室は，いつもと違う，いろいろな機器に囲まれ不安やストレスの多い環境である。また，小児病棟は，床や壁などの材質，構造，見慣れないベッドなど，家庭とはまったく違う環境構成となっているため，ベッドからの転落事故や普段では起こらないような事故が起こりやすい環境である。こうした状況の中で，子どもたちが安全に，安心して過ごせるような環境を構成することが必要となる。これは，プレイルームや病児保育室だけでなく，子どもが過ごす場所すべてにいえることである。また，年齢や個性を踏まえた病室やベッドまわりのコーディネートなど，環境の構成を考えたい。

子どもにとって最も重要なものは，家族や友だち，その他の関わりをもつ人間環境であり，これらの人間環境を望ましい方向に導くことも重視したい。

b）生活援助

子どもの生活リズムは病状や治療によって狂いがちである。病状が落ち着いたら普段の生活リズムとなるように整え，維持できるように意識的な関わりが必要となる。

特に入院中では，疾患や治療により，子どもができていたことができなくなってしまったり，子ども自身が受け身となり，子どもができることも大人がしてしまいがちである。

乳幼児期は，基本的な生活習慣を獲得する時期である。状況に応じて子どもの気持ちに寄り添いながら，子どもができること，あるいはまわりの人の関わりの中でできそうなこと（発達の最近接領域）を大事にして，自分でできることは促す，あるいは新しい課題へのチャレンジを援助することで，自尊心を育てたい。学童期以降は，治療や検査，学習などを加味し，一日の生活の見通し（短期的見通し）や退院までの見通し（長期的見通し）をもって計画し，実行できるような力が育つように関わる。また，病気や治療のためできないことがあった場合，できないことを伝え，援助してもらったときに感謝の気持ちを伝えることができるなど，ソーシャルスキルを育てるような関わりも大切にしたい。

c）遊びの提供

子どもの生活の中心は遊びであり，遊びを通していろいろなことを経験し，生きていく術（すべ）を学んでいく。遊びを提供することは，非日常になっている生活を子どもの「日常」に近づけるうえで大きな支援の一つである。Gaynardら[8]が示した病院における遊び活動の分類を参考に，医療保育における遊び活動を次のように考えることができる。

① 安心を提供する遊び：病院でのいやなことを忘れ，楽しく過ごすことをねらいとしたもの（子どもの好きな遊びや興味・関心のある遊びなどを提供することで子どもが笑顔になる）。

② 発達を支援する遊び：遊びを通して成長・発達を促進することをねらいとしたもの。また，入院が長期的であったり繰り返している場合は，年齢や発達状況に応じた経験ができないことも増えてくるが，こうしたマイナス面を減らし，年齢や発達状況に応じた経験を補うことをねらいとしたもの。

③ 不安やストレスに対処するための遊び（医療体験に伴う感情的問題に焦点化した遊び）：遊びを通して入院生活，治療や処置などの不安や恐怖などのストレスに対処することや思いの表出ができることをねらいとするもの。

④ 闘病意欲を高めるための遊び（医療計画を支援し，拡張する遊び）：遊びを通して理学療法や作業療法などを促進することをねらいとするもの（遊びを通して達成感を味わうことで受け身であった入院生活が自発的になり，治療などにも積極的になる）。

一つの遊び活動が上記のうちの一つのねらいだけで行われることは少なく，複数のねらいを内包していることが多い。集団保育では異年齢の集団のため，参加している子どもによって，重点となるねらいが異なることも多く，個別保育の要素が強い。医療保育は，保育所保育よりも個別のねらいを的確に立案し，意識して関わらなければならない領域である。乳幼児だけでなく，学童期以降の子どもたちにとっても遊びは重要である。上記の①～④の遊びのねらいのほかに，友だちづくりのきっかけをつくる，季節感や達成感を味わう，などのねらいがある。特に中学生などは，部活動を中心に入院前の日常生活が回っている場合が多く，入院後，学習以外の時間をどのようにして過ごしてよいかわからないことがある。年齢に合った遊びを提供することで，何かしたいことを見つけ生活に見通しを立てるきっかけとなる場合もある。

遊び活動の場は，プレイルームばかりでなく，病室やベッド上，NICUやPICU，ICUなどさまざまである。対象の子どもは，個別のときもあり，集団のときもあり，人数もさまざまである。年齢や発達状況，こころの状態，病状や安静度，治療の状況なども異なるため，個々のねらいを踏まえつつ，子どもの状況に柔軟に対応した遊び活動を展開するには，いろいろな工夫が必要となる。さらに，遊び活動が医療事故を誘発することがないように，個々の子どもの行動を予測し，危険を回避する，環境を整えるなど，細心の注意を払わなくてはならない。

d）学習の支援

学童期以降は，学習の支援も重要となる。院内学級がある場合は，院内学級への入級を支援することが求められるが，制度上の制約から院内学級を利用できないケースもある。この場合は，生活全般に関わる保育士が中心となり，子どもが自分で学習できるように環境や日課を調整することも有用である。

医療を要する子どもにとっての学習の意味が多様であることに留意したい。下記のような場合が考えられるが，子ども一人ひとりがどのような気持ちで取り組んでいるかを知ることができると，支援の深さが増すと思われる[9]。

① 学力の獲得・進路の保証。

② 自分にできることがある（存在感）。

③　みんなと同じことをしている（所属感・安心感）。
④　学習の予定がある（生活の見通し）。
⑤　自分のよいところが見つけられる（価値の発見）。
⑥　いやなことを忘れられる（注意のそらし）。
⑦　その他。

e）心理的サポート

前述した安全で安定した生活の中で思いを表出できる環境の提供，生活援助，遊びの提供，学習の支援は，不安やストレスの軽減に役立つものである。さらに，子どもの気持ちを傾聴したり，相談にのり，対処法をいっしょに考えたり，専門的支援につなぐことも重要である。医師や看護師だけでなく，臨床心理士，CLS，HPS，教師など，近接の専門家との協力を大切にしたい。なお，専門的支援につなぐ手順は施設ごとに異なるため，各施設のルールにそって依頼するようにしたい。

f）子どもの地域へのつながりの支援

子どもの家族，保育所，幼稚園，認定こども園，学校，福祉施設や療育機関などと子どもの関わりを支援し，元の生活に復帰しやすい状況をつくりたい。医療を要する子どもだけでなく，親（保護者），きょうだい，祖父母など，その家族も支えを必要としていることを忘れてはならない。

保育所，幼稚園，認定こども園，学校など公的機関だけでなく，子どもを励ましてくれる友だちや恋人，親を励ましてくれる同僚など，個々のケースが形成している援助的な人間関係を知ることができると，支援の輪が広がる。

2）家族に対する医療保育の内容

次に，保護者ときょうだいに対する保育の内容について述べる。

a）保護者に対する保育の内容

①　必要に応じて相談にのる

保護者の悩みは多岐にわたるが，それを誰にも言えずにいること，誰に言ってよいかわからずにいることも少なくない。保護者の傍らにいる機会が多い保育士は，保護者の言動や表情から，その時々の思いを汲み取りやすい立場にあり，機会をみて声をかけ，相談にのることが求められる。問題によって，継続的に相談にのることもあるが，ほかの医療スタッフにつなぐことが望ましい場合もある。

②　保護者といっしょに保育支援を行う

子どもに遊びを提供することは，保護者のこころの余裕につながる，子育てのモデルを提供するなど，保護者にとっても多様な意味を有する。付き添いで疲れている保護者には，子どもと遊んでいる間に休息のときを過ごしてもらうとよい。遊びの計画をいっしょに作成したり，可能な範囲でいっしょに遊んでもらうなど，子育ての主役としての充実感につながる関わり方を考えたい。

b）きょうだいに対する保育の内容

①　直接的な関わり

医療を要する子どもといっしょに過ごせる場合，楽しい時間を過ごせるように遊びを工夫する。病棟に入れないため，外来などで待っているきょうだいに対しては独自の保育の場を提供することなども考えていきたい。

②　間接的な関わり

きょうだいについての保護者の相談にのる，きょうだいにも家族の目が向いているというメッセージを伝えるために，医療を要する子どもや保護者といっしょに，きょうだいのためのプレゼントをつくる，保護者がきょうだいを中心に関わる日をつくり，医療を要する子どものフォローを保育士が行うなど，ケースによっていろいろな工夫が可能である。

(4) 保育実践の構成

保育の方法は，医療を要する子どもに設定した目標に到達するための手段であり，個々のケースに即したものになるためには，日々の実践と工夫の積み重ねが不可欠である。詳細は第6章の各事例でみることとし，ここでは保育実践の構成の概要を述べる。

1）保育実践の基本的な視点と課題

医療の場における心理社会的支援の基本的な6つの視点[10]に基づいて，保育実践の視点を次のように整理することができる。

① 意図的に関与する：保育士から声をかけ，子どもと家族の当事者としての思いを汲み取り，寄り添うことから支援を開始する。
② 協働する：子どもと家族，医師，看護師，保育士などが情報を共有し，ともに考え，悩み，計画を決定，実施，評価する。
③ 主体性を尊重する：医療の場では受け身の立場に立たされやすいため，保育の場では主体的に参加できる機会を多く設定する。
④ 連続性を大切にする：支援によって「しなくてよい中断」「経験しなくてよい喪失」を減らす。工夫することで遊びの時間が中断せず，終了時まで遊びきることで達成感にもつながる。
⑤ 家族中心のアプローチを実践する：療養を通じて家族が互いに助け合い，支え合えるように配慮する。
⑥ プライバシーを尊重する：子どもと保護者が個人情報をコントロールできている状況をつくる。

また，これらの視点を踏まえ，保育実践の基本課題を次の３点にまとめることができる。

① 医療を要する子どもとその家族のニーズを把握する。

子どもと家族が現状をどのようにとらえ，何を求めているか，そのニーズを把握することから保育が始まる。そのためには，子どもと家族との日々のコミュニケーションや観察が欠かせない。

② 子どもと家族が選ぶことができるように関わる。

小児医療の主体は医療を要する子どもと家族である。保育を進めるにあたって，どのような状況であれば，子どもと家族が主体者となっているといえるのかをよく考えてみる必要がある。保育士は，親でも医師や看護師でもない人，治療に直接関わらない子どもに近い存在として受け入れられることが多く，子どもが感情表出しやすい立場にあるといえる。こうした立場を活かして，生活や遊び，学習，治療などを子どもが主体的に選べるような関わり方をしているか，常に振り返りたいものである。家族との関わりも同様である。

③ チームとして関わる。

まずは日常の実践の中で他職種に子どもや家族の様子を発信し，他職種とのコミュニケーションを図り人間関係を築くことから始める。子どもと家族に関わる専門職で，常にカンファレンスでは，他職種からのさまざまな情報を持ち寄ることで，理解を深めることができる。カンファレンスだけではなく，それぞれの専門職の記録にも保育士との関わりからだけでは得られない情報を得ることができる。チームワークを築くには，子どもと家族が自分以外の人に支えを求めたとしても，そのことをありのまま受け入れる寛容さ，自分の意見を端的に述べる表現力，意見の異なる職員の意見や批判を受け止める包容力，一致したところから仕事を進めていく行動力が求められる。言うほど容易なことではないが，専門職として実践の中でぜひ獲得したい力である。

2）保育の過程

保育の過程は，＜信頼関係の形成と情報収集（子ども・家族の状況把握）→ アセスメント → 保育計画の立案（本人の納得・保護者の同意）→ 保育の展開 → 評価と計画の見直し＞ という流れとしてとらえることができる。医療を要する子どもとその家族のニーズを踏まえた個別的な保育計画を提案して子どもと保護者が提案を受け入れる，あるいは計画をいっしょにつくることは，医療保育における実践の特徴といえよう。

外来通院時，病児保育室利用時，数日程度の入院時は，上述の流れが圧縮される。信頼関係の形成と情報収集の過程は計画立案過程であり，保育の展開過程とならざるを得ない。大きくは＜信頼関係形成と情報収集を進め，保育の方向性を定めるための関わり → 方向性を定め，子どもや家族と共有して行われる関わり → 状況変化による見直し → 総括的な振り返り＞という流れを描くことができる。これらを踏まえて，表１-１に医療保育の保育の過程をまとめたので参考にされたい。

なお，保育の過程全体を通じて，保育士は自

表1-1　短期の関わりを含めた保育の過程

a 個別の保育計画（保育の方向性）を定める関わり アセスメント（ニーズの把握，課題の抽出）を進め，見通し，意図やねらいの整理，内容の選択，働きかけ方の整理などを行う
b 個別の保育計画（保育の方向性）に基づく保育の実施と関わりの中での微調整
c 評価と方向性（計画）の見直し（本人や家族の要望，症状や安静度の変化，治療方針の変化，感染管理上の必要，その他の理由による環境等の変化を受けての見直し）
d 終結

己の実践をモニタリングしている。それは，一つには子どもと家族との対話（言葉でのやりとりだけでなく，言葉以外のコミュニケーションを含む）によって，二つには子どもと家族のプライバシーを守りながら行われる医師や看護師をはじめとする医療者や地域で支援を行う専門職等との協働によって進められ，保育の目標，内容，方法等が調整されていく。

3）全体的な保育計画

個別保育計画とは別に，「保育計画」，「年間保育計画」，「月間保育計画（月案）」，「週間保育計画（週案）」「日々の計画（日案）」がある。

「保育計画」は各施設において，子どもや家族の実態を踏まえ，保育士として子どもと家族に何を提供するのか，その全体像をまとめたものである。各施設における保育方針ととらえてもよい。

「年間保育計画」は保育の一年間の目標（どのようなことに重点を置き保育を実施するかなど），内容，留意事項，年度終了時の評価指標などを具体的に示す。一年間の行事予定を踏まえて作成する。

「月間保育計画」は毎月の重点目標や行事予定などを踏まえて作成する。それを基に「週間保育計画」，そして「日々の計画」を作成する。「日々の計画」は個別保育計画も踏まえながら作成する。

4）他の医療従事者やボランティアの協力

医療の場における保育は，保育士だけでできるものではない。ほかの医療スタッフやボランティアの協力を得ることも重要である。

5）記　　録

記録は，保育の振り返りや保育の質の向上，保護者や医療スタッフとの情報共有，情報開示や医療事故への対応など，さまざまな理由から必要不可欠といえる。

保育記録は医療スタッフと共有する場合は，①保育士の意図と行動，子どもや家族の姿をコンパクトにまとめること，②医療スタッフが知りたい情報（症状や心身の状態，関係づくりや働きかけの手がかりなど）を盛り込むこと，③保育士だけに打ち明けたことがらについては慎重に扱うことなどが基本である。振り返りを行うためには，エピソード記録を残すことが望ましい。その場合，子どもと家族の状況，保育士の意図と働きかけ，子どもと家族の反応をセットで記述しておきたい。

（5）保育の質の向上

医療保育において，保育の質の向上の取り組みを進めることは不可欠である。医療保育における保育の質の向上は，次の2つの課題を含んでいる。

①　保育士としての専門的な知識と技術の向上

子どもと家族に関わりながら観察する力，子どもと家族の思いを汲み取る洞察力，子どもと家族へのきめこまやかな心配り，子どもと家族の語りに耳を傾けいっしょに考えて，問題を解決していく力を高めること。

②　チーム医療，つなぐ保育

病状，治療，生活規制とその変化，子どもと家族の心理面や社会面を考慮して，24時間を見通して行う医療チームに支えられた保育，さらに，家庭と病院や施設等をつなぐ保育としての質を向上させること。

これらを実践するためには，次の視点が欠かせない。

①　自らの実践の振り返りが基本である。保育士一人ひとりが，自らの実践を振り返り，いつものやり方に流されない思慮深さを獲得していきたい。

②　最新の知識と技術を学び，更新することと，事例検討などを通して実践知を他者と共

有し，客観的に見直すことを併せて行う。

③　学会発表や職場のホームページなどを活用して，保育の成果と課題を公開し，説明責任を果たしながら，検証に耐えるエビデンスをつくり上げていく。

④　保育士としてのキャリアパスを作成・共有し，系統的な研修を職場に根づかせる。

⑤　保育士個人としての努力と，所属する部署として，さらに部署を超えたチームとしての組織的な取り組みを併せて推進する。

⑥　実践の中で感じた戸惑いや失敗は自分自身にとっても，チームにとっても，学びを与えてくれる大切な経験であると考える。学び合い，支え合う職場風土を形成していく。

⑦　職場を越えて医療保育を実践する仲間，医療保育の発展を願う他の専門職，いわばサポーターとのつながりを得て，プライバシーに配慮しつつ，交流し合い，支え合える関係を自分のまわりに築く。

こうした視点に立って自らを高めていくことができる専門職でいられるように，不断に努力していきたいものである。

引用文献

1）満留昭久：こころをつなぐ小児医療．慶應義塾大学出版会，p.17，2013

2）清水哲郎：医療現場に臨む哲学．勁草書房，pp.21-68，1997

3）前掲書1），p.18

4）帆足英一：病棟保母．長期療養児の心理的問題―予防と治療マニュアル（平成4～6年度厚生省児童家庭局母子保健課 小児の心身障害予防治療システムに関する研究：分担研究「長期療養児の心理的問題に関する研究」），27-34，1995

5）長嶋正實：医療施設における病児の心身発達を支援する保育環境に関する調査研究（平成17年度児童関連サービス調査研究等事業報告書），2006

6）山地理恵・谷川弘治：治癒的遊び．ガイダンス子ども療養支援（五十嵐隆・及川郁子・林富・藤村正哲監修），中山書店，pp.153-163，2014

7）厚生労働省：保育所保育指針，平成29年告示，第1章総則 1保育所保育に関する基本原則（2）保育の目標，2017

8）Gaynard, L. *et al*：Psychosocial Care of Children in Hospitals – A Clinical Practice Manual from the ACCH Child Life Research Project. Child Life Counsil, Rockvill, 67-68, 1998

9）谷川弘治：患者・家族のためのサポート―教育の取り組み．小児看護 **29**(12)：1626-1632，2006

10）谷川弘治：病気の子どもの心理社会的支援サービス．病気の子どもの心理社会的支援入門（谷川弘治ほか編），ナカニシヤ出版，pp.80-84，2004

第2章 医療を必要とする子どもの社会的支援

1. 医療を受ける子どもたち

（1）医療を受ける子どもたちの現状

医療を受ける，または，必要とする子どもたちは，一時的な体調不良や急性疾患，慢性疾患や心身に障がいがある子どもたちまでさまざまである。

1）一般的な健康問題

一般的な健康問題は，子どもの身体機能の未熟さや日常生活などの影響により現れるもので，子どもの疾病・受診の多くを占めている。Common Disease（コモンディジーズ）ともいわれ，有病率や受療率の状況，毎年実施されている学校保健統計調査（文部科学省）による被罹患率が参考となる。

年少児では，感冒などの多くの感染症や皮膚疾患などがみられ，急激に悪くなることもあるが多くは適切な治療や対処で速やかに回復していく。

幼児期では齲（う）歯や視力低下，肥満・やせなどの健康問題が現れるようになる。これらの健康問題は，学童期以降も継続してみられており，生活習慣の改善などが必要となってくる。

2）慢性疾病

慢性疾患または慢性疾病とは，「慢性の経過をたどる病気の総称で，完全に治ることが望めない，もしくは望み難いもの」と定義されている[1)]。

2015年の児童福祉法の一部改正（児童福祉法第6条の2）により，これまでの小児慢性特定疾患を「小児慢性特定疾病」とし，「満20歳に満たない者が当該疾病にかかっていることにより，長期にわたり療養を必要とし，及びその生命に危険が及ぶおそれがあるものであって，療養のために多額の費用を要するものとして厚生労働大臣が社会保障審議会の意見を聴いて定める疾病」を示している。現在，16疾患群762疾病（2019年7月）がその対象として国に認定されている。登録者数は2014年度では，表2-1のようである。

表2-1　2014年度小児慢性特定疾患治療研究事業の登録人数（人）

疾患群	人数
悪性新生物	12,217
慢性腎疾患	7,686
慢性呼吸器疾患	3,106
慢性心疾患	16,687
内分泌疾患	27,593
膠原病	3,096
糖尿病	5,897
先天性代謝異常	4,168
慢性消化器疾患	2,708
血友病等血液・免疫疾患	3,627
神経・筋疾患	5,090
成長ホルモン治療	13,305

出典）小児慢性特定疾病センター：登録情報の集計結果，疾患群ごとの登録数
http://www.shouman.jp/

小児慢性特定疾病の中には，幼少期に発病し，疾病をもちながら成人に移行している患者が増えてきており，小児科から成人診療科へのスムーズな転科などが課題となっている。

3）障がいのある子ども

「障害者」の法令での定義は，扱う法律により一定ではない。児童福祉法（第4条第2項）では，「この法律で，障害児とは，身体に障害のある児童，知的障害のある児童，精神に障害のある児童（発達障害者支援法第2条第2項に規定する発達障害児を含む。）又は治療方法が確立していない疾病その他の特殊の疾病であって障害者の日常生活及び社会生活を総合的に支援するための法律第4条第1項の政令で定めるものによる障害の程度が同項の厚生労働大臣が定める程度である児童をいう」と規定している。

2016年の調査によると[2)]，18歳未満の在宅の身体障害児数は，およそ6万8千人と推計され

ている。障がいの種類別では，肢体不自由児が最も多く３万６千人（52.9％）で，内部障害が１万５千人（23.5％）と続いている。2011年の調査からは約５千人の減少がみられている。施設入所児は３千人である。

18歳未満の知的障害児数は[3]，在宅児が21万４千人，施設入所児が７千人である。また，20歳未満の精神障害者は，外来患者27万３千人，入院が３千人である。

身体障害児は減少傾向にあるが，知的障害児や精神障害者は増加傾向にある。

４）医療的ケア児

児童福祉法の改正（第56条の６第２項）により「地方公共団体は，人工呼吸器を装着している障害児その他の日常生活を営むために医療を要する状態にある障害児が，その心身の状況に応じた適切な保健，医療，福祉その他の各関連分野の支援を受けられるよう，保健，医療，福祉その他の各関連分野の支援を行う機関との連絡調整を行うための体制の整備に関し，必要な措置を講ずるように努めなければならない」とされてから，医療的ケア児という名称で支援が加速化されている（第５章参照）。

医療的ケア児とは，「医学の進歩を背景として，NICU等に長期入院した後，引き続き人工呼吸器や胃ろう等を使用し，たんの吸引や経管栄養などの医療的ケアが日常的に必要な児童のこと」[4]をいい，全国の医療的ケア児は在宅で２万人と推計されている（2018年）。

2019年11月の調査によると[5]，学校に在籍している医療的ケア児は，特別支援学校に8,392名，幼稚園，小学校・中学校・高等学校に1,453名，と年々増加している。

医療的ケア児は，図２-１のように，これまでの障がい児の枠に収まらない子どもたちがおり，歩ける医療的ケア児から寝たきりの重症心身障害児まで含まれている。

医療的ケアには，人工呼吸器管理，気管切開管理，吸引，経管栄養（経鼻（けいび），胃瘻（いろう），腸瘻（ちょうろう）），酸素療法，導尿，自己注射，中心静脈栄養，腹膜灌流透析などがある（表２-２）。

特別支援学校では，喀痰（かくたん）吸引（口腔内），経管栄養（胃瘻）を必要とする医療的ケア児が多く，幼稚園，小学校・中学校・高等学校では，導尿，喀痰吸引（気管カニューレ内部）を必要とする医療的ケア児が多い[6]。

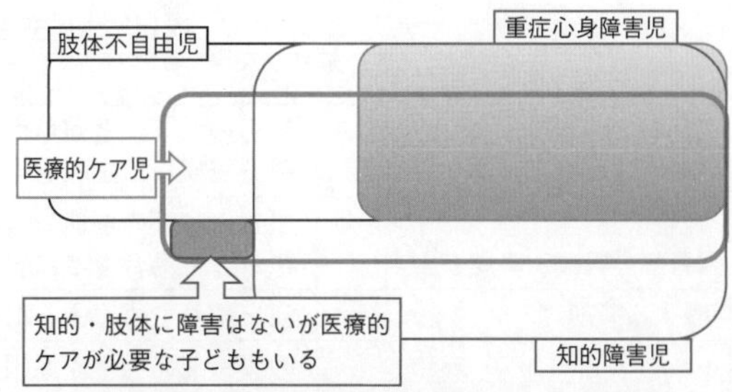

図２-１　障がい児と医療的ケア児の関連

出典）厚生労働省：第17回医療計画の見直し等に関する検討会資料１-３，2020

５）社会環境などが影響している健康問題

医療を受ける子どもたちの中には，事故や虐待により心身に問題を抱えている子どもたちや，学齢期から思春期にみられる心の健康問題などもあり，社会環境や社会的要因が大きく影響していることが多い。ユニセフが2020年９月に発表した先進国の子どもの幸福度ランキングをみると，日本は38か国中20位であった[7]。身体的健康は１位であったが，精神的健康は37位であり，生活満足度の低さや15～19歳の自殺率の高さが影響していた。健やか親子21（第２次）においても，児童虐待や思春期の精神保健など，主要な健康課題として取り上げられているが，十分な解決には至っていない。

（2）子どものための医療・福祉制度

人々の安心や生活の安定を支えるしくみ（セーフティネット）が，社会保障制度である。わが国の社会保障には４種類あり，社会保険（医療保険，年金保険，介護保険，雇用保険，労災保険など），社会福祉（母子福祉，児童福祉，身体障害者福祉，老人福祉など），公的扶助（生活保護など），保健医療・公衆衛生（医療サービス，母子保健事業など）である。ここでは，子どもに関連したものをいくつか取り上げる。

１）医療保険

日本では，すべての人が公的な医療保険に加

表2-2　主な医療的ケアの内容

主な医療的ケア	主な内容
吸引 （痰・唾液など）	筋力の低下などが原因で，自力で痰などの排出が困難な場合に，口腔，鼻腔から吸引器で痰などを吸引する
経管栄養 （胃瘻・腸瘻・鼻腔など）	摂食・嚥下の機能に障害があることが原因で，口から食事を摂れない，十分な量を摂れない場合などに胃や腸，鼻腔にチューブを通して流動食や栄養剤を注入する
吸入（薬剤）	痰を切れやすくするために機器（ネブライザー）などを使い，薬剤を吸入する
人工呼吸器の管理	呼吸機能の低下が原因で，うまく呼吸ができない場合などに人工呼吸器の機器を使い，酸素や肺に空気を送る 【機器の管理が医療的ケア】
酸素療法（在宅酸素療法）の管理	呼吸機能の低下が原因で，体内の酸素が不足している場合，酸素濃縮器の機器を使い，酸素を補う【機器の管理が医療的ケア】
パルスオキシメーターの管理	パルスオキシメーターは，酸素療法を行う際や人工呼吸器を使う時に呼吸状態を把握するためのモニタリング機器【機器の管理が医療的ケア】
気管切開部の管理	呼吸機能の低下が原因で，口や鼻から十分に呼吸ができない，栄養が摂れない場合などに気管を切開して機器を装着する 【切開部の管理が医療的ケア】
導尿	自己での排泄が困難な場合に膀胱にチューブを入れて尿を出す

出典）厚生労働省政策統括官付政策評価官室 アフターサービス推進室，医療的ケアが必要な子どもと家族が，安心して心地よく暮らすために―医療的ケア児と家族を支えるサービスの取組紹介―，p.2，2018

入する国民皆保険制度である。この制度により，いつでも，どこでも（国内のほぼすべての病院，診療所が保険医療機関の指定を受けている）標準的医療サービスを受けることができる。私たちが医療保険で受ける医療サービスとは，診察，検査，処置，薬剤（投薬，注射），診療材料の支給，入院・看護などであり，「現物給付（医療サービス＝現物）」という形で支給される。また，この医療サービスの内容や範囲は，診療報酬制度によって診療報酬点数表（1点10円）で定められている。

公的な医療保険には2種類あり，会社員等が加入する健康保険や公務員の共済保険のように組織に雇用されている人を対象とした「被用者保険」と，自営業者や被用者保険の退職者を対象とした「国民健康保険」である。医療保険は，被保険者が支払う保険料（被保険者と会社の折半），国民健康保険による保険料（所得額に応じて本人が支払う），国や自治体による「公費」，患者本人が医療機関の受診時に支払う「自己負担」によって成り立っている。

医療保険による医療サービスを受ける場合，医療機関で被保険者証等を提示し，一部負担金を支払うだけで医療を受けることができる。一部負担金は，かかった費用の原則3割（義務教育就学前は原則2割，70歳以上は所得に応じて2割または3割，75歳以上は所得に応じて1割または3割）である。また，長期入院や高額な医療を受けた場合には，自己負担額が高額になるため，1か月の自己負担額が一定の金額（自己負担限度額）を超えた場合には，超えた分が払い戻される「高額療養費」の制度がある。

2）母子保健事業と公費負担医療

わが国の母子保健対策は，母子保健法や児童福祉法に基づき，思春期から妊娠，出産，新生児期，乳幼児期，育児期を通じて健康診査や保健指導，療養援護など一貫したサービスが提供できるように体系化されている（図2-2）。

ここでは，医療負担を軽減するための公費負担医療制度について取り上げる。

a）乳幼児医療費助成

医療保険制度による自己負担額は，義務教育前までは2割，それ以降は3割となっているが，子どもが幼少であるほど疾患に罹患しやすく，子育て家庭における医療費負担は家計を圧迫することになる。乳幼児医療費助成制度は，

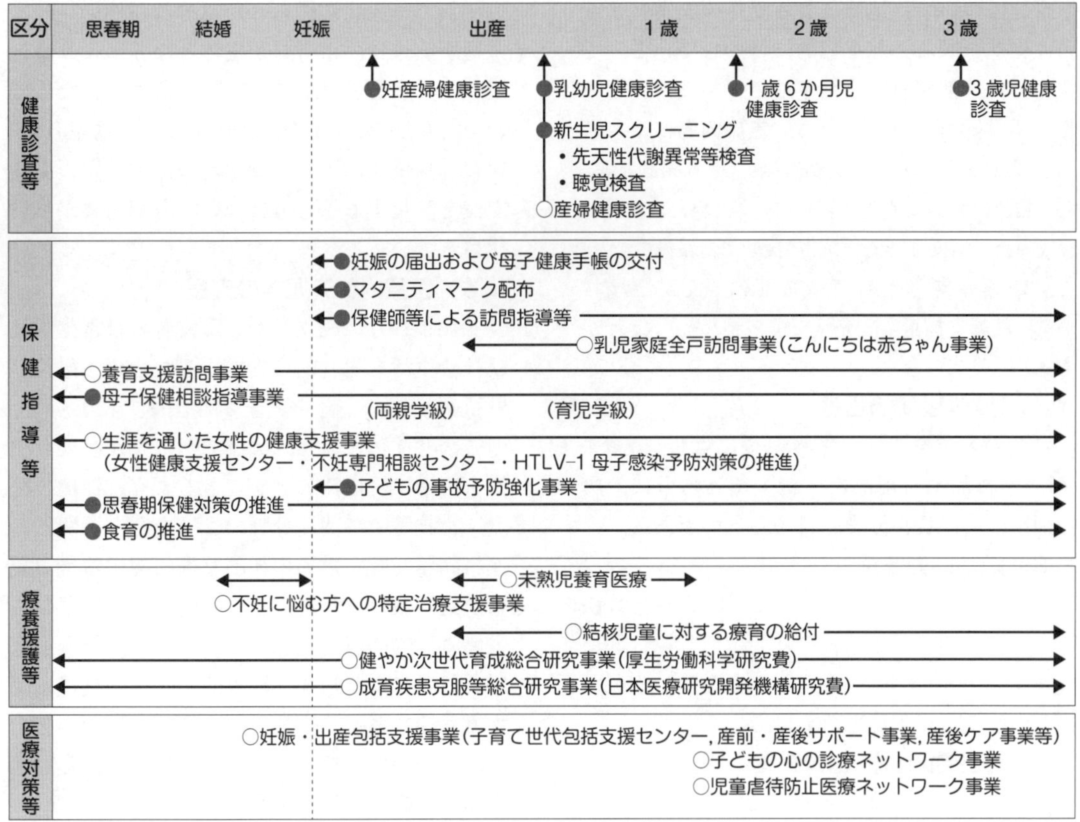

図2-2　母子保健対策の体系

出典）厚生労働統計協会：国民衛生の動向2020/2021，p.110，2020

このような家計の負担軽減とともに，早期発見・早期治療による子どもの健康の保持・増進を目的として各地方自治体が独自に取り組んでいる少子化対策事業の一つである。しかしながら，自治体の財政状況等により対象年齢は異なり，地域間格差があることが指摘されている。

b）未熟児養育医療

母子保健法第20条により，出生時の体重が2,000 g以下，あるいは生活力が特に弱い（体温が34℃以下の場合，呼吸器系や消化器系などに異常がある場合，異常に強い黄疸などがみられる場合など）1歳未満の乳児を対象として，入院医療費についての医療保険の自己負担分を給付するものである。

また，母子保健法第18条，第19条では，低出生体重児（2,500 g未満）が出生したときに出生地の市町村に届出を行うことで，保健師による未熟児訪問指導を受けることができる。

c）小児慢性特定疾病対策

児童福祉法の一部改正に伴い（2015年1月1日より施行），小児慢性特定疾病に罹患している児童に対し（18歳未満，引き続き治療が必要と認められる場合には20歳未満），治療の普及促進を図り，併せて医療保険の自己負担分を給付するもので，小児慢性特定疾病の程度が一定以上である場合，保護者の申請に基づき医療費が支給される。所得の状況に応じて，自己負担限度額が設定されている。

また，小児慢性特定疾病児童等自立支援事業も併せて推進が図られている。小児慢性特定疾病児童等自立支援事業は，児童福祉法第19条の22，第53条により，幼少期から慢性的な疾病にかかっているため，学校生活での教育や社会性の涵養に遅れがみられ，自立を阻害されている児童等について，地域による支援の充実により自立促進を図ることを目的に行われている。実施主体は，都道府県・指定都市・中核市・児童相談所設置市となっている。実施内容には，必須事業としての相談支援事業（療育相談指導，巡回相談指導，ピアカウンセリング，自立に向けた育成相談，学校・企業への相談援助や情報提供など）と，任意事業（療養生活支援事業，相互交流支援事業，就職支援事業，介護支援事業など）などがある。

d）結核児童療育医療

長期の入院を要する結核児童に対し（18歳未満），学習品や日用品を支給するとともに，医療保険の自己負担分を給付するものである。

3）障がい児支援

18歳未満の障がい児に対しては，児童福祉法や，障害者の日常生活及び社会生活を総合的に支援するための法律（略称：障害者総合支援法）に基づき支援が実施されている。

a）自立支援医療（育成医療）

自立支援医療制度は，心身の障がいを除去・軽減するための医療について，医療費の自己負担額を軽減する公費負担医療制度である。育成医療は，児童福祉法第４条第２項に規定する「障害児（障害に係る医療を行わないときは将来障害を残すと認められる疾患がある児童を含む）」で，その身体障害を除去，軽減する手術等の治療によって確実に効果が期待できる者に対して提供され，生活能力を得るために必要な自立支援医療費の支給を行うものである。

給付対象には，整形外科，眼科，耳鼻咽喉科関係の疾患，先天性の臓器障害，腎不全に対する人工透析，後天性心臓機能障害が含められている。

b）障がい児への主なサービス

2010年の児童福祉法の改正により，障害児施設は，肢体不自由児通園施設，知的障害児通園施設，難聴幼児通園施設の通所サービスと，肢体不自由児施設，知的障害児施設，重症心身障害児施設等の障がい種別の入所サービスに分かれていたものを，障がい児支援の強化を図るため，障害児通所支援と障害児入所支援に，利用形態別に一元化が図られた。それに伴い，障害児通所支援は，市町村が主体となり，より身近でサービスを受けることができるようになっている（表2-3）。また，2019年より，幼児教育・保育の無償化により，就学前の障がい児の発達支援を利用する子どもについても利用料が無償化されている。

4）医療的ケア児への支援

2016年５月に成立した「障害者の日常生活及び社会生活を総合的に支援するための法律及び児童福祉法の一部を改正する法律」において，地方公共団体に対し，医療的ケア児が必要な支援を円滑に受けることができるよう，保健，医療，福祉等の各関連分野の支援を行う機関との連絡調整を行うための体制整備に関する努力義務規定が設けられた。また，同年６月には厚生労働省，内閣府，文部科学省などの関係府省部局長連名による通知「医療的ケア児の支援に関する保健，医療，福祉，教育等の連携の一層の推進について」を地方公共団体等に発出し，連携体制の構築の推進を図っている（図2-3）。

行政のサービスは，その根拠となる法律や制度等があり（表2-4），具体的には，一人ひとりの子どもの発達状態や家族の状況に合わせて必要なサービスを検討していくことになる。

図2-4は，在宅の医療的ケア児とその家族の支援に向けた主な取り組みを示している。在宅における医療的ケア児とその家族を支えるため，NICU（新生児集中治療室）・GCU（新生児回復室）から在宅へ円滑に移行するための支援や，地域における生活の基盤整備等の在宅生活支援，医療的ケア児を受け入れる障害児通所・保育所・学校等の基盤整備といった社会生活支援，経済的支援等の取り組みが実施されている。

サービスを検討していくには，本人・家族，関係機関の専門職者らが集まって支援ニーズの把握と情報提供，対応などの協議の場が必要である。2019年度からは，医療的ケア児とその家族へ適切な支援を行うための医療的ケア児コーディネーターの研修や配置が進められている。

学校では，前述のように在籍する医療的ケア

表2-3　利用できる障害・福祉サービス

	サービス名称（根拠法令）	概要	利用可の年齢
通所	児童発達支援（児童福祉法）	○児童発達支援センター ○児童発達支援事業 ・児童発達支援 ・医療型児童発達支援	原則未就学・高校在学していない児も利用可能
通所	放課後等デイサービス（児童福祉法）	放課後や長期休暇の余暇活動	小・中・高に在籍する障害児
通所	保育所等訪問支援（児童福祉法）	保育園や幼稚園，学童保育などに在籍する児童に，保育士や看護師等の専門スタッフが訪問し療育支援をする	未就学児から小学生くらいまで
自宅以外の場所	日中一時支援（障害者総合支援法）	一時的に預かる	未就学～成人※
在宅	居宅介護（障害者総合支援法）	身体介護・家事・通院など介助（通院・公的機関での手続き・施設見学等）	未就学～成人
自宅以外の場所	行動援護（障害者総合支援法） 同行援護（障害者総合支援法）	行動障害のある人 視覚障害がある人	未就学～成人
在宅	移動支援（障害者総合支援法）	目的地までの誘導，移動。車両を用いた支援も可能	未就学～成人※
入所	短期入所（障害者総合支援法）	保護者や家族の緊急時や休養のために一時的入所サービス	未就学～成人
入所	施設入所（長期）（児童福祉法）	家庭における療養が困難になった際に長期入所サービスを提供 ○福祉型障害児入所施設 ○医療型障害児入所施設	最長でも20歳まで

※地域生活支援事業のため市区町村で異なる

出典）梶原厚子：小児在宅医療で活用できる社会制度．在宅医療テキスト第３版，勇美記念財団，pp.188-190，2015

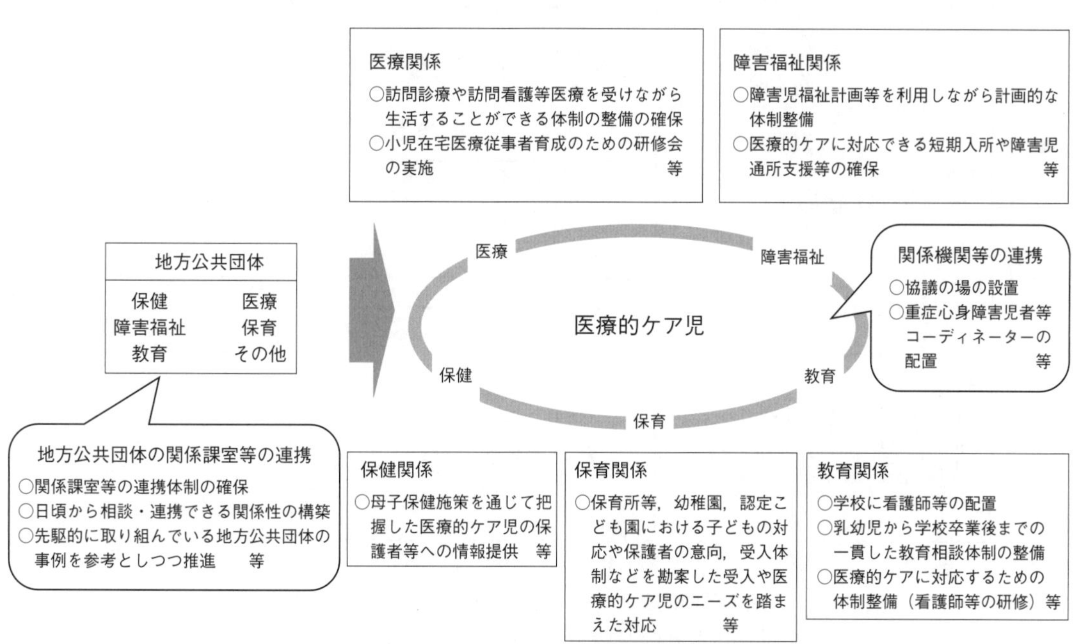

図2-3　地域における医療的ケア児の支援体制の整備

出典）厚生労働省：第17回医療計画の見直し等に関する検討会資料１-３，2020，一部改変

表2-4　医療的ケア児に関連した制度

分野	法律	医療的ケア児関連の制度
保健	母子保健法	新生児訪問指導，乳幼児健診
	児童福祉法	乳児家庭全戸訪問
		要保護児童への対応
医療	医療法	医療計画における小児医療・在宅医療
	健康保険法	診療報酬
	母子保健法	未熟児養育医療給付
	児童福祉法	小児慢性特定疾病医療費助成
	難病の患者に対する医療等に関する法律	難病医療費助成
	障害者総合支援法	自立支援医療（育成医療・更生医療）
	地域医療介護総合確保法	基本事業による研修会，相談窓口
福祉	児童福祉法	障害児福祉計画・障害児通所支援
	障害者総合支援法	医療型短期入所
教育	学校教育法	特別支援教育，看護師配置
保育	児童福祉法	看護師配置，保育所等訪問支援
	子ども・子育て支援法	全ての子どもに健やかな育ちを保障

出典）奈倉道明：行政の役割，平成30年度厚生労働省委託事業 在宅医療関連講師人材養成事業 小児を対象とした在宅医療分野，国立研究開発法人国立成育医療研究センター 小児在宅医療に関する人材養成講習会資料，p.75

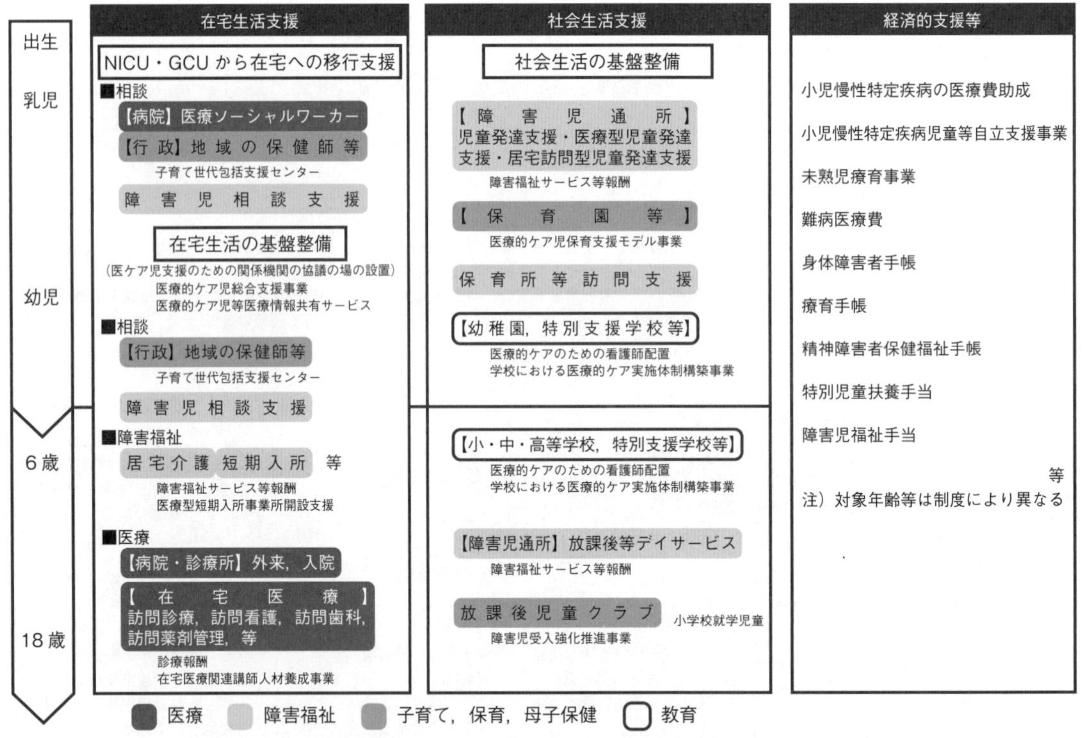

図2-4　在宅の医療的ケア児とその家族の支援に向けた主な取り組み

出典）厚生労働省：第17回医療計画の見直し等に関する検討会資料1-3，2020，一部改変

児が年々増加するとともに，人工呼吸器等の管理を必要とする児童も増加しており，医療的ケア児を取り巻く環境が変化してきている。このため，特定行為以外の医療的ケア（第８章，認定特定行為業務従事者，p.177参照）を含め，小・中学校等を含むすべての学校における医療的ケアの基本的な考え方を再度検討し，医療的ケアを実施する際に留意すべき点等について整理が行われた（文部科学省「学校における医療的ケアの今後の対応について」，平成31年３月20日付通知）。その中で，「学校は，児童生徒等が集い，人と人との触れ合いにより人格の形成がなされる場であり，学校における教育活動を行う上では，医療的ケアの有無にかかわらず，児童生徒等の安全の確保が保障されることが前提である。こうした観点から，学校における医療的ケアの実施は，医療的ケア児に対する教育面・安全面で，大きな意義を持つものである」とされ，学校内での組織管理体制や実施体制の強化，認定特定行為業務従事者による特定行為の実施に関する留意事項の整理やそれぞれの職種の役割分担などが明記された。

５）成育基本法

成育基本法は，正式名称を「成育過程にある者及びその保護者並びに妊産婦に対し必要な成育医療等を切れ目なく提供するための施策の総合的な推進に関する法律」といい，2018年12月に公布され，2019年12月１日より施行されている。

この法律において「成育過程」とは，出生に始まり，新生児期，乳幼児期，学童期および思春期の各段階を経て，大人になるまでの一連の成長の過程をいい（第２条第１項関係），「成育医療等」とは，妊娠，出産および育児に関する問題，成育過程の各段階において生ずる心身の健康に関する問題等を包括的にとらえて適切に対応する医療および保健ならびにこれらに密接に関連する教育，福祉等に係るサービス等を指している（第２条第２項関係）。

成育医療等の提供の基本的方向性としては，医療，保健，教育，福祉などのより幅広い関係分野において，各分野における施策の相互連携を図り，子どもの権利を尊重した成育医療等が提供されるよう総合的な取り組みを推進するものである。また，成育医療等提供の施策に関する基本的な事項として７点があげられている（表２-５）。医療を必要とする子どもたちにおいても，適切な医療，生涯にわたる包括的な支援が受けられるよう推進されることが望まれる。

これまで述べてきたように，医療を必要とする子どもたちや障がいのある子どもたちへの支援は，さまざまな形で進められてきている。保育者としてよりよく活用していくためにも，制度や個々のサービスの内容を理解し，子どもと保護者に対し，医療と福祉，教育を結びつけ，子どもに合った適切な支援ができるようにしていきたい。

2. 子育て支援

人々のライフスタイルや社会・経済状況が変化する中で，家族機能の低下，近隣との関わりの希薄化など，家族のあり方や子育て環境も変化してきており，育児困難な状況が問題視されている。子育て支援は，これまでも少子化対策の一環としてさまざま形で行われてきているが，近年は，妊娠期の早い段階から関わりをもち，妊娠期から育児期を通して継続的に支援できる体制づくりなどが行われている。ここでは２つほど取り上げる。

（1）子育て世代包括支援センター

「児童福祉法等の一部を改正する法律」（2016年）において，母子保健法第22条の改正が行われ，妊娠期から子育て期にわたる切れ目のない支援を行う「子育て世代包括支援センター」（法律上の名称は「母子健康包括支援センター」という）が，新たに設置されるようになった。

子育て世代包括支援センターは，主に妊産婦および乳幼児の実情を把握し，妊娠・出産・子育てに関する各種の相談に応じ，必要に応じて支援プランの策定や，地域の保健医療または福祉に関する機関との連絡調整を行い，母子保健

表2-5　成育医療等の提供に関する基本的な事項

(1) 成育過程にある者及び妊産婦に対する医療 ①周産期医療等の体制▶総合周産期母子医療センター及び地域周産期母子医療センター等の整備を通じた地域の周産期医療体制の確保 等 ②小児医療等の体制　▶子どもが地域において休日・夜間を含め，いつでも安心して医療サービスを受けられる小児医療体制の充実 等 ③その他成育過程にある者に対する専門的医療等▶循環器病対策基本法等に基づく循環器病対策の推進 等
(2) 成育過程にある者等に対する保健 ①総論　▶妊娠期から子育て期にわたるまでの様々なニーズに対する地域における相談支援体制の整備の推進 等 ②妊産婦等への保健施策　▶産後ケア事業の全国展開等を通じた，成育過程にある者とその保護者等の愛着形成の促進 等 ③乳幼児期における保健施策▶乳幼児健診等による視覚及び聴覚障害や股関節脱臼等の早期発見及び支援体制の整備 等 ④学童期及び思春期における保健施策▶生涯の健康づくりに資する栄養・食生活や運動等の生活習慣の形成のための健康教育の推進 等 ⑤生涯にわたる保健施策　▶医療的ケア児等について各関連分野が共通の理解に基づき協働する包括的な支援体制の構築 等 ⑥子育てや子どもを持つ家庭への支援▶地域社会全体で子どもの健やかな成長を見守り育む地域づくりの推進 等
(3) 教育及び普及啓発 ①学校教育及び生涯学習▶妊娠・出産等に関する医学的・科学的に正しい知識の普及・啓発の学校教育段階からの推進 等 ②普及啓発 ▶「健やか親子21(第２次)」を通じた子どもの成長や発達に関する国民全体の理解を深めるための普及啓発の促進 等
(4) 記録の収集等に関する体制等 ①予防接種，乳幼児健康診査，学校における健康診断に関する記録の収集，管理・活用等に関する体制，データベースその他の必要な施策　▶PHR ②成育過程にある者が死亡した場合におけるその死亡原因に関する情報の収集，管理・活用等に関する体制，データベースその他の必要な施策▶CDR 等
(5) 調査研究　▶成育医療等の状況や施策の実施状況等を収集し，その結果を公表・情報発信することによる，政策的対応に向けた検討 等 (6) 災害時等における支援体制の整備　▶災害時等における授乳の支援や液体ミルク等母子に必要となる物資の備蓄及び活用の推進 等 (7) 成育医療等の提供に関する推進体制等▶各種施策に関する各地域の優良事例の横展開を通じた各地域の施策の向上 等

出典）厚生労働省：健やか親子21推進協議会総会資料１，成育基本法を踏まえた「健やか親子21（第２次）」及び関連施策について，2021

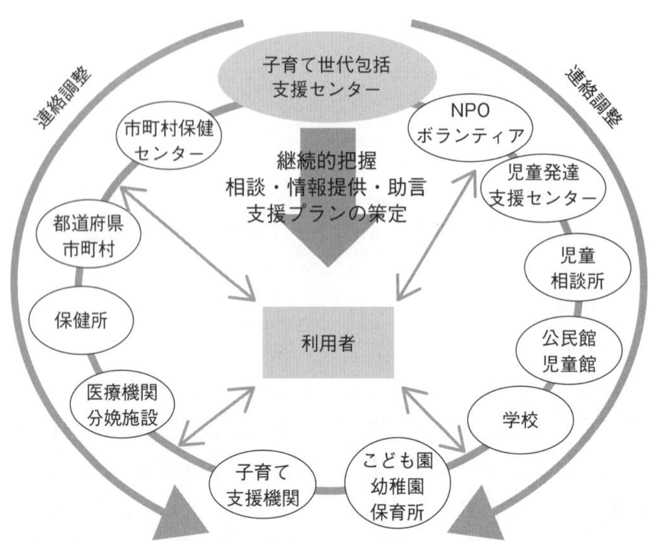

図2-5　子育て世代包括支援センターによる利用者への支援

出典）子育て世代包括支援センター業務ガイドライン，p.20，2017

施策と子育て支援施策との一体的な提供を通じて，切れ目なく妊産婦や乳幼児の健康の保持・増進に関する包括的な支援を行うことを目的としており，身近な市町村によって実施されている（図２－５）。母子保健分野と子育て支援分野の両面からの支援が一体的に提供されるのが特徴である。

(2) 子ども・子育て支援新制度

子ども・子育て支援新制度は，2012年８月に成立した「子ども・子育て支援法」，「認定こども園法の一部改正法」，「子ども・子育て支援法及び認定こども園法の一部改正法の施行に伴う関係法律の整備等に関する法律」の子ども・子育て関連３法に基づく制度である（「認定こども園法」の正式名称は「就学前の子どもに関する教育，保育等の総合的な提供の推進に関する法律」）。保護者が子育てについての第一義的責任を有するという基本的認識のもとに，幼児期の学校教育・保育，地域の子ども・子育て支援を総合的に推進し，安心して子育てができる環境づくりを目指している。各自治体は，教育・保育，子育て支援の関係者，子育て当事者等からなる地方版子ども・子育て会議を設置し，地域の実情に合った「市町村子ども・子育て支援事業計画」を策定することとなっている。

この制度は，子育てに関する悩みや不安などに合わせて，利用者支援専門員が情報提供や紹介なども行っている（図２-６）。子育て支援は身近な所で行われており，保育者は，地域でどのような子育て支援が行われているか把握し，保護者の育児の様子，子育ての悩みなどを早期に把握して，相談に乗る，情報提供を行う，関係機関と連携をとる，などの支援を行うことができるであろう。

3. 医療・福祉システムと保育士の位置づけ

この項では，医療と密接に関わる保育士が活動する場としての医療提供施設，病児・病後児施設，医療型障害児施設，保育所における病気や障がいの子どもの受け入れと支援について取り上げる。

(1) 医療提供施設

1）病　　院

病院や診療所など医療を提供する施設を「医療提供施設」といい，医療法で規定されている。医療法では，病院は，「医師又は歯科医師が，公衆又は特定多数人のために医業又は歯科医業を行う場所であって，20人以上の患者を入

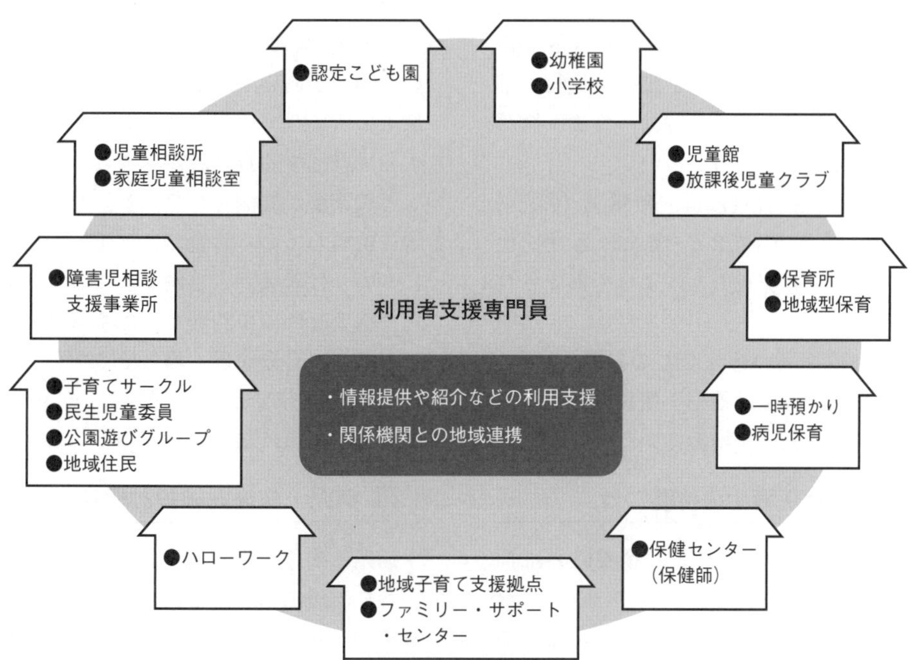

図2-6　子ども・子育て支援新制度における利用者支援

出典）内閣府：子ども・子育て支援新制度 なるほどBOOK（平成28年４月改訂版），p.11

院させるための施設を有するもの」，診療所は，「医師又は歯科医師が，公衆又は特定多数人のために医業又は歯科医業を行う場所であって，患者を入院させるための施設を有しないもの又は19人以下の患者を入院させるための施設を有するもの」となっている。病院には，一般病院，地域医療支援病院，特定機能病院などの種類がある。また，病院の機能は，規模や地域の医療環境などによって異なるが，大きく分けて入院機能と外来機能の２つがある。

子どもたちは，疾病状況や専門的治療の有無により，一般病院や大学病院（特定機能病院であることが多い），小児だけを集めた小児専門病院などに入通院している。また，子どもたちが通う外来には，一般的疾患（common disease）などの診療を行う一般外来，慢性疾病などの子どもが定期的・継続的に通う専門外来，健診や予防接種などの外来がある。在院期間の短縮に伴い，外来の役割はますます重要になっている。

2）病　　棟

子どもが入院する病棟（看護単位）は，①小児科病棟，②小児病棟，③混合病棟（子どもと成人患者が混じって入院），に分けられる。小児科病棟は小児（内）科の子どものみが入院する病棟であり，小児病棟はさまざまの診療科の子どもたちが入院している。年齢は，０歳～概ね15歳までとしているところが多い。

小児専門病院の病棟編成は，年齢別（乳児病棟，幼児病棟，学童病棟など），または急性期疾患，慢性期疾患，診療科ごとによって編成されている。

少子化や在院期間の短縮などの影響により，小児科病棟や小児病棟は縮小・閉鎖の傾向にあり，混合病棟での入院が増えている。

(2) 病院組織と保育士の位置づけ

病院組織は，①診療部門，②診療協力部門（看護部，薬剤部，臨床検査部，放射線部，リハビリテーション部，栄養部，臨床工学部，医療社会事業部など），③事務部門（施設管理やハウスキーピングなども含む）などからなり，医師を中心とした医療チームにより運営が行われている。また，人事上の管理は，各職能部門の長が責任をもって行っていることが多い。

医療施設で働く医療関係者はそれぞれの根拠法令のもとに養成され，病院の病床種別（一般病床，療養病床，精神病床，感染症病床，結核病床などがある）ごとに人員配置基準がある。

医療提供施設に従事する保育士については，診療報酬2002年度改定から小児入院医療管理料に保育士加算が導入されたことで位置づけられている。加算の基準としては，①当該病棟に専ら15歳未満の小児の療養生活の指導を担当する常勤の保育士が１名以上配置されている，②内法による測定で30 m^2のプレイルームがあること。プレイルームについては当該病棟内にあることが望ましい，③プレイルーム内には，入院中の小児の成長・発達に合わせた遊具，玩具，書籍等があること，とされている。そのため，前述のように，子どもの入院が少ない成人との混合病棟や，成人主体の診療科病棟に入院する子どもたちには，保育が行われにくい現状がある。また，現在の加算は入院管理料に含まれているため，外来通院する子どもたちへの保育も課題となっている。

医療施設の保育士は，看護部の所属となっている割合が高いが，事務部や発達支援部などの部署に所属している保育士もいる。所属部署により，統括する責任者が異なり，その責任者のもとに業務が展開されている。しかし，どの部署に所属している場合でも，子どもたちのケアについては看護師と協働することが必要で，また，重要な問題の判断などは看護師長に仰ぐことも多い。自分が働く場とそこでの役割，業務管理の進め方などをよく理解しておくことで，よりよい仕事に結びつけていくことができる。

(3) 病児・病後児施設と保育士の位置づけ

病児・病後児保育制度については，子ども・子育て支援法第59条第11項および児童福祉法第６条の３第13項において，「疾病にかかっている保育を必要とする乳幼児及び家庭において保育を受けることが困難となった小学生を保育

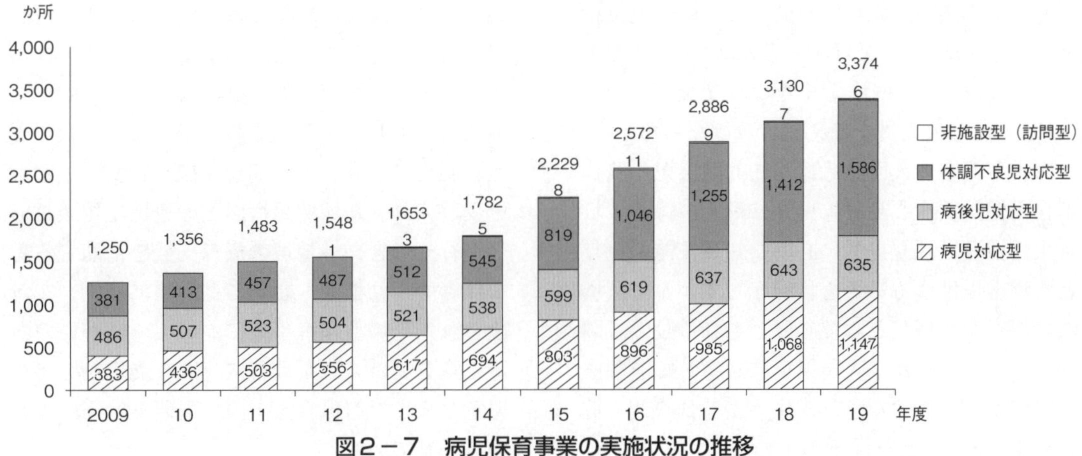

図2－7　病児保育事業の実施状況の推移

出典）厚生労働省：各自治体の多様な保育（延長保育，病児保育，一時預かり，夜間保育）及び障害児保育の実施状況について，2020　https://www.mhlw.go.jp/stf/seisakunitsuite/bunya/0000155415.html）

所，認定こども園，病院，診療所等の施設において保育を行う事業」と定められており，事業形態としては，病児・病後児対応型，体調不良児対応型，非施設型（訪問型）がある。

病児・病後児対応型では，当面症状の急変は認められないが，病気の回復期に至っていないことから（病後児の場合は，病気の回復期であり），集団保育が困難であり，かつ保護者の勤務等の都合により家庭で保育を行うことが困難な児童であって，市町村が必要と認めた概ね10歳未満の児童を対象としている。人員配置基準として，①看護師等：利用児童概ね10人につき１名以上の配置，②保育士：利用児童概ね３人につき１名以上配置，となっている。

体調不良児対応型とは，保育中に体調不良となった子どもを一時的に保育所等の中で預かることである。看護師等１名以上が配置され，協力医療機関との連携により，保育所の医務室，余裕スペース等で衛生面に配慮し，対象児童の安静が確保されている場所を準備する。保護者が仕事を休まなくとも引き続き保育ができるようにするものであり，保護者のニーズが非常に高い。

各自治体の病児保育事業は，増加傾向にあり（図２-７），利用者数も2015年585,276人から2019年1,082,196人とおよそ倍増している。非施設型は，病児を対象にしていることに加え，居宅において保育を実施することからその専門性も高く，民間事業所等などが派遣しているところもあるが，まだまだ普及には至っていない。

病児保育事業は，保護者の就労等によりニーズが高いが，身近に預けることができないと活用しにくいこともあり，いつも通っている保育所等では安心して預けることができることなど，体調不良児対応型は今後も増加していくものと思われる。

（4）医療型児童発達支援センターと医療型障害児施設

障がいのある子どもに対しては，できるだけ早期に必要な治療と指導訓練を行うことにより障がいの軽減や基本的生活能力の向上を図る観点から，2010年に障がい種別に分かれていた施設体系を，通所による支援を障害児通所支援，入所による支援を障害児入所支援として一元化し，障がい児支援の強化が図られた。ここでは，医療的ケアの必要な障がい児を多く対象としている施設である医療型児童発達支援センター（通所支援）と医療型障害児入所施設について取り上げる。

医療型児童発達支援センターは，身体障害，知的障害等の児童に対し，発達支援と治療の提供を目的にしている。医療法に規定する診療所としての必要な設備のほか，指導訓練室，屋外訓練場，相談室，調理室を備え，医師，児童指導員（１人以上），保育士（１人以上），看護師（１人以上），理学療法士または作業療法士（１人以上）などの人員を備えなければならない。

医療型障害児入所施設は，知的障害児，肢体不自由児，重症心身障害児等に対し，保護，日常生活指導，独立自活に必要な知識技能の付与と治療を提供することを目的としている。医療法に規定する病院として必要とされる設備，訓練室，浴室のほか，入所児童に対応して静養室（自閉症児），ギプス室や特殊手工芸作業場（肢体不自由児）などを備え，また，障がい児の身体機能を助ける設備等を配することになっている。職員は，医療法で規定する病院として必要な人員のほか，肢体不自由児対象の場合，児童指導員および保育士は各１人以上で，乳幼児10：１以上，少年20：１以上とされている。また理学療法士または作業療法士１人以上などとなっている。

医療的ケアが必要な障がいのある子どもは，基礎疾患のみならず姿勢の異常や筋緊張などの合併症を有することも多い。また，加齢とともに重複障害や重症化する傾向もあり，児の身体的状態に合わせた適切な管理を維持しつつ，療育活動など発達への支援を行っていく必要がある。

障がいのある子どもに関わる保育士は，子どもの身体面を十分に理解し，その時々の体調をみながら療育活動を進めたい。保育士も一定の研修を受けると，痰の吸引，経管栄養の介助など医療処置を実施することができるようになっているが，チーム医療の一員として，それぞれの施設での役割や範囲を十分に認識し，安全管理のもとに実施したい。

入所施設は，制度上18歳で小児と成人に区切られているが，実質は児・者がともに入所しており，さまざまな課題を含んでいる状況にある。

（5）保育所等における病気や障がいのある子どもの受け入れと支援

1974年に厚生省の障害児保育事業実施要綱が施行され，障がい児を受け入れる保育所に対して保育士を加配するなどの事業を実施してきたことにより，障がい児を受け入れる保育所，人数共に増加している。また，子ども・子育て支援新制度により，①特別な支援が必要な子どもを受け入れ，地域関係機関との連携や相談対応等を行う場合に，地域の療育支援を補助する者を保育所，幼稚園，認定こども園に配置，②新設された地域型保育事業について，障がいのある児童を受け入れた場合に特別な支援が必要な児童２人に対し保育士１人の配置を行う，などが行われている。

医療的ケア児については，前述のように在宅児が増加傾向になり，それに伴い保育所等での受け入れ事業も進められており，受け入れ施設数，受け入れ人数とも増加している（2019年の受け入れ施設は438か所，533人である）[8)]。

保育所での医療的ケア児の受け入れについては，医療的ケア児保育支援モデル事業が行われており，保育所や認定こども園等で医療的ケアに従事する看護師等の配置や訪問看護ステーションからの看護師の派遣，保育士の痰の吸引等に係る研修受講等（第８章参照）の支援が行われている。また，障害児通所支援事業所に通所する医療的ケア児等が，保育所，幼稚園，認定こども園および放課後児童クラブなどへの併行通園を実施する際には，障害児通所支援事業所が保育所等との調整や事前準備，保育所等に対するバックアップを行うことも示されている（医療的ケア児等総合支援事業の実施について，障発0327第19号，平成31年３月27日付通知）。

医療的ケア児への支援については，近年，体制整備のためのマニュアルやガイドラインなど出されている[9〜11)]。

一方，小児慢性疾患児については，前述の小児慢性特定疾病児童等自立支援事業が行われているが，保育所等に特化した事業はなく，入所している乳幼児の全国的な実態調査もほとんど行われていない。新潟県の調査によると[12)]，約30％の保育所で小児慢性疾患児の受け入れがあったと回答しているが，小児慢性疾患児の中には，保育中に医療的処置を必要とする児から医療的処置を必要としない児まで幅広く，実態をつかむことは困難である。医療的ケア児の受け入れが進められている状況において，これまで医療的処置などがあるために入所困難であった小児慢性疾患児も増えていくことが予想され，就園のためのガイドブックなども出されている[13)]。

4. 医療を受ける子どもたちの教育システム

(1) 幼児期の就学前教育

医療を受ける幼児への就学前教育は，ほとんど整っていない。児童の権利に関する条約（子どもの権利条約）第31条では，子どもたちがその年齢に適した遊びやレクリエーションの活動，文化的生活や芸術に参加することやその機会の提供を受ける権利を保障している。病気のために入院していることで一定の休息は不可欠であるが，遊びやレクリエーションは子どもたちの心の緊張を和らげ，入院生活や治療に前向きに取り組む意欲を引き出すといわれている[14)]。また，幼児期は，「道徳性や社会性の芽生えとなる遊びなどを通じた子ども同士の体験活動の充実」が発達課題とされている[15)]。

長期入院になると，親や医療者などの大人の中にいることが多く過保護になりがちである，病院内の閉鎖的空間で過ごさざるを得ないため遊びなども偏る傾向にある，などの問題も出てくるであろう。保育所や幼稚園などのようにはいかないが，個々の子どもたちの状況に応じて，遊びを通した意図的な子ども同士の関係，集団で行動することやルールを守ることなど，就学に向けての準備的要素も病棟保育の中に加えていきたい。

また，子どもの退院に向けて保育士は，地域の保育所や幼稚園などとも連携し，情報交換や情報共有を行って，退院後の復園がスムーズにできるように進める役割をもっている。

(2) 学齢児の教育

子どもは等しく教育を受ける権利を有し（日本国憲法第26条，子どもの権利条約第28条第1項），医療を受けている子どもにも同様に保障されるべきものである。医療を受ける子どもたちには，特別支援学校（病弱）や病弱・身体虚弱特別支援学級のシステムがある（図2-8）。

特別支援学校（病弱）は，病気等により，継

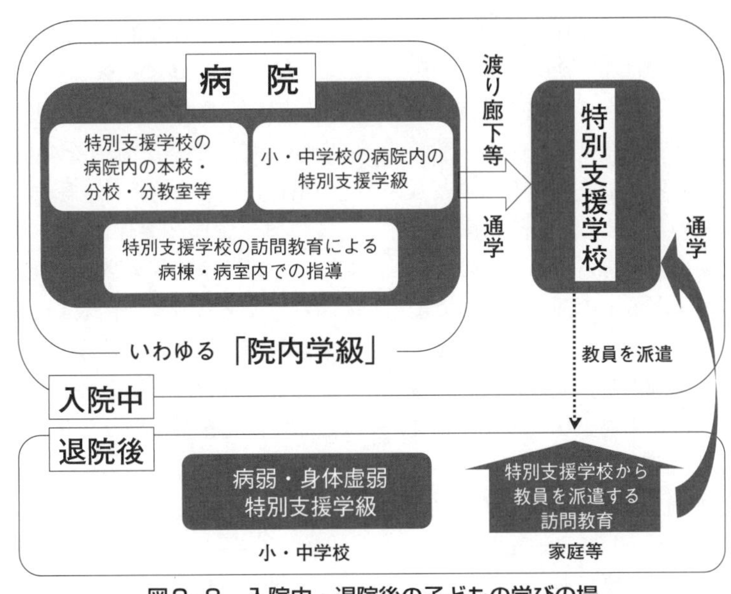

図2-8　入院中・退院後の子どもの学びの場

出典）日本療育学会編：標準「病弱児の教育」テキスト，ジアース教育新社，p.44，2019

続して医療や生活上の管理が必要な子どもに対して，必要な配慮を行いながら教育を行うもので，特に病院に入院したり，退院後もさまざまな理由により小・中学校等に通学することが難しい場合は，学習が遅れることのないように，病院に併設した特別支援学校やその分校，または病院内にある学級に通学して学習するものである。教科学習のみならず，自立活動時間を設けて身体面の健康維持とともに，病気に対する不安感や自信喪失などに対する精神面の健康維持のための学習なども行うことになっている。

病弱・身体虚弱特別支援学級は，入院中の子どものために病院内に設置された学級や，小・中学校内に設置された学級がある。いわゆる院内学級（図２-８）では，退院後には前籍校（元の学校）に戻ることが多いため，元の学校と連携を図りながら各教科等の学習を進めている。特別支援学校と同様に身体面や精神面の健康維持や改善を図る学習を行うこともある。また，近年は，病気療養中の子どもや障がいのために通学して教育を受けることが困難な子どもたちに，メディアを利用したオンデマンド授業や双方向授業も取りいれられている[16)]。

入院中の子どもが有意義な学習支援を受けるには，保護者の理解のもと，医療と教育の協働が欠かせない。医療の場にある保育士は，次のような支援ができるのではないだろうか。①医師や看護師とともに，子どもの体調を整え，学習（勉強）できる時間や環境を確保する。②勉強ができたことをほめる，励ますなど，子どもの意欲を引き出す関わりをする。場合によっては可能な範囲で勉強の内容をみてあげるのもよいだろう。③普段の子どもとの関わりの中で子どもの気持ちを理解し，就学，進学などに対する悩みなどを聞く。④院内学級など教員がいる場合には，教員とも情報交換しながらできる支援を検討する。ただし，情報交換する際には，子どもや家族の個人情報の取り扱いに注意し，話してよい内容や誰まで話してよい範囲かなどを確認・判断することが必要である。どうしても伝えたい内容は，子どもや家族の了承のもとに進めることが大切である。⑤退院が迫ってくると，子どもたちは復学への不安が増してくる。保護者と話し合い，スムーズに復学できるよう医療と教育の橋渡しをする[17)]。

近年，小児期発症の慢性疾患患者が増加しており，そのような患者たちは，幼少期より疾病や治療により生活に制限があり，同世代の子どもと比べて社会経験が少なく自律性が十分に育っていない等の問題が表面化し，移行期医療支援（小児科から成人中心の医療に移行するプロセスの支援）が行われるようになっている。移行期医療支援の目標は，患者のセルフケア技術の獲得と意思決定への積極的な参加を促すための自立支援（自律支援）を行い，必要なケアを中断することなく，成人期の適切なケアにつなげることである[17)]。この移行期医療をスムーズに進めるためには，幼少期からの支援が重要であるが，すでに学齢・中高生になっている慢性疾患児には，学校での生活やキャリア支援を通して，病気とともにある自分の将来や自立することについて考えたり，教員や医療者と話し合ったりする機会を設けることも重要になっている。

5．児童家庭福祉施策

児童家庭福祉施策は，大きく４つに分けられている（図２-９）。

①母性，乳児・幼児の健康の保持および増進を図る（前述），②保育を必要とする児童などの福祉の増進を図る，③家庭・地域における児童の健全育成と要保護児童の福祉の増進を図る，④母子家庭等の自立の促進と生活の安定を図る，であり，少子化によるさまざまな子育て支援策が実施されている。

ここでは特に支援を必要とする家庭への制度として，児童手当とひとり親家庭に対する経済的支援について述べる。

(1) 児童手当

子育ての経済的支援策として，児童手当，児童扶養手当，特別児童扶養手当がある（金額はすべて2021年度現在）。

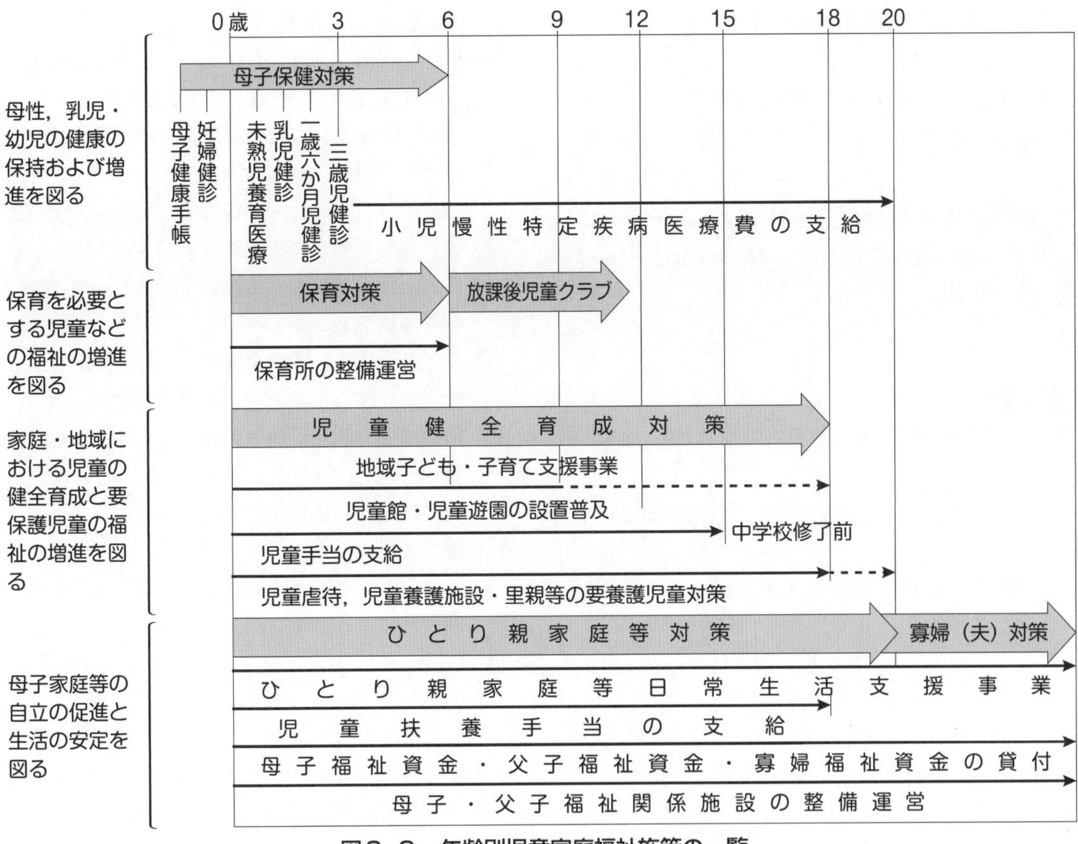

図2-9　年齢別児童家庭福祉施策の一覧

出典）厚生労働統計協会：国民の福祉と介護の動向2020/2021，p.80，2020

① 児童手当：児童手当は，一般の児童を対象とするもので，家庭等の生活安定に寄与し，次代の社会を担う児童の健やかな成長に資することを目的として，中学校修了までの児童を対象としている。2013年に現在の児童手当法が成立し，給付が開始された。0～3歳未満は一律15,000円，3歳～小学校修了までは，第1子・第2子10,000円，第3子以降15,000円，中学生は一律10,000円となっている。

② 児童扶養手当：児童扶養手当は，父母の離婚等により，児童が養育される家庭の生活の安定と自立の促進に寄与する目的で，児童を養育する者（父または母，祖父母など）に支給されるものである。対象年齢は18歳までであるが，児童に障がいがある場合は20歳まで支給される。受給理由の9割は離婚によるものである[18)]。

③ 特別児童扶養手当：特別児童扶養手当は，精神または身体に障がいがある20歳未満の児童を養育している父または母（父母がいない場合は児童と同居している養育者）に対して支給されるものである。支給される月額手当は，1級（重度）に該当する障がい児1人につき52,500円，2級（中度）に該当する障がい児1人につき34,970円となっている。障がいの種類では，知的障害が約6割を占めており，総受給者数は年々増えている[19)]。

(2) ひとり親家庭等への支援策

近年，離婚等によるひとり親家庭が増えており，しかも経済的に厳しい家庭が多い。子育てと生計を維持しなければならないひとり親家庭に対し，就業・自立に向けた総合的な支援として，「子育て生活支援」「就業支援」「養育費確保支援」「経済的支援」が行われている。ひとり親家庭日常生活支援事業（家庭生活支援員による乳幼児の保育，児童の生活指導，食事の世話，住居の掃除，身の回りの世話，生活必需品等の買物などを支援する)，子育て短期支援事業（親の残業や病気のときに子どもを一時的に預ける）などがある。

母子寡婦福祉資金の貸付制度は，父子家庭にも拡大され，就学支度資金，修学資金などが貸与されている。

引用文献

1）和田攻他編：看護大事典，医学書院，p.2591，2002
2）厚生労働統計協会：国民衛生の動向2020/2021，p.118，2020
3）内閣府：令和元年版 障害者白書，参考資料：障害者の状況，pp.231－237，2019
4）厚生労働省：第17回医療計画の見直し等に関する検討会資料1-3，2020
5）文部科学省：令和元年度学校における医療的ケアに関する実態調査，2020
6）前掲5）
7）ユニセフ報告書「レポートカード16」先進国の子どもの幸福度をランキング 日本の子どもに関する結果，2020
8）厚生労働省：各自治体の多様な保育（延長保育，病児保育，一時預かり，夜間保育）及び障害児保育の実施状況について，状況の推移，2020
9）厚生労働省平成 30 年度子ども・子育て支援推進調査研究事業 医療的ケアが必要な子どもへの支援体制に関する調査研究報告書，2019（平成31）年3月，保育所における医療的ケア児への支援に関する研究会
10）厚生労働省平成30年度子ども・子育て支援推進調査研究事業 医療的ケアが必要な子どもへの支援体制に関する調査研究：保育所での医療的ケア児受け入れに関するガイドライン～医療的ケア児の受け入れに関する基本的な考え方と保育利用までの流れ～，2019（平成31）年3月，保育所における医療的ケア児への支援に関する研究会
11）全国社会福祉協議会全国保育士会，医療的ケアを必要とする子どもの保育 実践事例集，2019
12）白神敬介：新潟県内の保育所における小児慢性疾患患児への受け入れ対応の実態．小児保健研究　**76**(5)：470-477，2017
13）慢性疾患の自立支援のために就園に向けたガイドブック，小児慢性特定疾病児童等自立支援事業　情報ポータル（ehime-u.ac.jp）
14）Barbara F. Weller著・大阪府立看護短期大学発達研究グループ：病める子どもの遊びと看護，医学書院．1988
15）文部科学省：子どもの発達段階ごとの特徴と重視すべき課題，子どもの徳育の充実に向けた在り方について（報告），2009
16）文部科学省HP：特別支援教育をめぐる制度改正1．特別支援教育をめぐる制度改正
17）厚生労働省HP：小児慢性特定疾病児童 成人移行期医療支援モデル事業についての資料，資料2修正移行期医療支援事業成果報告
18）厚生労働統計協会：国民の福祉と介護の動向2020/2021，p.110，2020
19）厚生労働統計協会：国民の福祉と介護の動向2020/2021，p.144，p.281，2020

第3章 保育士に必要な医学的知識

1. 体の構造と機能

(1) 基礎医学

体の構造を研究する学問を解剖学といい，体の調節のしくみを研究する学問を生理学という。体の調節の理解には，その構造の知識が必要であり，両者は密接に関連している。さらに詳細に研究するために，組織学や生化学，分子生物学や免疫学，遺伝学や発生学といった学問がある。これらを基礎医学といい，臨床医学を研究するうえで重要である。

(2) 体の構造

1) 細　　胞

人体は，約60兆個ものさまざまな種類の細胞によって構成されている。そして毎日，全体の約20%が死んで，新しい細胞と入れ替わる。細胞の脱落と再生は器官や臓器によって異なり，皮膚や粘膜の上皮細胞は数日単位で入れ替わるが，脳細胞は減少していく。また，生殖細胞のように休止した状態から，ある時期（思春期）になると，急に分裂を開始するものもある。これらの細胞は細胞膜に包まれ，主に核と細胞質で構成されている。核には染色体があり，そこには塩基配列で遺伝情報をコード化（暗号化）しているDNAが存在する。そして，細胞によってさまざまな遺伝子が発現して，細胞質の細胞小器官から細胞の機能を特徴づけるたんぱく質が合成されている。

2) 器　　官

細胞が集合して組織がつくられる。組織が集合して大きな組織（臓器）が形成され，いくつかの組織（臓器）の機能的なまとまりが器官である。人体は，中枢神経（大脳，小脳，脳幹，延髄など），呼吸器（気管・気管支，細気管支，肺胞など），感覚器（眼球，視神経，外耳，中耳，内耳，嗅神経，皮膚など），消化器（口腔，食道，胃，小腸，大腸，肛門，膵臓，肝臓など），腎泌尿器（腎臓，尿管，膀胱，尿道など），内分泌系（下垂体，甲状腺，副甲状腺，副腎，性腺など），運動器（筋肉，骨など），循環器（心臓，血管など），造血器（骨髄，血液など），生殖器（陰茎，睾丸，子宮，卵巣など），リンパ網内系（リンパ節，胸腺，脾臓，リンパ管など）などの器官で構成されている。

3) 血　　液

血液は，血球成分と血漿成分に分けられる。血球成分には，白血球，赤血球，血小板があり，それぞれ免疫，酸素の運搬，止血に関わっている。血漿成分には，血清アルブミン，グロブリン，補体，凝固因子，電解質，糖，ビタミン，微量元素などの体に必要な成分や，各臓器から出てくる老廃物や酵素，ホルモンなどが含まれる。全血液量は，成人の場合，体重の約8%である。血液は，人体の恒常性（ホメオスタシス）の維持（活動するために常によい状態に保つこと）のために，全身の組織を循環して，酸素や栄養成分，免疫に関わる物質（免疫グロブリン，補体など），凝固に関わる物質（凝固因子など）などの必要な物質を運ぶと同時に，二酸化炭素や老廃物を集める。

4) 呼吸と循環

呼吸の目的は酸素と二酸化炭素のガス交換であり，空気中の酸素を体内に取り込み，逆に二酸化炭素を体外へ排泄する。呼吸は呼吸器系で行われ，空気は吸気として鼻腔，口腔から肺胞（肺）へ流入し，ガス交換を行った後，呼気として逆の経路で吐き出される。酸素は，肺胞を取り巻いている毛細血管から血液中の赤血球に含まれるヘモグロビンに結合して血液内に取り込まれ，酸素を多く含んだ血液は肺から心臓に送られる。肺から心臓へ送られた酸素が多い血液は，心臓のポンプ作用で動脈を通って体内の組織へと運ばれる。組織では，血液から毛細血管壁を通じて組織の細胞へ酸素が供給される。酸素を取り込んだ細胞は活動し，その結果として二酸化炭素が生成され，血液に回収される。

二酸化炭素を含む血液は静脈によって心臓に流れ込み，肺に送られガス交換を行う。

5）食物摂取と消化器

摂取された食物の消化と吸収は消化器で行われる。食物はまず，口腔で咀嚼され，食道を通り，胃に入る。胃内で胃酸とペプシンによって，主にたんぱく質が分解される。そこから十二指腸を経由して小腸に入る。十二指腸では膵液，胆汁と合流し，さらに，小腸内の消化液と混和されたんぱく質，脂質，糖質等が吸収される。その後，大腸では主に水分が吸収され，肛門から食物残渣が便として排泄される。

一方，食事によって体内に摂取された糖質は消化され，ブドウ糖として血液中に取り込まれて，血糖値が上昇する。血糖値の上昇は満腹中枢を刺激して，食事の摂取を抑制する。一方，空腹になると体内の脂肪が分解されて脂肪酸が遊離する。この脂肪酸が摂食中枢を刺激することで，お腹がすいたと実感する。また，食事中の味覚や嗅覚も食欲を亢進させる。

6）体液の調節と泌尿器

体液の量や電解質の濃度は，腎臓で調整される。まず，腎臓の糸球体で血液が濾され（濾過），尿細管で水分などが再吸収されることで老廃物を余分な水分とともに尿として排泄する。体の状態によって尿量は調節される。尿は大部分が水分で，尿素や尿酸，ナトリウムなどの電解質が主成分である。たんぱく質や糖はほとんど含まれておらず，血球も混入していない。腎臓で生成された尿は尿管を通って膀胱に溜められてから，尿道を経て体外に排泄される。

7）感　覚　器

眼，耳，鼻，皮膚を感覚器という。眼は視覚，耳は聴覚，鼻は嗅覚，皮膚は知覚（温度，痛み，圧力，触覚）をつかさどる。舌は食物を食べるときに味覚や咀嚼，嚥下の機能に関わるほか，発声や発語にも関わっている。

8）運　動　器

骨格と筋肉によって人体は活動や運動を行う。骨と骨をつなぐ関節は骨，軟骨，筋肉，靭帯で構成され，これらを運動器という。筋肉には骨に付着して靭帯の活動に関わる骨格筋（横紋筋）と，内臓を形づくる平滑筋，心臓を形づくる心筋の３種類がある。

9）生　殖　器

ヒトの生殖器は，男性には精巣，前立腺，陰茎があり，女性には卵巣，卵管，子宮，膣がある。男性の精巣では精子が，女性の卵巣では卵子がつくられる。受精は卵管で行われ，受精卵は子宮に移動して着床後，胎児へと成長していく。また，卵巣からは女性ホルモンや黄体ホルモンが，精巣からは男性ホルモンが分泌される。

（3）体の調節のしくみ

1）脳・脊髄と神経

脳・脊髄を中枢神経といい，脊髄から出てくる神経を末梢神経という。脳は，大脳，脳幹，小脳，延髄で構成される。大脳には，意識的な活動をつかさどる大脳皮質と，身体の恒常性を保ち，運動などの調整を行う大脳基底核とがある。小脳は，姿勢や運動を，脳幹と延髄は，呼吸や脈拍，嚥下など生きていくうえで最小限必要な機能をつかさどる。

延髄からは，脊椎の中を脊髄が下方に延びていて，そこから末梢神経が体の隅々まで延びている。末梢神経には，知覚神経と運動神経がある。

2）体の恒常性

ヒトの体は，取り巻く環境が変わっても，体温維持，体液の調節，血糖値の調節，浸透圧の調節など，体の働きを常に一定に保とうとする働きをもつ。その働きを恒常性（ホメオスタシス）という。恒常性は，神経や内分泌系によってコントロールされている。

3）体温の調節

体温は，大脳視床下部の体温調節中枢でコントロールされている。厳密には体温とは，深部体温，すなわち血液の温度のことであるが，深部体温は簡単には測定できないため，日常的には，腋窩温や直腸温で体温は36.5～37℃に測られ，個体の最も活動しやすい状態に保たれる。

4）血 圧 調 整

体内血管系の血圧は，組織の毛細血管でガス交換をするために末梢まで血液が行きわたるように調節される。血圧は心臓のポンプ力（心拍出量）と血管の末梢側の弾力（末梢血管抵抗）によって制御されている。生体内において動脈圧を監視しているのは，圧受容器と呼ばれる圧感受性神経終末で，内頸動脈洞（どう）に集中して存在している。圧受容器の反射は自律神経系と密接な関係にあり，交感神経および副交感神経の緊張を調整することにより，血圧の上昇または下降をコントロールしている。

（4）生体防御のしくみ

1）非特異的防御機構─自然免疫

私たちのまわりには，ウイルス，細菌，原生動物などのたくさんの病原微生物がいる。これらの病原体は，空気とともに呼吸器から，食べ物とともに消化器から，あるいは傷口を通って皮膚から侵入する。そこで，病原体から体を守るには，異物が体の奥深くに入らないようにバリアーを設けること，異物がバリアーを越えて侵入したら素早く見つけて対処することが必要になる。

皮膚は，基底細胞を起源とするケラチノサイトと呼ばれる細胞が幾層にも重なり表皮を形成している。特に，皮膚表面は分裂をやめた角質細胞が角化し，細胞同士をセラミドやコレステロールが取り囲み，外からの異物の侵入を強力に防御している。したがって，皮膚は傷口がなければ病原体は侵入できない。呼吸器や消化器の粘膜の表面は粘液で覆われ，粘膜内への病原体の侵入を防いでいる。しかし，傷ができたり，粘液で抑えきれなくなったりして，皮膚や粘膜から病原体が体内に侵入した場合，マクロファージと呼ばれる細胞を中心とした免疫担当細胞が病原体を捕捉し，貪食（どんしょく）（消化酵素で分解）する。これは病原体を特定しない非特異的防御機構であり，自然免疫という。

2）特異的防御機構─獲得免疫

昔から伝染病にかかって治癒すると，その伝染病には感染しにくくなり，かかっても軽くすむということが知られてきた。例えば，「はしか（麻疹）にかかると一生かかることはない」という現象である。このように特定の病原体に対する応答を特異的防御機構，もしくは獲得免疫と呼ぶ。このことは，予防接種が有効であることの原理を説明する根拠になる。病原体を認識し，これに対応する反応は免疫応答と呼ばれるが，獲得免疫では血液中のリンパ球が担当する。リンパ球は，病原体を直接攻撃するたんぱく質（抗体）を産生するＢリンパ球と，他の細胞に指令を出したり，病原体に侵された細胞を破壊したりするＴリンパ球の２種類に大別される。そしてＢリンパ球が産生する抗体（グロブリン）が主体となる免疫を液性免疫，Ｔリンパ球の機能が主体となる免疫を細胞性免疫という。

（5）遺伝子と発生

遺伝子によって遺伝情報が親から子孫へ伝えられ，ある形質が発現する現象を遺伝という。形質とは，遺伝によって伝えられ，体の形態や機能に表現されるいろいろな性質のことであり，正常範囲であれば体質である。しかし，正常から逸脱し，生活や成長への影響や生命の危機を及ぼすような形質に関わる場合は，病因遺伝子という。遺伝子は細胞の核内の染色体にあり，４種のヌクレオチド鎖（A：アデニン，G：グアニン，T：チミン，C：シトシン）からなる二重らせん構造のDNAが遺伝情報を担っている。DNAにはコドンという３つ一組の塩基配列の順番によって翻訳されるアミノ酸配列を決定している部分と，その発現を調節している部分があり，それらをエクソンといい，それ以外の部分をイントロンという。細胞内で生成されるたんぱく質は，まず，核内でDNAの遺伝情報が転写され，メッセンジャーRNA（mRNA）として発現する。その塩基配列を細胞質でトランスファーRNA（tRNA）が受け取り，小胞体（リボソーム）でアミノ酸に翻訳することで，最終的にアミノ酸，そしてたんぱく質が生成される。

ヒトは有性生殖によって子孫に形質を伝えるが，有性生殖では，まず１個の配偶子（卵，精子）が減数分裂して染色体の数を半減させ，別の性の配偶子１個と合体（受精）して，一対の接合体（受精卵）となる。受精卵は分裂して胚，胎芽，胎児と発達・成長することで，個体が完成して新生児が出生する。

2. 病気の原理

子どもにとって健康とは，世界保健機関（WHO）の定義にあるように，虚弱や病気でないということだけではなく，身体的にも精神的にも社会的にもよい状態で，生き生きと充実した日々を過ごし，夢や希望が実現することではないだろうか。医療保育の実践で是非とも理解しておいてほしいことは，病気をするということが何をもたらすのか，なぜ病気をしたのか，何が起こっており，どのようにケアしなければならないかということである。

子どもは身も心も成長と発達の途上にあり，子どもの成長と発達を阻害するものは，すべて病気の原因となる。ある原因により，子どもに変化が起こり，正常な構造や機能を維持できなくなった状態が病気である。ある出来事（病因）が子どもの心と体にどのような変化をもたらし，その変化の過程や結果が，どのような異常（病気），すなわち症状（疾患）として現れるのか，その発病機序を病態生理という。

体のどの臓器に異常が起こったかで病気を分類すると，呼吸器疾患，循環器疾患，消化器疾患，内分泌疾患，腎・泌尿器疾患，血液疾患，神経疾患，精神疾患，骨・筋・運動器疾患，眼疾患，耳・鼻・咽喉頭疾患，歯・口腔疾患などがある。

また，引き起こされる病気の成因による分類では，先天異常症，栄養・代謝性疾患，摂食障害，感染症，炎症性疾患，腫瘍性疾患，変性性疾患，退行性疾患，免疫・アレルギー疾患，膠原病，中毒，事故などと分類し，あるいは新生児疾患，思春期の特有な疾患というように，発育過程により分けている。さらに，病態の持続期間により，急性疾患，亜急性疾患，慢性疾患などという。それぞれの問題点がいかに発症するか，その機序をごく簡単に述べる。

(1) 呼吸器疾患

最大の問題点は呼吸が苦しくなること（呼吸困難，呼吸不全）である。その発症機序は，鼻やのど（咽喉頭），気管・気管支などの気道が狭く空気の通りが悪くなることや，肺でのガス交換（酸素を取り込み炭酸ガスを出す）が十分にできなくなるからである。その結果として，症状は，呼吸数が増える（多呼吸），鼻をひくひくさせる（鼻翼呼吸），肩で息（肩呼吸）をするようになり，ゼイゼイ（喘鳴）や咳となって現れる。呼吸器障害が重症化するとチアノーゼ（循環器疾患の項で詳述）が出現する。生後6か月までの乳児であれば，鼻かぜで鼻が詰まるだけで窒息することもあり得る。また，幼児であれば，ピーナッツなどを詰まらせることによる重大な事故もある。最も多いのはウイルスや細菌の感染による気管支炎や肺炎であり，発作で呼吸不全まで起こす気管支喘息である。

(2) 循環器疾患

心臓がポンプとしての働きを十分に果たせなくなる心不全と，心臓の構造異常で右心室の血液が左心室へ流れ込むこと（右左短絡）によるチアノーゼ，全身の血圧と血液の循環を正常に保てなくなるショック状態が問題で，いずれも全身に酸素を十分に送れなくなることが最大の問題である。心不全を起こす原因は，左右短絡型心奇形，弁の閉鎖不全による容量過負荷や狭窄，高血圧症などによる圧の過負荷，心筋炎や心筋症などの心筋自体の障害，不整脈によるもので，小児は先天性心疾患で容量過負荷によるものが多く，乳児期に発症する。右心室の容量過負荷により肺血流が増え，肺うっ血が起こり，肺高血圧が生じる。その結果，症状として，多呼吸，哺乳力低下，体重増加不良，尿量の減少などがある。乳児では浮腫を生じることはなく，肝腫大が起こる。年長児になると成人同様に浮腫が出現する。

チアノーゼは，毛細血管内の還元ヘモグロビン絶対量が5 g/dL以上になると出現し，皮膚や粘膜の血管に酸素を含んだ血液が減少し，口唇，爪床，眼瞼などが青紫色を呈することをいう。貧血があると認めがたくなり，多血症があると出現しやすくなる。心臓性チアノーゼは右左短絡がある場合に多く，心不全で肺胞換気が悪い場合にも出現する。心臓性チアノーゼは酸素投与によっても改善しないが，肺性チアノーゼは軽快する。末梢性チアノーゼは手足を温めれば消失する。

ショックは，重症心不全，敗血症，重症熱傷，アナフィラキシー，急性中枢神経系異常などに伴って出現する。低心拍出状態と低血圧が病態の本態であり，全身の臓器に血液が循環できない低灌流状態を引き起こす。低血圧，皮膚の蒼白冷感，意識レベル低下が起こり，脈拍が触れず，呼吸は浅く促迫し，筋緊張が低下，尿量が減少する。

(3) 消化器疾患

消化器とは，口から入った食物を消化し，栄養を吸収したうえで不要物を便として排泄する器官で，食道，胃，十二指腸，小腸，大腸，直腸と連なる消化管と，膵臓，肝臓，胆嚢からなる。これらの構造や機能が先天的あるいは後天的な原因で障害されるものを消化器疾患といい，食物摂取がうまくできなくなることや，消化・吸収がうまくできないことによる成長障害が問題になる。

消化器疾患の病態として重大なものは，通過障害を起こすものとして，食道閉鎖，胃軸捻転，幽門狭窄，小腸閉鎖，腸回転異常，腸重積などがある。また，最も多いものに，感染などに伴う炎症，ストレスによる潰瘍や穿孔・破裂など，ほかに，アレルギーや腫瘍などによる消化・吸収障害もある。症状としては，腹痛，嘔吐，下痢，便秘，消化管出血などが出現する。

肝疾患を起こすものは非常に多く，原因別では，ウイルス性肝炎のような感染によるもの，ウィルソン病のような遺伝性・代謝性疾患によるもの，アラジール症候群のような先天性肝内胆汁うっ滞症，薬物性肝障害，腫瘍によるものなどに大別できる。肝疾患で肝機能障害を起こすと消化官で吸収した養分を栄養として合成，代謝，解毒ができなくなる。

肝疾患の主症状は黄疸で，血清総ビリルビン値が1.0mg/dL以上に増加した高ビリルビン血症のことをいう。ビリルビンは赤血球中のヘモグロビンのヘム色素の分解によって生成され，胆汁中に排泄される。血清総ビリルビン値が2.0mg/dLを超えると，皮膚や眼球結膜が黄染する顕性黄疸となる。肝機能が破綻に近づくと高アンモニア血症が起こり，意識が混濁する肝性脳症を起こす。

胆道系疾患で重大なものは，先天性胆道閉鎖症である。胆汁が十二指腸へ排泄されず肝内にうっ滞し肝硬変を起こすことが最大の問題であり，生後２か月までに発見し手術をしなければならない。症状は黄疸と灰白色便で，早期発見のために現在の母子健康手帳には便の色見本が１番から７番まであり，便の色が３番目までの色調であれば精査を行う必要がある。胆汁排泄障害の合併症は，脂肪吸収障害と脂溶性ビタミン欠乏を生じることである。

膵疾患には，輪状膵のような形態的異常，嚢胞線維症のような膵外分泌異常，膵腫瘍，膵炎がある。膵外分泌異常では，脂肪便，反復性腹痛，成長障害が主要症状である。膵腫瘍にはガストリン産生腫瘍，インスリンの過剰分泌を起こすインスリノーマと膵島細胞症があり，後者の２疾患は低血糖を起こす。急性膵炎は自らが分泌するたんぱく分解酵素が何らかの原因により，膵内間質組織で活性化され，膵の自己消化が起こり，間質浮腫，融解壊死，脂肪壊死が起こるものである。

(4) 内分泌疾患

ホルモンを分泌する器官を内分泌器官（内分泌腺）といい，脳の視床下部，下垂体，甲状腺，副甲状腺，副腎，性腺（男性は精巣，女性は卵巣）をいう。内分泌疾患は，ホルモン欠乏症，ホルモン過剰症，内分泌腺の非機能性腫瘍や炎症に分類される。小児期の症候としては，身長，体重，性分化，性成熟の異常がある。また，甲状腺腫，皮膚乾燥，色素沈着，多尿，多毛などの症状を呈する。病態として，低身長とは，一般に同性，同年齢の標準身長に比べて－2標準偏差（SD）以下のものと定義される。

肥満の判定は，日本では肥満度（実測体重÷標準体重（身長，性から得る）×100）を用いる。学童期以降は，＋20％以上を肥満とする。やせは－10％以上少ないものをいう。二次性徴の評価にはターナーの分類が用いられる。女児では乳房と陰毛出現の程度で，男児では陰茎，精巣発達と陰毛で5段階に分ける。

(5) 腎・泌尿器疾患

腎臓の働きには，糸球体による濾過機能，尿細管による分泌再吸収機能があり，さらに，血圧調節，カルシウム代謝，赤血球産生に関与している。腎疾患の病態の主となるものは，浮腫，高血圧，尿毒症，成長障害，中枢神経症状などである。腎臓・泌尿器の異常は，血尿，たんぱく尿，膿尿，糖尿，尿量の異常（乏尿，多尿），排尿異常（遺尿症，夜尿症，尿線の異常）として現れる。

浮腫は，毛細血管内腔から周囲の間質に水が移行することにより生じる。腎疾患による浮腫は，低たんぱく血症と循環血液量の増加によるものである。尿毒症は腎機能の廃絶（腎不全）により種々の尿毒症物質が体内に蓄積する結果生じ，全身に種々の症状が出現する。

最も問題となるのは腎不全であり，その原因は慢性腎炎であるが，学校検尿によりたんぱく尿・血尿で発見され，早期に治療が行われ，血液透析になる児童は減少した。一方，糖尿病による糖尿病性腎症で血液透析になる例は増えている。最近，小児では尿検査で異常が発見しにくい先天性の腎尿路奇形が問題視されている。

小児期のありふれた病気として溶連菌感染症があり，この合併症としての溶連菌感染後急性糸球体腎炎が重要である。以前は，咽頭炎・扁桃炎に伴うものは秋から春先にかけて，皮膚感染に伴うものは夏季に多かったが，迅速診断キットと抗菌薬の普及により，発症頻度は減少している。

(6) 血液・造血器疾患

血液は骨髄でつくられている。骨髄中の造血幹細胞は，赤血球，顆粒球，リンパ球，血小板などすべての成熟した血液細胞をつくり出す能力をもち，自己再生能力ももつ細胞である。小児の血液像は成人と異なり，年齢により著しい変動が認められる。

赤血球系疾患は貧血として現れる。貧血の原因は赤血球の産生障害，赤血球の分化障害，赤血球喪失（破壊）の亢進の3つに分けられる。ヘモグロビン濃度が8 g/dL以下になると，顔面，口唇，眼瞼結膜，爪床の蒼白化など種々の貧血に共通した症状が出現する。

白血球系疾患で重要なものは，好中球減少症，好中球機能異常症（慢性肉芽腫症，白血球粘着不全症）であり，細菌感染が重症化することである。末梢血中の好中球数が1,500/μL以下を好中球減少症という。好中球の働き（機能）には，走化能，粘着能，貪食能，脱顆粒，細胞内殺菌能があり，これらが障害されると種々の細菌，真菌感染症を繰り返す。

また，腫瘍性病変として白血病があり，最も多いのは急性リンパ性白血病で，そのほかに，急性骨髄性白血病，慢性骨髄性白血病，骨髄異形成症候群があり，異常増殖する細胞により細分類されている。骨髄中の未熟な造血前駆細胞が増殖し，各臓器に浸潤（しんじゅん）することにより，多彩な症状を呈する。病態生理の主たるものは，骨髄造血不全による貧血，出血傾向，易（い）感染性であり，初発症状は，元気がない，疲れやすいなどの全身倦怠感，発熱，食欲不振，関節痛といった非特異的な症状である。

出血性疾患は紫斑（しはん）病として出現し，その原因としては，血管性，血小板性，血液凝固因子，線溶（線維素溶解）系の異常に基づくものがあり，その単独あるいは複数の先天性または後天性障害によって発症する。血管性で代表的な病気は，アナフラクトイド紫斑病（シェーンライン・ヘノッホ紫斑病）が，血小板性では特発性血小板減少性紫斑病があり，これらは先行感染が発症に重要な引き金となっていることが多い。

凝固異常症では，血友病AおよびB，フォン・ウィルブランド病などがあり，遺伝性疾患である。また，ビタミンK欠乏による新生児メレナ（消化管からの出血症状）および乳児の頭蓋（ずがい）内出血は重大な問題を引き起こすので，現在では，出生後すぐにビタミンKの予防投与が行われている。線溶系異常では，播種（はしゅ）性血管内凝固（DIC）が最も重要で，重症感染症，悪性腫瘍，重症熱傷などに伴って起こり，著しい出血症状と多臓器不全により死に至ることが多い。

(7) 神経疾患

神経疾患は，大脳や小脳に起因する中枢神経疾患と，脊髄疾患および末梢神経疾患に大別できる。小児神経疾患で重大なものは，脳炎，脳症，髄膜炎，小脳性失調，てんかん，脳性麻痺，精神運動発達遅滞，退行変性疾患などにより中枢神経系に障害が生じた疾患で，意識障害，麻痺，失調，異常姿勢，けいれんや知的障害が問題となる。脊髄や末梢神経系疾患では，麻痺や不随意運動，痛みやしびれなどの知覚障害が問題となる。

けいれん性疾患には，熱性けいれんとてんかん，および憤怒けいれん（泣き入りひきつけ，息止め発作）がある。

熱性けいれんとは，明らかな頭蓋内病変を認めない，発熱に伴う全身性けいれんであり，小児の3～4％にみられ，初発症状は生後6か月から6歳までの間に起こる予後良好な疾患であるが，ごく一部はてんかんに移行する。

てんかんは，一般における頻度は約1％といわれており，けいれん発作と意識障害のあるなし，ならびに脳波所見を加味して，局在関連性（焦点性，局所性，部分性）てんかんと全般てんかんに大別され，それぞれ脳に器質的病変が見出されない原因不明の特発性と，脳に器質的病変が存在する症候性に分類される。

憤怒けいれんは，小児の約5％にみられ，生後6～18か月に始まることが多く，2歳以降の初発は少ない。痛みや恐怖，欲求不満などの情緒的刺激が誘因となり，激しく泣くことなどによる呼吸停止によって意識喪失，後弓反張（こうきゅうはんちょう），間代性けいれんなどの特有な症状を呈する予後良好な病態で，90％は6歳までに自然治癒する。

(8) 主な症状の病態生理

1）発熱の病態生理

ヒトを含めた哺乳動物（恒温動物）では，体から熱を放散し，時には熱を産生することにより体温を一定に保っている。感染の際には発熱し，体温を病原体の増殖至適温度域よりも高くすることで，その増殖を抑制している。

発熱が必要な場合は，炎症性サイトカイン（特殊なたんぱく質）（IL-1；インターロイキン-1，TNF；腫瘍壊死因子）が体温調節中枢である視床下部に作用してプロスタグランジンE_2（PGE_2：prostaglandin E_2）の産生を亢進する。そして，PGE_2により体温調節中枢をつかさどる細胞内の環状（サイクリック）AMP（cAMP）濃度が上昇することでの体温セットポイントが上がる。

熱の産生は，主に褐色脂肪組織と骨格筋で行われる。褐色脂肪組織は交感神経系の支配を受け，ふるえを伴わない代謝性熱産生が起こる。骨格筋では，体性運動神経を介した，ふるえを伴った熱産生（シバリング）が起こる。

一方，熱放散反応の様式には，蒸散性と非蒸散性の2種類が存在する。蒸散性熱放散は，体表面の水分が蒸発する際に気化熱として体熱を奪うことを利用して熱の放散を促す反応である。不感蒸泄（ふかんじょうせつ）として，気づかないところで水分は皮膚や気道粘膜から常時蒸発している。また，体温の上昇を防ぐために，汗を積極的に分泌し，蒸発させることで熱放散を促す。

非蒸散性熱放散の代表的なものとしては，皮膚の血管があげられる。皮膚血管は主に交感神経による調節を受け，寒くなればノルアドレナリンによって血管平滑筋の収縮が起こる。収縮は血流の低下につながり，体表面への体熱の移動が抑制され熱の放散が少なくなる。暑くなれば交感神経活動が低下することによって皮膚血管の平滑筋が弛緩し，その結果，血管径の拡張により皮膚血流が増加し，体熱の放散促進につながる。寒冷環境では鳥肌が立つことがあるが，これも非蒸散性熱放散反応の一種である。

立毛することで，体毛によって保持される皮膚の外側の空気の層を厚くし，断熱性を高めている。

2）咳の病態生理

咳（発咳（はつがい））は，主に気道系の喉頭から肺外気管支までに分布している咳受容体が刺激されて起こる反射であり，気道内に貯留した分泌物や異物を気道外に排除するための生体防御反応である。

これらの刺激に反応し，末梢からの刺激や興奮を中枢へ伝達する神経（求心性神経）は，有髄（Aδ（デルタ）線維）と無髄（C線維）に大別され，Aδ線維はさらに機械的刺激に対して閾値が低く，順応の速い受容体（RARs：rapidly adapting receptors）をもつ線維と，順応の遅い受容体（SARs：slowly adapting receptors）をもつ線維に二分される。このうちSARsは，肺伸展受容体で呼吸様式に影響を与える受容体であり，咳刺激には反応せず，また，気管分岐部に存在する神経上皮小体に関連する知覚神経も発咳を起こさない。したがって，発咳に関連する神経求心路は，RARsとC線維受容体である。

3）頭痛の病態生理

頭痛には，一次性頭痛と二次性頭痛がある。一次性頭痛として代表的なのは，緊張型頭痛，片（へん）頭痛，群発頭痛の3つであり，多くみられるのは一次性頭痛である。一方の二次性頭痛は，くも膜下出血，脳腫瘍など原因疾患のある頭痛である。本項では一次性頭痛に関して記述する。

緊張型頭痛は，頭や首，肩の筋肉の緊張から起こることが多いと考えられている。長時間の同じ体勢や無理な姿勢により首や頭の筋肉に負担がかかり，筋肉の緊張が高まる。緊張が高まることで筋肉内の血行が悪くなり，そのため血管に乳酸などの老廃物が溜まる。このことで炎症が起こり，痛み物質であるプロスタグランジンなどが産生され，頭痛となって現れる。

片頭痛は，何らかの刺激によって局所の脳神経細胞が過剰に興奮する。この後に，皮質拡延性抑制（CSD：cortical spreading depression）という抑制的な電気信号が，まわりの大脳皮質の脳細胞全体に広がっていくという現象が起こる。CSDに引き続いて三叉（さんさ）神経末端が刺激され，伝達物質の放出が惹起される。また，三叉神経末端の興奮は中枢へ向かう求心線維を通じて，三叉神経核から脳幹，そしてより上部にある痛覚処理に関わる神経系へと刺激が伝達され発生する。この途中で通る脳幹内で，自律神経系の核と線維連絡によって併せて刺激されるために，頭痛だけではなく，吐き気や，光や音に対する過敏性などの随伴症状が出ると説明されている。そして脳血管壁における神経が刺激されるとセロトニンが分泌され，血管が収縮，それに引き続いて起こるセロトニンの分解によって血管が拡張したり，同時にサブスタンスP，カルシトニン遺伝子関連ペプチド（CGRP：calcitonin generelated peptide），ニューロキニンAなどの神経伝達物質であり，かつ血管作動性の神経ペプチドが放出されることによって，近傍の肥満細胞が細胞内に顆粒としてもっているヒスタミンを細胞外に放出すること（脱顆粒）をきたし，ヒスタミンが放出されることで血管を拡張する，血管透過性を亢進する，血漿たんぱくが漏出する，などが起こり，これらにより，脳表面の硬膜や脳表面の血管の拡張とともに，「神経原性炎症（neurogenic inflammation）」が起こり痛みを生じる。

群発頭痛は不明な点が多く，病態は明らかにされていない。これまで視床下部ジェネレーター（発生させるもの）起源説，ニューロペプチド変化より三叉神経血管説，内頸動脈周囲起源説，そして三叉神経過剰興奮が副交感神経活性化説などの仮説が提唱されている。

4）腹痛の病態生理

腹痛は主に「内臓痛」「体性痛」「関連痛」「心因性腹痛」などに分けられる。

a）内臓痛

発生原因は管腔臓器壁や腹側壁膜の急速な伸展・拡張や，れん縮性収縮や実質性臓器の腫脹による消化管や気道などの管腔臓器の内面を覆う皮膜の伸展，牽引などである。発生時期の多くは病期初期で，末梢からの刺激や興奮を中枢へ伝達する神経（求心性神経）は無髄C侵害受容神経である。疼痛（とうつう）症状は灼熱痛（しゃくねつつう）や鈍痛（どんつう）として訴えられる。けいれん・伸展が激しい場合は，周期的，間欠的で差し込むような疝痛となる。疼痛部位は，非限局性で障害臓器が両側性の神経支配のため腹部正中に対称性に生じる。嘔吐，発汗などの迷走神経症状を伴うことが多い。体動や体位の影響はあまりない。鎮痙薬が有効で，内科的治療を行う。

b）体性痛

発生原因は，壁側腹膜や腸管膜，横隔膜への物理あるいは化学刺激である。発生時期の多くは病期進行後であり，求心性神経は，AδおよびC侵害受容線維である。疼痛症状は，持続性の刺すような鋭い痛みで，腹膜刺激症状を伴うことが多い。疼痛部位は，障害臓器の近傍に限局し，非対称性で，疼痛部位が明瞭である。圧痛点を認める。迷走神経症状は一般に伴わない。体動や体位の影響や体動で悪化する。鎮痙薬は無効で鎮痛薬が有効となる。外科的治療の適応となる例が多い。

c）関連痛

発生原因は，内臓痛を生じた部位と同一レベルの感覚入力であり，発生時期も内臓病の増悪期に一致する。求心性神経はない。疼痛症状は，強い内臓痛に伴って皮膚や筋肉に生じる限局性の鋭い痛みがある。疼痛部位は，刺激を受けた体性感覚神経の支配領域の皮膚節である。

5）嘔吐の病態生理

嘔吐は，何らかの原因により嘔吐中枢が刺激され，迷走神経，交感神経，体性運動神経を介することで，幽門が閉ざされ，食道括約筋がゆるみ，胃に逆流運動が起こり，それとともに横隔膜や腹筋が収縮して胃を圧迫し，胃の内容物が排出されることで起こる。唾液分泌亢進，冷汗，顔面蒼白，めまい，徐脈，頻脈，血圧低下などの自律神経症状を伴うことがある。嘔気は同様な刺激により起こり，嘔吐運動に至らないものと考えられるが，嘔気を伴わない嘔吐もある。嘔吐中枢は局在性のはっきりしたものではなく，入力された刺激は孤束核，迷走神経背側核，疑核，唾液核などを介し嘔吐運動を起こし，また，上位中枢へ伝えられ嘔気として認識される。上位の中枢は血液脳関門に覆われているので，直接催吐性の物質には反応しないが，神経を介した入力刺激は受ける。神経伝達に関与する受容体としては，ドパミンD_2受容体，ムスカリン（Achm）受容体，ヒスタミンH_1受容体，セロトニン$5HT_{2,3}$受容体，ニューロキニンNK_1受容体などがある。いわゆる嘔吐中枢への入力には，次の①～④の４つの経路があると考えられている。

① 精神的あるいは感情的な要因によっても嘔吐は起こる。化学療法における予期性嘔吐はよく知られているが，どのような経路で嘔吐中枢に至るのかは明らかにされていない。頭蓋内圧亢進や腫瘍，血管病変などが直接または間接的に嘔吐中枢を刺激する。また，脳圧が高くなくても脳室の拡大，伸展があると機械的受容体が刺激され，嘔吐中枢への入力となり得る。

② 最後野（area postrema）は第４脳室底にあり，血管が豊富で血液脳関門がないので，血液や脳脊髄液中の代謝物，ホルモン，薬物，細菌の毒素など，さまざまな催吐性刺激を受けることができるため，化学受容器引金帯（CTZ：chemoreceptor trigger zone）と呼ばれる。神経伝達物質ではドパミン，セロトニン，サブスタンスPなどが，薬物ではモルヒネ，ジギタリスなどが，この部の刺激となることがよく知られている。一方，最後野へは神経性の入力もある。消化管からセロトニン$5HT_3$受容体が関与する迷走神経による刺激や，前庭からの刺激がこの部を介して嘔吐中枢に伝えられる。

③ 体の回転運動や内耳の前庭の病変により前庭が刺激されると，Achm受容体やヒスタミンH_1受容体の関与するコリン作動性ニューロン，ヒスタミン作動性ニューロンにより，直接または最後野を介して嘔吐中枢が刺激される。

④ 咽頭，心臓，肝臓，消化管，腹膜，腹部・骨盤臓器の機械的受容体，あるいは肝，消化管の化学受容体が刺激されると，迷走神経，交感神経，舌咽神経を介し，嘔吐中枢が刺激される。消化管の伸展は嘔吐刺激となり得る。ドパミン刺激により消化管の運動は低下

し，内容物が停滞することで，消化管の伸展を引き起こし，機械的受容体が刺激され，迷走神経，内臓神経を介して嘔吐刺激が伝えられる。ここにおいて，ドパミンD_2受容体拮抗作用やセロトニン$5HT_4$受容体刺激はアセチルコリンを放出させ，消化管運動が改善することで消化管の伸展は緩和され，嘔吐刺激は改善する。消化管閉塞があると，消化管運動により消化管は過伸展を引き起こし，嘔吐刺激が惹起される。

6）下痢の病態生理

下痢は，その発生機序から，①浸透圧性下痢，②滲出（しんしゅつ）性下痢，③分泌性下痢，④腸管運動異常による下痢，⑤active ion transport（イオン能動輸送）異常による下痢，⑥その他（病態生理不明）の６型に分類される。これらのメカニズムが単独で作用することはほとんどなく，大部分の下痢は上述のいくつかが組み合わさって生じる。

①　浸透圧性下痢：高浸透圧性の内容物が腸管内に存在するため，浸透圧の差により水分が腸管内腔に移動して起こる下痢である。

②　滲出性下痢：炎症により腸管壁の透過性が亢進し，多量の滲出液が管腔内に排出されるために起こる。

③　分泌性下痢：消化管粘膜の分泌の異常亢進によって起こる。分泌亢進は，（ⅰ）PGE_2が，粘膜上皮細胞内のcAMPの濃度を上昇させて，水や電解質（ナトリウムイオン〔Na^+〕，カリウムイオン〔K^+〕，塩素イオン〔Cl^-〕）の分泌を亢進し下痢を起こす場合。（ⅱ）各種消化管ホルモンやエンテロトキシン（PGE_2，PGD_2，$PGF_{2\alpha}$，ロイコトリエン（LT）C_4，LTD_4など）が，腸管平滑筋を強く収縮させ下痢を起こすcAMPを介さない場合の２つの機序がある。

④　腸管運動異常による下痢：腸管運動の亢進によって起こる場合と，低下によって起こる場合の双方がある。運動低下の場合では，小腸内容物が腸管を通過することが遅れることによって小腸内に細菌が増殖し，その細菌により胆汁酸の代謝（脱抱合）を惹起する。そのため，脂肪や水の吸収障害が起こり下痢となる。

⑤　active ion transport異常による下痢：先天性にCl^-の回腸における吸収が障害されているために起こる。

そのほかにもアジソン病，副甲状腺機能低下症，肝硬変，マグネシウム欠乏症などでみられる病態生理不明な下痢もある。

3．薬の種類と効果・副作用（薬理学）

（1）薬が効くしくみと薬物治療の基礎知識

薬が効くしくみには，投与された薬が体の中で，①病気の原因となっている外来因子（ウイルスや細菌など）に直接作用し，効果を発揮する場合と，②病気によって障害されている体内の生体システム，組織，細胞などに薬が直接，間接に作用し効果を発揮する場合，とがある。

いずれにしても，投与された薬の量，投与後の吸収・分布・代謝・排泄状態と，外来因子や生体の薬に対する感受性の相互作用が，薬の効果に大きく関与している。

（2）薬の吸収・代謝・排泄と子どもの特性

経口投与された薬は消化管から吸収され，門脈，肝臓，肝静脈を経て，全身に分布していく。この際の薬の吸収に関しては，薬の剤型（錠剤，粉，シロップなど）や安定性，腸管の働き，食物の量や性状などが影響する。

一方，静脈内に投与された薬は，主に肝臓で代謝され全身に届けられる。そして薬理作用を発揮した後，その薬の化学的性質に応じて肝臓で代謝抱合され，あるいはそのままの形で，主に腎臓から排出されていく。

しかし，小児では発達に応じて，この吸収・分布・代謝・排泄の様相が異なり，個人差も大きい。特に新生児期は肝臓での代謝能が低く，腎機能も未熟である。このため新生児や小児では，年齢や病状に応じて薬の投与量，投与方法などを個別に計画する必要がある。

（3）薬物治療の基礎知識

1）一般名と商品名

薬には，主たる効果をもつ薬効成分の名前を示す一般名と，薬品を販売するときの名前である商品名とがある。同じ一般名の薬でも，販売する会社が違うと商品名が異なっているので，この２つの違いについて理解しておく必要がある。

2）用法と適応，禁忌

用法とは，「１日３回，食後に内服」など，具体的な薬の使用法のことである。作用時間の違いにより，１日１回投与のものから１日３回に分けて投与するものがある。

適応とは，厚生労働省の認める，薬とその効果が期待される疾患との組み合わせであり，薬の添付文書に記載されている。厚生労働省は，その薬の適応症を限定し，効果・安全性を確認し，販売を認可している。医師は病児の症状・病態に応じて薬剤を処方しているが，適応外疾患への使用は通常は禁止されている。

また禁忌（きんき）とは，ある医薬品を使用することにより，病状が悪化したり，副作用が起こりやすくなったり，薬の効果が弱まるなどの可能性が高いため，使用しないように規定されている患者や患者病態のことであり，薬の添付文書にも記載されている。

3）薬の相互作用と副作用

複数の薬が投与された場合，生体内でお互いに影響し合い，作用がそれぞれ増強・減弱される場合があり，これを薬物の相互作用という。この相互作用により作用が増強され，思わぬ副作用が出現することがある。このため，それぞれの薬の添付文書に，併用禁忌（併用しないこと）や，併用注意（併用に注意すること）などについて記載されている。

（4）子どもへの薬物治療の留意点

1）さまざまな剤型の薬と留意点

a）経口薬

乳幼児に薬を経口投与する場合，散剤（粉薬）や，ドライシロップ，シロップが基本である。錠剤やカプセルの投与は６歳を過ぎてからが多い。しかし，どの剤型を好むかは子どもによって異なり，使用前に養育者に子どもの好みを聞き，相談しておくことが大切である。また経口薬は，飲みやすいようにフルーツ味などのものが増えてきているが，独特の苦みや渋み，「甘すぎる」などで飲めない場合も多い。このため，プリン，ヨーグルト，ゼリー，アイスクリーム，市販の服薬補助食品（ゼリーなど）に混ぜるなど，さまざまな工夫が必要である。しかし，ミルクなど乳児の主要な食物に混ぜてはいけない。

経口投与では，子どもが飲むのを嫌がり飲めていなかったり，養育者が飲ませるのを忘れていることもあり，注意が必要である。

b）皮下・筋肉内注射

経口投与では効果が得られない場合に用いられる。投与法としては確実であるが，子どもに対しては恐怖感と痛みを与えるため，痛みを軽減させるための保育介入も大切である。

c）直腸内投与（座薬）

便利な方法で，特に家庭で用いやすい。しかし投与後の吸収が不安定で，肛門から排泄されて，一定の効果が得られない場合もある。

d）静脈内投与（静注）

最も確実な投与法で，薬の投与を正確かつ計画的に行うことができる。急速静注，短時間点滴，持続点滴など，目的や薬の特性に応じて選ぶことが可能である。しかし，急速に血中の薬物濃度が上がるので，薬の毒性や副作用についての知識や注意が必要である。

e）吸　入

喘息のコントロールにステロイド配合の吸入薬が使われることも多い。そのほか，クループ症候群などの際のアドレナリン吸入なども行われている。吸入は全身投与に比べて，副作用を軽減することが期待できる。

f）局所投与

皮膚疾患などに対し各種軟膏（なんこう）が用いられる。耳鼻科疾患，眼科的疾患に対しても点鼻液や点眼液などが使われている。

2）周産期の薬物治療と留意点

母体への薬物投与や新生児の母親への薬物投与は，胎盤を介しての胎児への影響や，母乳移行による影響の可能性があり，留意する必要がある。

(5) 有害事象と副作用

ヒポクラテスの教えに，「害をなすなかれ」という言葉があり，治療を行ううえでの大原則と考えられている。しかし，実際には治療に関連して，予期せぬ副作用が発症することがある。

1）薬の主作用と副作用

臨床上目的とした，患者にとって有益な作用を主作用という。一方，目的としない主作用以外の作用を副作用という。

2）有害事象と有害反応，副作用

有害事象とは，薬を投与した際に起こる好ましくない，あるいは意図しないあらゆる有害な徴候，症状，病態であり，投与した薬との因果関係は問わない。それに対し，有害反応とは，投与した薬に対する反応のうち有害で意図しなかった反応であり，薬との因果関係が否定できないものをいう。

実際には，副作用は有害反応とほぼ同義的に使われていることが多い。いずれにしても，有害事象と副作用とは区別して使用する。

3）副作用を防ぐために

薬の添付文書には注意すべき副作用について，薬ごとに記載されている。また，家族にこれまでの薬の副作用，異常反応の有無について，投薬前に聞いておくことも大切である。

(6) 主な薬の効果と副作用

1）鎮痛解熱薬

成人では多くの非ステロイド系消炎薬が使われているが，胃腸障害や血小板凝集抑制作用，皮膚症状などさまざまな副作用が知られている。このため小児では，鎮痛解熱薬としては，比較的安全性の高い，アセトアミノフェンが第一選択として使用されることが多い。

2）抗　菌　薬

細菌感染症の治療として，散剤，ドライシロップ，錠剤，注射剤などが使用されている。

主な副作用として，まれではあるが投与直後に起こるアナフィラキシーショックがある。また，投与後にアレルギー性皮膚反応（発疹），発熱などが起こることもある。抗菌薬による腸内細菌叢の抑制により，下痢も起きやすい。また，テトラサイクリン系抗生剤による黄染歯など，それぞれの抗生剤特有の副作用もある。

3）呼吸器系の薬

呼吸器感染症などに伴う咳，痰に対し鎮咳薬や去痰薬が使われている。鎮咳薬は咳中枢に作用して咳反射を抑制するが，痰の喀出も抑制してしまう可能性があり，注意が必要である。一方，去痰薬は気道の分泌を促進して痰の粘稠性を下げ，粘膜を湿潤化して痰の喀出をしやすくする薬である。

4）消化器系の薬

胃腸炎などによる下痢に対しては，整腸薬が多く使用されている。比較的副作用は少ないが，一部の薬には乳成分が含まれており，牛乳アレルギーのある場合には，乳成分を含む整腸薬は禁忌である。

便秘に対しては緩下薬などが使用される。腹痛などを伴うこともあるが，適切に投与すれば副作用は少ない。

5）神経系の薬

てんかん発作を抑制するために，てんかんの型に合わせ，さまざまな抗てんかん薬が投与される。副作用としては，中枢神経抑制により眠気や運動失調，吐き気などの消化器症状が生じやすい。このため有効血中濃度の維持と中毒症状の予防のため，血中濃度モニタリングが必要である。薬によって，皮膚過敏反応や血球減少など種々の副作用も起きることがある。

6）抗 が ん 薬

小児がんの治療のため，複数の抗がん薬を組み合わせた多剤併用療法が行われることが多い。これらの薬は投与後に，嘔気・嘔吐や倦怠感，消化管粘膜障害などを伴うことが多く，食事も摂取できなくなることがある。このため保育介入に際しては，子どもの状態や体調を適切に把握しておく必要がある。

また，これらの抗がん薬は骨髄抑制を伴い，骨髄機能が回復するまで数週を要し，この間は白血球減少，貧血，血小板減少などが進みやすい。また，製剤によっては薬の蓄積により腎障害や聴力障害，心筋障害など特有の副作用が出現する危険性もある。

4．診断学と治療

診断学と治療は，臨床医学において，その進め方は構造化されており，全科に共通するものである。すなわち，問診を行うことで現病歴や既往歴等が作成され，診察（視診，聴診，触診等）により身体所見が確認され，必要に応じて臨床検査や画像検査を用いて，病状や病名が評価，診断される。そして，診断の後に治療方針や計画が定められ，薬物および理学的療法などが処方・指示されることになる。小児の診療が他科と異なるのは，疾病の診断，治療とともに総合的に成長・発達をみていくところにある。

(1) 小児診療の進め方

1）現　病　歴

「今日はどうされましたか？」という言葉から始まる。受診した動機を子どもと保護者の両方から自由に話してもらう。医師はその内容を整理し，中心的な症状を抽出する。これが主訴となる。そして個々の症状について経時的に整理し直し，かつ相互の関連性を探る。そのほか，家族や身近な人に同様な症状がみられなかったか，地域の流行状況や，今回の経過中に他の医療機関での治療歴があるかも確認する。これらの病歴からある程度，疾患の絞り込みができる。

2）既　往　歴

既往歴や家族歴に加えて，小児科では，妊娠・分娩などの周産期歴や発達歴，予防接種歴や感染罹患歴の聴取も必要である。アレルギー歴（特に薬物）も必ず確認する。

3）身体所見とそのとり方

診察室に患児が入るところから診察は始まっている。顔色や活気，意識状態，呼吸状態，歩行の様子や姿勢などの視診（全身状態の把握）に引き続いて，子どもの状態，また子どもと母親との関わり方なども医師は観察している。問診の後に，実際に体に触れての診察が行われる（局所の診察）。問診で疾患の推測が立ってはいても，頭頸部から胸部（心音，呼吸音），腹部，耳や口腔内というように診察は上から下へと全身をみる。できるだけ子どもをリラックスさせ，嫌がる口腔内の診察などは後に回す。そのほか，大泉門（だいせんもん）の大きさや張り，筋緊張，髄膜刺激徴候など神経学的な所見も必要である。

4）バイタルサイン

生体機能の基本的指標をバイタルサインという（p.166参照）。体温，呼吸，脈拍，血圧がある。年齢とともに正常値は変化する。体温は体温計を用いて腋窩で測定する。呼吸は，視診または聴診で，１分間当たりの回数を測る。脈拍は，乳児では聴診で心拍数を測定する。幼児以上は成人と同じく橈骨（とうこつ）動脈（手首）を触診する。血圧は血圧計で測定する。年齢に合ったマンシェット（腕帯）を使用する。

看護師が近くにおらず，緊急の場合には，保育士が聴診器にて乳児の呼吸や心拍数を確認する必要があることもあるが，バイタルサインの異常を察知した際には，医師，看護師にいち早く報告しなければならない。このほか，意識状態もバイタルサインに含まれる。

(2) 検査の種類

1）身 体 側 定

身体測定では，身長，体重のほか，２歳までは頭囲，胸囲も測定する。身体測定は成長・発達の評価として簡便で有用な検査法である。厚生労働省や文部科学省がまとめたデータから，性別・年齢ごとの平均値や標準偏差（SD）・パーセンタイル値が求められている。これらの基準値に照らし合わせて，標準偏差では－２SD以下または＋２SD以上を，パーセンタイル値では３パーセンタイル以下または97パーセンタイル以上を異常と考える。しかし成長・発達には個人差があり，ある一つの時点だけでなく，成長曲線のカーブにそっているかどうかで判定を行う。

2）臨床検査（血液検査・尿検査）

採血は侵襲（しんしゅう）的な医療行為（手術，投薬，注射など）であり，診断のために必要なときのみ，必要な項目に限って行われる。採尿は苦痛を伴わない。排尿の自立している子どもでは尿カップで受ける，おむつの子どもでは陰部に尿バッグを貼って採尿する。血液検査では，血球成分と血清・血漿成分に関して必要な項目が調べられる。尿検査では，腎臓や膀胱の疾患や糖尿病などについて情報が得られる。子どもで測定される主な検査項目を表3-1に示す。

赤血球数や白血球数，白血球諸細胞の分類，血小板数のほか，ヘモグロビンの量，網状（もうじょう）赤血球（若い赤血球）などの血球の検査は，全血球検査として基本的な測定項目である。生化学的検査では，糖，たんぱく質，電解質，酵素類や尿素窒素，尿酸など，主に生体の栄養状態や肝臓や腎臓などの機能を判定する際に測定される。免疫学的検査としては，γグロブリン（IgG, IgA，IgM，IgEなど），補体・補体価，リンパ球機能と分類などがある。各種抗体価として，水痘（水ぼうそう）や麻疹（はしか），風疹（三日ばしか），流行性耳下腺炎（おたふくかぜ）などの感染症病原体に対する抗体の有無を調べて評価する。そのほか，若年性関節リウマチ，全身性エリテマトーデスなどの自己免疫疾患に罹患した場合に行う自己免疫疾患の検査がある。

表3-1　小児でよく測定される主な検査項目

血液検査		
血球の検査	全血球検査	赤血球数，大きさ，形，ヘモグロビン量，網状赤血球の割合，白血球数，白血球諸細胞の分類，血小板数
血清の検査	肝機能	肝酵素，ビリルビン値
	腎機能	尿素窒素，クレアチニン，尿酸
	感染	炎症反応（CRP），抗ストレプトリジンO（ASO），抗体価
	栄養	総たんぱく質，アルブミン，血糖
	電解質	ナトリウム，カリウム，カルシウム，リン
	免疫検査	免疫グロブリン，補体
	貧血検査	血清鉄，フェリチン，鉄結合能
血漿の検査	凝固検査	凝固因子各種
尿検査		
尿糖	正常ではほとんど検出されない	食事直後や体質性の尿糖 糖尿病などで検出される
尿たんぱく		ネフローゼ症候群や腎炎で検出される
赤血球（尿潜血）		腎炎，膀胱炎で検出される 軽微なものは病的でないこともある
白血球		膀胱炎，腎盂腎炎などで検出される
円柱		腎炎などで検出される
ケトン体	正常でも若干検出される	飢餓状態や脱水があると高値になる
結晶		尿酸などは濃縮尿で検出される

3）生理学的検査

生理学的検査では，身体・臓器の機能を調べる。心臓の働きを調べる心電図や，心臓や腹部の超音波検査，呼吸器を調べる呼吸機能検査，脳の機能を調べる脳波検査などがあげられる。生理学的検査は，精密な機器を使用して安静で行う場合が多いため，乳幼児は眠っている状態で測定することがほとんどである。これを鎮静というが，乳幼児を検査のために薬剤を使って眠らせることを入眠処置という。

4）画像検査

X線を使用して撮影する単純撮影は，胸部，腹部，頭部，骨と全身あらゆる部位に対して行われる。CTスキャンもX線を使用した装置であるが，単純撮影と比べて放射線被曝量は多いので適応は限られる。MRI（核磁気共鳴）は磁力を応用した装置で，放射線の被曝はないが，狭い装置内で非常に大きな音が鳴り続け，検査時間が長い。そのため，乳幼児では生理学的検査と同様に，入眠処置を要することがほとんどである。

5）細菌およびウイルス検査

感染症の原因となる菌（起炎菌）を同定する

ために行う。呼吸器感染症の原因を調べるためには鼻や喉を拭って検査する。尿路感染症では尿，感染性胃腸炎では便，全身性感染症では血液を検査する。培養された細菌が病原菌かどうかは他の臨床所見を参考にして判断する。免疫能力が低下しているときは，常在菌でも病気を引き起こすことがある（日和見感染症）。ウイルス抗原を迅速に測定する方法も開発され，インフルエンザ，RS，ロタ，ノロ，アデノなどの各種ウイルス検査は診察室内でも行うことができるようになった。

6）その他の検査

内視鏡や生検（皮膚，消化管や肝臓，腎臓などの組織を一部採取し調べること）は，子どもにとっては侵襲が大きい検査であり，麻酔や鎮静が必要である。やむを得ず行う場合には，プレパレーション（心理的準備，p.83参照）を行う。

（3）治療の概要

子どもの治療において重要なことは，子どもは発達途上であり，単に病気を治癒させることだけでなく，その治療がその後の身体的・精神的発達に与える影響も考慮することである。よくある発熱や嘔吐，下痢などの治療では，薬物療法や輸液療法などの処置が中心となる。医師の判断・技術の力量だけでは，小児の治療はうまくいかない。看護師，保育士，薬剤師などと協力・連携し，スムーズに治療が進むよう，子どもとその家族に対応する必要がある。以下に主な治療法を述べるが，「薬物療法」については，前節を参照されたい。

1）食事療法

発育途上にある子どもに必要な栄養は，日常生活に必要な量に加え，健全な発育・蓄積に必要な栄養量を見込んで計算される。病児に対する食事療法では，一般健康小児の年齢ごとの「日本人の食事摂取基準」（厚生労働省）を基礎に，疾患の病態生理を考慮して栄養素の量・質を考える。食事療法は，やせや肥満，先天性代謝異常症，糖尿病，腎臓病，肝臓疾患などで必要となる。

食事摂取の形態は，月齢・年齢によって変化する。新生児期から乳児期は，液状の乳しか摂取できない。生後6か月ごろから歯が生え，咀嚼と嚥下(えんげ)の練習が始まる。このころは離乳食として食品を泥状に加工したものから始め，次第に歯ぐきですりつぶせる硬さ，歯ですりつぶせる硬さの順に離乳食を進めていく。また，個別の発達の程度，咀嚼機能，消化・吸収の状態により，食事の形態を工夫する（流動食，軟食，刻み食など）。

2）運動療法

肥満や生活習慣病の際に，食事療法とともに取り入れられる。適切な運動の種類や量を医師と相談して実施する。急激で無理な運動は事故やけがのもとになるうえ，長続きしない。疾患や病状に応じて適切な運動を選択し，積極的に取り入れていくことは，子どもの健全な心身の発達に有用であるとともに，疾患の良好なコントロールにも結びつく。

3）外科的療法

痛みを伴う侵襲的な治療であるが，子どもの苦痛を緩和する努力がなされている。技術面では，近年，小児医療においても内視鏡手術が進歩してきている。

4）放射線療法

悪性腫瘍に対する集学的治療の一つとして，子どもに対しても放射線療法が行われる。治療成績の向上に従って，治癒例の晩期合併症の問題が浮上してきた。二次がんの発生や脳への照射による知能障害・成長障害などは，その後のQOLに大きな影響を与える。

5）輸液・輸血

輸液は，体内で不足している水分と電解質，糖分，栄養素を補うために行う。末梢の静脈から行う場合と心臓に近い太い静脈（中心静脈）から行う場合がある。栄養を補うための輸液製剤で高カロリーのものは，中心静脈から投与する。

輸血は，不足した血液成分を補うために行われる。輸血製剤は，他人の血液をもとにつくられるため，血液を介するヒトからヒトへの未知の感染症のリスクを払拭できない。そのため，適応と製剤の選択を厳密に行う必要がある。

輸血前には必ず患者自身の血液型検査，不規則抗体スクリーニングを行い，赤血球を含む製剤では，患者血液と輸血製剤とで交差適合試験が行われる。

6）心肺蘇生・救急医療

心肺停止に伴う脳血流の遮断をいかに速やかに改善するかが，その後の回復の予後を左右する。現場では，まず一次救命処置（BLS：basic life support）を行い，速やかに二次救命処置（ALS：advanced life support）へ引き渡し，さらに高次救命処置へと連携していく。BLSは一般の市民救助者が現場で行うもので，ALS以降は救急隊や医師・看護師により行われる（BLSの詳細はp.176，図8-14参照）。BLS講習会は各地で行われているので，一度体験しておくと役に立つ。救急医療において，濃厚な処置と入院治療が必要なものとして，けいれん重積，喘息重積発作，日射病・熱中症，溺水，誤飲・誤嚥，頭部外傷などがある。

7）特殊な治療

造血幹細胞移植，臓器移植，免疫療法，緩和ケアなど，医学の進歩により高度特殊医療が小児にも提供されるが，施設は集約されつつあり，十分な経験とチーム医療体制が必要である。保育士の役割として，患児や家族の不安を和らげ，理解と信頼を深めるためにも，プレパレーションやディストラクション（p.83参照）を医師や看護師と協力して行うことになる。

5. 主な小児の疾患

(1) 先天異常

1）先天異常とは

先天異常とは，先天的な要因で解剖学的異常や機能的異常をきたす疾患である。原因としては，遺伝子異常，染色体異常，多因子要因，環境因子，原因不明なものがある。

a）遺伝子異常

染色体上にある遺伝子の異常による。優性遺伝（例：マルファン症候群），劣性遺伝（例：フェニルケトン尿症など多くの先天性代謝異常疾患）などがある。

b）染色体異常

ヒトは，44本の常染色体と2本の性染色体（男性：XY，女性：XX）がある。染色体異常は染色体の数の異常，部分欠失，転座などによる。知的障害，発達障害，特徴的な顔貌や体型などを認めることが多い。ダウン症候群など一部の疾患では出生前診断が行われるようになってきた。

c）多因子要因

遺伝的要因と環境因子の相互・相乗作用による。先天性心疾患，口蓋裂（こうがいれつ），口唇裂（こうしんれつ），アレルギー疾患をはじめ多くの疾患が関連しているとされる。

d）環境因子

妊娠中の母親の感染症（例：先天性風疹症候群，先天性サイトメガロウイルス感染症など），薬剤服用（例：抗けいれん薬，性ステロイドホルモン），化学物質（例：胎児性アルコール症候群，有機水銀による胎児性水俣症候群），放射線曝露などが原因となる。

e）原因不明

多くの先天奇形等は原因が明らかではないが，近年の遺伝子解析等の進歩により今後，原因が明らかになり，予防できるものが増えてくることが期待される。

2）染色体異常

a）ダウン症候群（21トリソミー）

21番染色体が1本多く3本あり，種々の奇形を合併する。最も頻度の高い染色体異常で出生700～1,000人に対し1人。特有の顔貌，発達や言語の遅れ（IQ（知能指数）＝50前後），低身長，低筋緊張，先天性心疾患，大きな舌，先天性消化管閉鎖，鎖肛（さこう），甲状腺機能低下または亢進，手の猿線などがある。先天性心疾患，白血病，感染症の罹患率が健常児より高く，生命予後に影響することがある。

b）18トリソミー

18番染色体の過剰による。出生数千人に対し1人。胎児期からの活動性低下，出生週数の異常（1/3は早期産，1/3は過期産），低出生体重，重度の精神運動発達遅延，筋緊張亢進，頭（ず）

蓋顔面の特徴（後頭部突出，耳介低位，短い眼瞼裂，狭口蓋），90％に先天性心疾患を合併，停留精巣，そけいヘルニア，手指の屈曲拘縮，多関節拘縮，食道閉鎖，鎖肛など種々の奇形を合併する。予後は悪く，多くは1歳までに死亡に至る。

c）13トリソミー

5,000～12,000人の出生に１人。低出生体重，重度の精神運動発達遅延，中枢神経系合併症（全前脳胞症，けいれん），頭蓋顔面の特徴（小頭症，小眼球症，難聴，耳介低位，口唇・口蓋裂），80％に先天性心疾患を合併，停留精巣，そけいヘルニア，双角子宮，踵突出などがある。予後は悪く，多くは１歳までに死亡に至る。

d）ターナー症候群

女性の２本の性染色体（XX）のうち１本が不足（45XO）。出生女児1,000人に１人。低身長，二次性徴の発来がないかあるいは遅延し，一般的には不妊となる。外反肘，翼状頸がある。知能発達遅延はない。先天性心疾患（大動脈縮窄，大動脈弁狭窄症など），馬蹄腎などの合併がある。低身長に対し成長ホルモンが，性腺異形成に対してエストロゲンが投与される。

e）クラインフェルター症候群

性染色体Xが過剰であり，47XXY，48XXXYである。出生男児1,000人に１人。比較的高身長が多い。症状に個人差があるが，小頭囲，筋・骨組織発達不良，性腺発達障害，矮小精巣，ミクロペニス，陰嚢低形成，恥毛の発達不良がみられる。一般的には不妊，知能発達は正常からやや低い。IQ（知能指数）は正常範囲内であっても社会での適応が困難なこともある。

（2）周産期・新生児期の異常

1）分娩時の障害

a）頭血腫，帽状腱膜下血腫

頭血腫は分娩時に産道を通過する際，頭部変形により骨膜と頭蓋骨の間で出血し，血腫をつくる。血腫は頭蓋縫合線を越えては広がらず，生後１～２日で波動を触れる。特に治療の必要はない。帽状腱膜下血腫は骨膜下の出血で頭部全体に及ぶことがある。出血量が多いと新生児黄疸が強い。

b）上腕神経麻痺

骨盤位分娩時に胎児の頸部が過度に進展すると上腕神経麻痺を起こす。上位型麻痺（エルブ麻痺），下位型麻痺（クルンプケ麻痺），全麻痺型に分類される。上位型は比較的治りやすいが，下位型は回復に時間がかかる。

c）新生児メレナ

ビタミンK不足により生後早期に出血傾向がみられる。消化管出血が多い。治療や予防にはビタミンKを投与する。

2）新生児仮死

新生児仮死は出生直後に始まる肺呼吸への移行に障害があり，自発呼吸が確立せず低酸素血症，炭酸ガスの蓄積によりアシドーシス（酸性血症）が進行する。また，肺血管抵抗が増大し，心不全や低酸素性虚血性脳症の症状を呈することもある。

新生児仮死の診断はアプガー・スコア（Apgar score）（表３-２）で行う。出生後１分，５分で測定し，点数が低いものほど重症である。６点以下を仮死，３点以下を重症仮死と診断する。

表3-2　アプガー・スコア

点数	0	1	2
心拍数	ない	100以下	正常（100以上）
呼吸	ない	弱々しい泣き声	強く泣く
筋緊張	緊張なく，だらんとしている	いくらか四肢を曲げる	四肢を活発に動かす
反射性	反応しない	顔をしかめる	泣く
皮膚色	全身蒼白，または暗紫色	四肢チアノーゼ	全身淡紅色

a）低酸素性虚血性脳症

新生児仮死などに伴い，何らかの神経症状を伴ったものをいう。低酸素血症や脳の血流低下により，脳内へ十分量の酸素が送られず脳内は代謝性アシドーシスや脳浮腫から脳細胞の損傷をきたし，死亡したり脳障害を残したりする。原因疾患，低酸素・虚血の程度や持続時間で症状は異なる。

b）新生児頭蓋内出血

胎児，新生児は血管も未熟で，血流や血圧の自己調節機構も未発達であり，脳血流量は血液中の酸素濃度や炭酸ガス濃度の影響を受けやすく頭蓋内出血を生じやすい。脳室内，脳室周囲出血，硬膜下出血，くも膜下出血などが起こり得る。症状や後遺症は出血部位，出血量などによる（p.64の神経疾患の項を参照）。

c）脳室周囲白質軟化症（PVL）

脳室周囲の白質に発症する虚血性病巣によって生じる軟化病変。低出生体重児の脳性麻痺の最大の原因となる。早期産児の分娩周辺期に発生する虚血性変化が原因。早期産児（27～32週）に多く，極低出生体重児（出生時体重1,500g未満）では高頻度である。危険因子は胎児仮死，多胎，分娩期の仮死，出生後の低血圧，徐脈，無呼吸など。脳皮質も障害を受けると，視覚障害，認知・構成障害，てんかんなどを合併する。早産の予防，適切な妊娠管理が必要である。

3）新生児呼吸障害

a）新生児一過性多呼吸（TTN）

胎児肺は液体で満たされているが，出生直後，液体の吸収が遅延し，１回換気量が減少し，多呼吸を示す状態をいう。危険因子としては母体の過剰輸液，帝王切開，羊水吸引，臍帯結紮遅延など。多呼吸（60～120回/分）があり，重症例では鼻翼呼吸，陥没呼吸，呼吸性呻吟，胸部膨隆，低酸素血症などがある。治療は酸素投与を行う。予後は一般的には良好で，24時間以内に改善することが多い。

b）胎便吸引症候群（MAS）

出生時に胎便で混濁した羊水を気道内に吸引し，気道が閉塞され，無気肺や肺気腫を生じ，呼吸障害をきたす。胎児徐脈，胎児仮死等があると胎児は羊水中で胎便を排泄し，羊水混濁が起きる。症状は，出生直後からの全身チアノーゼ，陥没呼吸，あえぎ呼吸などがある。治療は，気管内洗浄，人工換気療法，全身管理などを行う。短期間で改善するものも多いが，慢性肺疾患になるものもある。

c）呼吸窮迫症候群（RDS）

肺胞の表面張力を下げ，肺胞を広げておく作用のある肺サーファクタントが肺内に不足すると，出生後，肺胞がつぶれて無気肺になり，肺胞低換気による呼吸障害が起きる。早産児に好発する。出生直後から全身チアノーゼ，多呼吸，陥没呼吸，あえぎ呼吸などがある。治療は，肺サーファクタントの補充療法，人工換気療法，全身管理などを行う。

d）慢性肺疾患

慢性肺疾患は酸素投与が必要な呼吸窮迫症状が日齢（出生からの日数）28日を超えても続くものをいう。肺未熟性，サーファクタント欠乏，人工換気，酸素毒性，動脈管開存症，感染などが加わり，肺の異形成が起こり，気腫化，線維化が起こる。ウィルソン・ミキティ症候群（気管支肺異形成，BPD）ともいわれる。長期間酸素投与が必要な場合には在宅酸素療法。RSウイルスに罹患すると重症化することがある。

4）新生児感染症

新生児は感染症に対し症状が出現しにくく，重症化しやすい。「何となく活気がない」「元気がない」といった症状しかないこともあるので十分な観察と早期診断が重要である。

a）感染経路

①経胎盤感染（例：一部のウイルスの胎内感染），②産道感染（例：B群溶血性レンサ球菌，クラミジアなど）③出生後感染：経母乳感染（例：ヒト免疫不全ウイルス（HIV），成人T細胞白血病ウイルス）などがある。

b）敗血症，髄膜炎

重篤な感染症で，血行性または直達性に細菌が侵入する。早発型敗血症の原因菌はＢ群溶血性レンサ球菌（GBS）で，妊婦の膣内から感染し，感染すると呼吸障害が著明となり，けいれん，多呼吸，哺乳不良，ショックなどがみられる。髄膜炎では大泉門の膨隆がある。治療は有効な抗菌薬の投与を行う。死亡または後遺症などを残すこともある。

5）黄　　疸

黄疸は，血清ビリルビンが増加し，皮膚が黄色に見えることをいう。新生児は生後４～６日をピークに黄疸が強くなり，その後徐々に消退する。このような生理的黄疸と，病的黄疸との鑑別が必要である。母乳栄養の場合には生理的黄疸が持続する傾向がある。

病的黄疸の原因としては，母子間の血液不適合（ABO型，Rh型）による溶血性黄疸，頭血腫などの閉鎖性出血，多血症，新生児肝炎，胆道閉鎖，ビリルビン代謝異常による体質性黄疸などがある。著明な高ビリルビン血症により脳基底核などにビリルビンが沈着し，脳性麻痺，知的障害などを引き起こす核黄疸の原因となる。光線療法や交換輸血などで核黄疸を予防する。

6）乳幼児突然死症候群（SIDS）

健康で元気だった乳幼児が，事故や窒息ではなく突然死する疾患。発症頻度は減少傾向にあり，生後２か月から６か月に多い。2018年には全国で約60人と報告。原因はまだ明らかになっていないが，男児，早産児，低出生体重児，うつぶせ寝や親の喫煙，人工栄養児などに多い。

（3）内分泌・代謝疾患

1）糖　尿　病

a）１型糖尿病

膵臓ランゲルハンス島のβ細胞が破壊され，インスリン欠乏が起き，糖尿病が発症する。インスリンが不足すると糖がエネルギーとして利用されず，高血糖となり，多尿，口渇・多飲，体重減少などを認める。また，脂肪組織より脂肪酸が動員され，ケトン体が増え，ケトアシドーシス（嘔気，嘔吐，呼気のアセトン臭，クスマウル呼吸→昏睡，尿中アセトン陽性）となる。高血糖が持続するとHbA1c（ヘモグロビンA1c）は高値となる。食事・運動療法，インスリン注射が治療の中心となる。高血糖だけでなく血糖値のコントロールが安定しない場合には四肢冷感，発汗，動悸，意識消失，けいれんなどの低血糖症状にも注意する。慢性の血糖高値が長期間持続すると血管に変化が起こり，糖尿病性網膜症，糖尿病性腎症，糖尿病性神経障害などの重篤な合併症が発症するので，糖尿病の予防と早期治療が必要である。

b）２型糖尿病

インスリン分泌低下を主体とするものと，インスリン抵抗性が主体でそれにインスリンの相対的不足を伴うものがある。過食や運動不足，肥満などが原因となることが多い。高血圧，脂質異常症，脂肪肝などを合併する。食事療法としてはエネルギー摂取を減らし，日常の活動量を増やし，肥満がある場合には体重減少に努める。食事・運動療法だけでは不十分の場合には，血糖降下薬やインスリン治療を行う。

2）先天代謝異常

遺伝子解析によって多くの代謝疾患の原因が解明されつつある。アミノ酸代謝異常症（フェニルケトン尿症，メープルシロップ尿症，ホモシスチン尿症など），有機酸代謝異常症（メチルマロン酸血症など），脂肪酸代謝異常症，脂質異常症（高脂血症，リピドーシスなど），ムコ多糖症（ハーラー症候群，ハンター症候群など），糖質代謝異常症（糖原病，ガラクトース血症など），金属代謝異常症（ウイルソン病など），酢酸代謝異常症（レッシュ・ナイハン症候群など）など，多くの疾患が報告されている。

現在，わが国で行われている新生児マススクリーニング法で，治療可能な代謝異常症の症例が発見されている。ガスリー法で６つの先天代謝疾患の診断ができ，最近は20数種類の先天性代謝疾患が発見されるタンデム法が行われている。ガスリー法ではフェニルケトン尿症，メープルシロップ尿症，ホモシスチン尿症，ガラクトース血症，クレチン症，先天性副腎過形成症の疾患がスクリーニングされる。いずれも放置すれば運動精神発達遅延をきたすので，早期治療が必要である。

3）低 身 長 症

身長が標準身長より−２SD（標準偏差）を下回る場合をいう。原因として家族性低身長，子宮内成長障害，甲状腺機能低下症，成長ホルモン分泌不全，骨系統疾患，腎不全，ステロイド長期投与のほか，ダウン症候群やターナー症候群などの染色体異常症などがある。成長ホルモン分泌不全にはヒト成長ホルモンの投与で身長の促進が得られる。

4）下垂体性巨人症

成長ホルモン産生下垂体腺腫から成長ホルモンの過剰分泌により，成長が促進し身長が伸び，巨人症となる。思春期以降に発症すると手足や顎などが増大し，末端肥大症になる。

5）甲状腺機能低下症（クレチン症）

甲状腺ホルモンの分泌が十分でないため成長が遅延し，知能低下，活動性低下，低体温，徐脈，浮腫（粘液水腫）などがみられる。治療は甲状腺ホルモンの投与を行う。

6）甲状腺機能亢進症（バセドウ病）

甲状腺ホルモンが過剰に分泌されることにより代謝が亢進し，心拍数増加，発汗過多，食欲亢進（体重は減少），甲状腺腫大，眼球突出，精神的に不安定になる。女性に多い。抗甲状腺薬を投与する。

7）先天性副腎過形成症

21-水酸化酵素欠損のためコルチゾールの合成が行われず，脳下垂体から分泌される副腎皮質刺激ホルモン（ACTH）の過剰が起き，副腎皮質の過形成により，男性ホルモンの過剰分泌が起き，性器の異常を伴う。

a）単純男性化型

女児は出生時より陰核肥大などの男性化兆候がみられるが，男児は健常児と区別がつきにくい。皮膚粘膜に色素沈着がみられる。

b）塩類喪失型

新生児期に男性化症状以外に哺乳力低下，体重増加不良，脱水，末梢循環不全，ショック，低ナトリウム血症，低血糖などがみられる。

8）中枢性尿崩症

下垂体後葉の抗利尿ホルモン（ADH）の分泌不全によって起こる。原因は脳腫瘍，炎症などによる。症状は多尿多飲（低張性：薄い尿），検査結果は低張尿，低比重（比重1.005以下），水制限試験で尿が濃縮されない。デスモプレッシン投与で症状は軽快する。

9）思春期早発症

二次性徴が年齢不相応に早期に出現し，成長が加速し，骨年齢や性機能の成熟が進んでしまう。女児では月経が始まり，乳房が大きくなり，男児は声変わり，陰毛の発育がみられる。

10）肥満とやせ

肥満傾向は約10％の子どもにみられ，成人の肥満に移行し，また，高血圧，糖尿病などの生活習慣病のリスク要因となる。小児期からの肥満予防，健康教育が必要である。やせはやせ願望の強い女子に多いが，ダイエットなどによるやせにも健康被害などの問題が多く，極端な肥満とやせに注意が必要である。

(4) 免疫不全による疾患

生体には自己と排除すべき非自己（細菌，ウイルスなどの微生物，他人から移植された組織）を区別し，排除するための機構（免疫反応）があり，これによって生体が守られている。この働きはリンパ球，白血球，特殊なたんぱく質（補体，サイトカイン）などが関与している。この機構に障害が起きると種々の疾患が発症する。

1）原発性免疫不全症

遺伝的に免疫機構に障害があり，乳幼児期から種々の感染症に罹患しやすく，難治性，重症化しやすい。種々のタイプがあるが重症複合型免疫不全症はリンパ球の減少，血清免疫グロブリンの低下，乳児期からの慢性下痢，肺炎，皮膚感染症などに罹患し，適切な治療を受けないと真菌，細菌，ウイルス感染症により死亡する。免疫グロブリンや幹細胞移植などが行われる。

2）続発的免疫不全症

ステロイドや免疫抑制薬の投与や栄養状態が悪い場合に免疫力の低下が起きることがある。ウイルス感染症としては後天性免疫不全症候群（エイズ）がある。

(5) アレルギー疾患

抗原（アレルゲン）に対し，生体が過敏に反応する免疫反応であり，本来は病原性を有しない食物，花粉，ほこり，ペットのフケなどのアレルゲンが生体に侵入して障害を引き起こす。

1）気管支喘息

好酸球を中心にした気管支の慢性炎症と気道過敏性を基礎にして，アレルゲンを吸入すると，気管支粘膜が腫脹し，気管支周囲の平滑筋が収縮し，気管支内に痰が溜まることから気管支の狭窄を起こす。気管支の狭窄により呼気時の笛性音（てきせいおん）や喘鳴と呼気性呼吸困難を発作的に起こす。そのほか，呼吸器感染，激しい運動，受動喫煙，精神的なストレス，季節や天候不順（梅雨や台風），温度変化（冷気），強い臭いや煙などでも発作を起こしやすくなる。発作時には気管支拡張薬，ステロイドなどの投与を行う。抗原の曝露を避ける。発作間欠期の治療も重要でステロイド吸入薬や抗アレルギー薬の投与も行われ，発作が抑制される。一般的に学童期になると軽快する傾向がある。

2）アトピー性皮膚炎

アトピー素因をもつ人で家族歴（喘息，アレルギー性皮膚炎，アレルギー性鼻炎など）のある人に発症する湿疹様皮膚病変であり，かゆみを伴う慢性再発性の皮疹である。乳幼児では顔面や頭部皮膚に紅斑または丘疹ができやすく，学童期には頸部皮膚，腋窩，肘窩（ちゅうか）の皮膚を中心として紅斑，丘疹，苔癬（たいせん）化病変がある。乾燥性皮膚や粃糠様落屑（ひこうようらくせつ）を伴う毛孔一致性角化性丘疹の場合もある。掻痒（そうよう）が強いため，患部皮膚に掻破痕がある。スキンケアが重要で，皮膚を清潔に保ち，入浴後保湿薬を塗布する。局所療法としては保湿薬，ステロイド軟膏，免疫抑制薬軟膏などを塗布する。

3）食物アレルギー

食物やその成分を摂取することにより種々のアレルギー症状を生じる疾患。原因食物は乳幼児期では卵，牛乳，小麦など，学童期では甲殻類，小麦が多く，運動によって誘発されることがある（運動誘発性アナフィラキシー）。全身症状としてアナフィラキシー反応，アナフィラキシーショックがあり，皮膚症状としては蕁麻疹（じんましん），血管運動性浮腫，口腔咽頭喉頭症状としては口腔咽頭違和感，口唇舌の腫脹，喉頭絞扼（こうやく）感，喉頭浮腫，嗄声（させい），消化器症状としては口腔内違和感，悪心，嘔吐，腹痛，呼吸器症状としてはくしゃみ，鼻汁，鼻閉，咳嗽（がいそう），喘鳴，呼吸困難などがある。診断のために少量の食物を与え，症状の有無をみる負荷試験を行う。治療としてアレルゲン摂取の回避や抗アレルギー薬を投与する。また，ごく少量からアレルゲンとなる食物を経口投与してその食物に慣れさせる経口免疫療法も行われる。アナフィラキシーショックに対しアドレナリン（エピペン®）の筋注が行われるが，医療者以外が筋注を行っても医師法違反にならず責任を問われない。

(6) 膠原病・類縁疾患

膠原（こうげん）病は本来備えている免疫システムが誤って自己の細胞や臓器を攻撃し，障害を起こす疾患である。種々のタイプの膠原病がある。

1）若年性特発性関節炎（若年性関節リウマチ）

関節の滑膜炎である。炎症が軟骨，骨まで波及すると関節破壊が起きる。

a）全身型

弛張熱（2週間以上），関節炎，心膜炎（心嚢液貯留），肝脾腫，発疹（ピンク～赤色の発疹リウマトイド疹）などが出現するが，長期的には種々の関節の変形をきたす。炎症反応が強いがリウマトイド因子や抗核抗体は陰性であることが多い。治療として，非ステロイド性抗炎症薬，ステロイド，抗IL-6剤トリシズマブなどの投与を行う。

b）関節型

10歳以降の女児に多い。膝関節などの大関節が腫脹し，熱感，圧痛，痛みがあり，小関節も同様の変化がある。症状としては微熱，食欲低下がある。リウマトイド因子陽性，抗核抗体陽性または陰性である。関節の炎症は強く，骨，軟骨の骨破壊，関節拘縮などがある。治療は，非ステロイド性抗炎症薬，メソトレキセート（MTX）が中心で，ほかにステロイド，免疫抑制薬などの投与を行う。

2）全身性エリテマトーデス（SLE）

代表的な自己免疫疾患で，病理学的には広範囲にわたる血管炎と結合組織の炎症であり，検査所見では，抗核抗体，抗DNA抗体などが陽性となる。治療しなければ進行性で予後不良であるが，治療により寛解と再燃を繰り返す。全身倦怠感，体重減少，不明熱，関節炎，日光過敏，血尿などの症状がみられ，全身性に種々の臓器に障害が認められる。

① 腎病変（ループス腎炎）として腎炎所見など。

② 中枢神経症状としてはけいれん，意識障

害，頭痛，精神障害など。

③　皮膚症状としては小血管炎による浮腫性紅斑，左右顔面の蝶形紅斑。

④　呼吸器症状として胸膜炎，胸水が貯留，肺高血圧，間質性肺炎など。

⑤　循環器疾患として心外膜炎，心筋炎など。

⑥　関節症状としては関節炎（関節変形はない）。

⑦　新生児ループス症候群は，SLEやその他の膠原病を有する女性から出生した新生児に発育遅延，円板状紅斑，先天性完全房室ブロック，血小板減少などがみられるものをいう。完全房室ブロックを除いて，症状は一過性のことが多い。

SLEの治療としては寛解導入療法として，ステロイド，メチルプレドニゾロン，免疫抑制薬などがある。

3）川　崎　病

4歳以下に好発する原因不明の全身血管炎。日本人の頻度が高い。冠動脈瘤や冠動脈狭窄などの合併症があるが，最近の治療の進歩で冠動脈病変は減少している。

①発熱，②両側眼球結膜の充血，③口唇の紅潮，いちご舌（舌が赤くブツブツになる），口腔咽頭粘膜のびまん性発赤（ほっせき），④発疹，⑤四肢末端の変化（急性期）：手足の硬性浮腫，手掌足底（しゅしょうそくてい）または指趾（しし）先端の紅斑，（慢性期）指先からの膜様落屑，⑥急性期における非化膿性頸部リンパ節腫脹，などの6つがあり，主要症状のうち5つ以上の症状があれば川崎病と診断される。ただし主要症状のうち4つの症状しかなくとも，経過中に冠動脈瘤（りゅう）または拡大が確認され，ほかの疾患が除外されれば本症とする。

本症の性比は1.4：1で男子に多く，年齢分布は4歳以下が80～85％，致命率は0.1％前後，再発率は2～3％，同胞例（きょうだいの発症率）は1～2％ある。多くの症例ではγグロブリンの大量投与が有効であり，発熱期間や臨床症状の軽快，冠動脈瘤の発生に予防効果がある。γグロブリンに不応の場合はステロイド，シクロスポリン，インフルキシマブ，血漿交換法なども行われる。

冠動脈瘤や冠動脈拡大は退縮するものも多いが，巨大冠動脈瘤は経過とともに冠動脈狭窄や冠動脈閉塞，心筋梗塞などに発展するものがあり，注意を要する。

（7）感　染　症

感染症はウイルス，マイコプラズマ，リケッチア，細菌，真菌，原虫などの病原体が生体内に侵入し，それに対して生体が反応して起こることをいう。

感染経路は皮膚，気道・消化管・性器などの粘膜，輸血，母子感染として胎盤・母乳などがある。

◆ウイルス感染

小児にはウイルス感染が多い。最近では多くの感染症はワクチンが開発され，ウイルス疾患の発症率は低下している。

a）麻疹（はしか）

潜伏期：10～12日。

感染する時期：患者の発疹出現5日前から発疹出現4日まで。

発疹：全身に小斑状丘疹，一部融合，健康皮膚を残す。回復期に退色し色素沈着。

発疹以外の特異的所見：初期にはカタル症状。発疹出現直前の口腔粘膜にコプリック斑を認める。

発熱：発症時と発疹の出現直前の時期の発熱（二峰性発熱）。

合併症：中耳炎，肺炎，角結膜炎，脳炎，亜急性硬化性全脳炎（予後不良）。

予防：麻疹風疹混合ワクチン。γグロブリンなどの注射。

b）風疹（三日ばしか）

潜伏期：14～21日（16～18日が多い）。

感染する時期：発疹出現7日前から発疹出現後7日間。

発疹：顔面，後頭部から全身に拡大。紅色の小斑丘疹。ある程度のかゆみを伴う。頸部リンパ節腫脹，妊娠初期に妊婦が風疹に罹患すると胎児が風疹症候群（心奇形，神経系の異常など）となることがある。

合併症：脳炎，血小板減少性紫斑病，不顕性感染も25～50％。

c）水痘（水ぼうそう）

潜伏期：10〜21日（14〜16日が多い）。

感染する時期：発疹出現２日前から発疹が痂皮化（かさぶた）するまで。ステロイドや免疫抑制薬などの投与を受けていると重症化する場合がある。水痘ウイルスは帯状疱疹の原因ウイルスでもある。

発疹：水疱をもつものと痂皮化した発疹が同時にみられる。

合併症：脳炎，肺炎など。ウイルスに曝露後72時間以内に水痘ワクチン，アシクロビルを投与。

予防：水痘ワクチン。

d）突発性発疹

潜伏期：７〜14日（９日前後が多い）。ヒトヘルペスウイルス6B（HHV-6B）が原因。

感染する月齢：生後６か月から２歳ごろに罹患することが多く，しばしば乳児にとって初めての発熱性疾患となる。解熱直後に体全体に発疹が出現し，発疹の出現で確定診断される。

合併症：まれにけいれんや下痢などを合併。

e）流行性耳下腺炎（おたふくかぜ）

潜伏期：12〜25日（16〜18日が多い）。原因はムンプスウイルス。耳下腺腫脹３日前から腫脹後５日ごろまでウイルスを排泄している。発赤を伴わない耳下腺腫脹，食事中に耳下腺の痛みを訴える。

合併症：無菌性髄膜炎，脳炎，聴力障害，睾丸炎などがある。

f）インフルエンザ

潜伏期：１〜３日。原因はインフルエンザウイルスでA，B，Cの３型があるが臨床的にはA型とB型である。冬に流行する。突然の発熱と関節痛，筋肉痛，感冒症状など。肺炎，まれに脳症などをみる。脳症では短時間に死亡することもある。治療としては抗インフルエンザウイルス薬。予防はワクチン。解熱薬としてアセトアミノフェン以外は使用しない。

児童生徒や園児の欠席基準は「発症日を０日と数え，５日を経過し，かつ解熱した後２日（幼児にあっては３日）を経過するまで出席停止」（学校保健安全法施行規則，保育所における感染症対策ガイドライン）とされている。

g）手足口病

潜伏期：３〜５日。

コクサッキーウイルス，エンテロウイルスなどの感染。夏に多い。手，足などの四肢末端，口腔内に水疱を伴う発疹が出現。発熱を伴う場合と伴わない場合がある。数日で自然治癒する。合併症として無菌性髄膜炎，脳炎，小脳失調症などがある。

◆細菌感染症

a）黄色ブドウ球菌

ブドウ球菌属は広く自然界に分布し種々の感染症の原因菌になっている。抗生剤が効きにくい多剤耐性菌，特にメチシリン耐性黄色ブドウ球菌（MRSA）に注意し院内感染の予防が重要である。

① **化膿性疾患**

- 表在性皮膚，皮下感染症：伝染性膿痂疹（とびひ），皮下膿瘍，汗腺膿瘍など
- 呼吸器・耳鼻科的感染症：肺炎，膿胸，中耳炎など
- 深在性感染症：骨髄炎，敗血症，感染性心内膜炎など

② **毒素性疾患**

- 黄色ブドウ球菌性食中毒（エンテロトキシン）
- 毒素性ショック症候群（toxic shock syndrome）：高熱，表皮剥離性紅斑，多臓器不全
- ブドウ球菌性熱傷様皮膚症候群（SSSS，4S）：局所で増殖したブドウ球菌の毒素で皮膚発赤，皮膚剥脱，びらんなど。数日で軽快

b）百日咳

百日咳菌（グラム陰性桿菌）の毒素による。症状としては，①カタル期（発症期の１〜２週間は普通の上気道感染）。②痙咳期（発症後２〜３週間：連続性の特有な発作性の咳，吸気にレプリーゼ，乳児期早期では無呼吸発作様でチアノーゼ，呼吸停止）．③回復期（発症後１〜２か月，軽い咳ではあるが特有の咳）。治療はマクロライド系抗生剤が有効で，予防は百日咳ワクチン。

c）A群溶血性レンサ球菌感染症

咽頭炎・扁桃炎を引き起こす。数日の潜伏期の後に発熱，咽頭痛が出現し，膿栓のついた扁桃炎や咽頭炎，いちご舌，頸部リンパ節腫脹などがみられる。時に全身に細かい紅斑や丘疹がみられることもある。咽頭の細菌培養でA群溶血性レンサ球菌が証明される。合併症として急性糸球体腎炎（2～3週後），リウマチ熱（2～4週後）をきたすことがまれにある。

（8）呼吸器疾患

1）上気道炎

鼻，咽頭，喉頭などの炎症による上気道炎をかぜ症候群といい，発熱や倦怠感，鼻汁，咳などを伴う場合を普通感冒という。多くの種類のウイルスが関与している。咽頭炎では咽頭の痛み，発赤，腫脹を伴う。

2）急性扁桃腺炎

扁桃腺は咽頭にあり，気管支や肺に入る細菌やウイルスを防御する機能をもつ。年齢とともに肥大し，7～8歳ごろに最大となる。扁桃腺炎では扁桃腺腫脹，膿栓や白苔，疼痛，発熱などを認める。

3）喉　頭　炎

ウイルス感染や細菌感染による。嗄声，犬吠（けんばい）様（よう）咳嗽，嚥下痛，吸気性呼吸困難などの症状がみられる。

4）急性気管支炎

ウイルス性または細菌性の気管支の炎症であり，咳嗽，発熱，喀痰（かくたん）があり，喘鳴などを聴取する。上気道感染から続発することもある。

5）急性細気管支炎

肺胞に近い末梢の気管支の炎症である。細い気管支に炎症が起きると細気管支は喀痰や分泌物で閉塞され，換気不全になる。特に乳児では，冬季のRSウイルスによる細気管支炎は重篤になることがある。時に，先天性心疾患や呼吸器疾患があると致死的になることがある。

6）肺　　炎

小児期の肺炎の原因は細菌，ウイルス，マイコプラズマなどである。

a）細菌性肺炎

起炎菌として新生児期には大腸菌などのグラム陰性菌もあるが，小児期にはB群レンサ球菌，肺炎球菌，ブドウ球菌，インフルエンザ桿菌などが多い。上気道炎から波及することもある。発熱，咳嗽，喀痰，喘鳴などの症状が持続する。胸部レントゲン写真などで診断される。治療として，起炎菌に感受性のある抗菌薬の投与を行う。

b）マイコプラズマ肺炎

マイコプラズマは細菌より小さく，ウイルスより大きい。一般に咳嗽が長く持続しているわりには一般状態が良好であることが多い。胸部レントゲン写真では比較的広い範囲にびまん性，すりガラス様の所見がある。マクロライド系の抗生剤が有効である。

c）ウイルス性肺炎

ウイルス性肺炎は間質性肺炎になることが多い。インフルエンザ，麻疹などの合併症としての肺炎が多い。また，2020年1月からコロナウイルス感染症（COVID-19）による肺炎が全世界に拡大し，大きな問題になっている。小児期の感染は比較的少ないことが報告されている。

（9）血液疾患

1）貧　　血

貧血とは，赤血球数や赤血球内のヘモグロビン量が減少し，皮膚粘膜が蒼白になり，易疲労性を訴える疾患をいう。原因は，骨髄でつくられる赤血球の産生不足，赤血球の破壊亢進，または出血による失血である。鉄欠乏性貧血が代表的な貧血である。鉄は，赤血球をつくる際，最も重要な要素の一つである。鉄欠乏の原因として以下のようなものがある。

① 鉄摂取量の不足：鉄含有量の少ない食事，例えば乳幼児期に母乳やミルクだけを与えた場合。
② 鉄需要の増加：乳幼児，思春期の急速な成長。
③ 出生時貯蔵鉄の減少：未熟児は一般に貯蔵鉄は少ない。
④ 失血による鉄の喪失：最も多い。比較的少

量でも出血が長期にわたる場合。月経過多，消化管出血など。鉄剤の投与で改善する。

2）再生不良性貧血

赤血球，白血球，血小板などの血球減少と骨髄低形成を主徴とする疾患群で，汎血球減少による種々の症状が出現する。赤血球が減少して貧血が，白血球が減少して易感染性が，血小板減少により出血傾向がみられる。治療は，免疫抑制療法，同種骨髄移植を行う。予後は治療法の進歩で５年生存率は向上している。

3）特発性血小板減少性紫斑病

血小板が２万～３万/μL以下になると出血傾向がみられる。本症では血小板に対する自己抗体，あるいは免疫複合体が血小板の破壊を亢進する。６か月以内に治癒する急性型が多いが，６か月以上遷延する慢性型，治癒後３か月以上を経て繰り返す再帰型，一定の周期で繰り返す周期型などがある。症状は，四肢，体幹にみられる出血斑，鼻出血，歯肉出血，頭蓋内出血などがある。治療として，γグロブリン，ステロイド，脾臓摘出術（慢性）などを行う。

4）白　血　病

白血球は骨髄で造血幹細胞から産生されるが，白血病では未熟な血液細胞が無秩序に増殖する血液の悪性腫瘍であり，小児の悪性腫瘍の中で最も頻度が高い。症状は，発熱，出血症状，貧血，リンパ節腫大，肝臓や脾臓の腫大などがある。

a）急性リンパ性白血病

リンパ系造血細胞のがんであるが，化学療法に感受性の高い小児がんのため，化学療法が有効で５年生存率も高い。発症頻度は３～４人/10万人で，３～４歳にピーク，男子が女子より多く，ダウン症候群の頻度がやや高い。

b）急性骨髄性白血病

年齢に関係なく一定に発症する。寛解率は向上している。ダウン症候群にみられるものは予後が比較的良好である。きょうだいの発生がやや多い。放射線の曝露やベンゼンなどの化学薬品で頻度が上がる。

c）慢性骨髄性白血病

小児期に発症する慢性白血病のほとんどが骨髄性である。発症は年齢とともに増加し，成人に多い。慢性期→移行期→急性転化期で死亡することもある。症状は，慢性期では，脾腫，腹部膨満，腹痛，貧血などがある。血液像では各成熟段階の好中球系の細胞が著明に増加し，血小板増加もある。移行期は，出血傾向，貧血，骨髄芽球が増加する。急性転化期は，急性白血病と同じ様相を呈する。

5）血　友　病

先天性の凝固線溶系異常のため出血傾向を示す。第Ⅷ凝固因子欠乏による血友病Ａと，第Ⅸ凝固因子欠乏による血友病Ｂがある。いずれも遺伝子が性染色体のＸ染色体上にあり，劣性遺伝子であるため，男性にだけ発症し，女性は発症しないが保因者となり得る。関節内出血や筋肉内出血が多い。頭蓋内出血は特に注意をする。プロトロンビン時間（PT）は正常範囲内，活性化部分トロンボプラスチン時間（APTT）は延長。出血時には凝固因子の補充療法を行う。

6）溶血性貧血

赤血球の破壊が亢進して赤血球寿命*が短縮するために起こる貧血である。先天性溶血性貧血は赤血球自体の欠陥（赤血球の膜，赤血球酵素異常）によるが，後天性では赤血球以外の異常（免疫性溶血性貧血など）が多くなる。症状は，黄疸，貧血，脾腫，検査所見としては，間接ビリルビン増加，血清LDH（乳酸脱水素酵素）高値，血清ハプトグロビンの低下，網状赤血球増加，赤血球寿命短縮がある。

7）遺伝性球状赤血球症

先天性溶血性貧血の70%を占め，常染色体優性遺伝である。赤血球膜たんぱくの異常で，末梢毛細血管での変形能に乏しく，脾臓における破壊が進行する。ウイルス感染（ヒトパルボウイルス19）に伴って溶血が亢進し，間歇（かんけつ）性に貧血が現れる。症状は，新生児期には高ビリルビン血症，乳幼児期には貧血，学童期には黄疸，

＊　赤血球寿命：赤血球の寿命は，通常約120日である。

20歳以上になると胆石，ヒトパルボウイルスB19（伝染性紅斑）に罹患すると急激な貧血が起きる。検査所見は，間接ビリルビン増加，血清LDH高値，血清ハプトグロビンの低下，網状赤血球増加，赤血球寿命短縮である。治療は，脾臓摘出術を行う。

(10) 白血病以外の悪性腫瘍（がん）

小児の悪性腫瘍（がん）は白血病の頻度が最も高く，約40％を占め，次いで脳腫瘍や神経芽細胞腫，胎児性腫瘍などの固形腫瘍であるが，成人のような肺がん，胃がんや大腸がんなどはほとんどない。発症数は年間2,000～2,500例程度である。最近の小児がんの治療成績は向上し，薬剤の進歩は著しく，また，外科治療，放射線治療，骨髄移植などを組み合わせることにより寛解，治癒が多くみられ，約70～80％は寛解や治癒すると報告されている。そのため，長期生存例の増加とともに治療後のQOLを改善することが重要になっている。特に治療により，発育・発達や二次性徴，心臓，腎臓への影響や二次がんの発生など，晩期合併症も問題になっている。また，精神的にも治療に対するストレスは大きいと考えられる。

1）神経芽細胞腫

発生部位は副腎髄質が最も多く，縦隔（じゅうかく）や頸部の交感神経節など脊椎にそって発生する。

腫瘍はカテコラミンを産生し，尿中にカテコラミンの代謝産物（VMA，HVA）が増加する。多様な性質（自然退縮から致死まで）で，年齢により予後が異なり，1歳未満に発生した場合には自然退縮がみられ，予後はよいとされている。10歳以降ではまれである。症状は新生児・乳児では，貧血，黄疸，肝腫大による腹部膨満，呼吸困難がある。幼児では，原発腫瘍と転移症状として発熱，貧血，骨・関節痛，歩行障害，眼球突出，腹部腫瘤，リンパ節腫大，下肢麻痺などがみられる。治療は，乳児と幼児では治療方針が異なり，乳児は自然治癒するものもあり，経過観察のみを行い，幼児以降は外科治療，抗がん剤治療，放射線治療，骨髄移植などを行う。

2）肝　芽　腫

胎生期の肝芽細胞に由来する悪性腫瘍であり，腫瘍マーカーとしてα-フェトプロテイン（AFP）の上昇がみられる。腹部の膨隆や腹部腫瘤などで発見される場合が多い。症状は，腹部腫瘤，腹痛，発熱，貧血，顔色不良などである。治療として，外科治療，化学療法，造血幹細胞移植などを行う。

3）ウイルムス腫瘍

胎生期の腎芽組織に由来する腎臓の悪性腫瘍であり，2歳未満に多い。症状としては，腹部腫瘤，腹部膨隆で発見されることが多い。時に血尿や高血圧で発見されることもある。合併奇形として，停留精巣，尿道下裂，馬蹄腎などがある。数％に両側性発生がある。診断は超音波検査，CT，MRIなどの画像診断で行う。治療として，外科治療，化学療法，放射線療法などを行う。

4）骨　肉　腫

骨腫瘍の中では頻度が高い。小児から10歳代に多い。膝付近の大腿骨遠位，脛骨近位などの四肢骨に好発する。骨芽細胞に由来するものが多い。症状としては，局所の疼痛，初期は間歇性，徐々に持続性に腫脹する。肺転移が早期に現れる。治療は，外科治療，化学療法，放射線治療などを行う。

(11) 循環器疾患

循環器疾患は，先天性心疾患，後天性心疾患，不整脈などに分類される。多くの先天性心疾患は外科的治療やカテーテル治療などが行われることから，小児科医と心臓外科医との連携が重要になる。

1）先天性心疾患

a）心室中隔欠損症（VSD）

左心室と右心室を隔てている心室中隔に欠損孔（こう）があり，左心室から右心室を経由して肺動脈に血液が流入する。欠損孔の大きさや肺血管抵抗や肺動脈圧などにより流入する血液量（短絡量）が決定される。欠損孔が小さければ短絡量も少なく，心不全もなく無症状に経過し，手術適応もない。欠損孔が大きく，短絡量が多い場合，心不全になることがあるが，このような症例は，出生直後には無症状でも徐々に短絡量が増加し，生後1か月くらいから多呼吸，哺乳力低下，体重増加不良，多汗などの症状が出現する。このような症状が出現する症例では手術が必要になる。放置すれば肺高血圧によりアイゼンメンゲル症候群となり，手術適応から外れる。手術適応のある症例は，1歳未満に手術することが多い。

b）心房中隔欠損症（ASD）

左心房と右心房を隔てている心房中隔に欠損孔があり，拡張期に左心房から右心房を経由して右心室に血液が流れ込み，短絡量が多ければ右心室の量負荷が増大する。小児期には無症状で経過することが多く，学校心臓検診で心雑音や心電図所見ではじめて発見されることもある。成人してから，心不全や心房細動が出現する。手術で心房中隔欠損孔を閉鎖，またはカテーテル治療で閉鎖する方法が行われている。

c）動脈管開存症（PDA）

出生とともに血液の流れは，胎児循環から成人循環に大きく変化するが，動脈管の閉鎖も重要である。出生とともに動脈管の中膜平滑筋が収縮し，動脈管が閉鎖する。しかし，収縮すべき動脈管が閉鎖しないと，大動脈から肺血管抵抗の低い肺動脈に血液が流入する。また，未熟児は動脈管の平滑筋量が少なく閉鎖しにくいため，動脈管が閉鎖せず心不全になることもある。短絡量が少なければ症状はない。最近はカテーテル治療が主流となっている。

d）ファロー四徴症

心室中隔欠損，肺動脈狭窄または閉鎖，大動脈騎乗，右心室肥大を合併する疾患である。肺動脈狭窄の程度によりチアノーゼの強さが変化する。すなわち，肺動脈狭窄により肺動脈に流入する右心室からの血液量が制限され，右心室の一部の血液は大動脈へ流入する。その結果，黒っぽい静脈血が全身を流れるためチアノーゼが出現する。肺動脈狭窄が比較的軽症であればチアノーゼは軽症であるが，年齢とともにチアノーゼは目立つようになる。運動能力や耐久力は健常児に比較してかなり低下しており，体動で呼吸が速く，荒くなる。啼泣（ていきゅう）などで突然，右室流出路狭窄がさらに狭くなり，重症のチアノーゼが出現する，いわゆるチアノーゼ発作（または無酸素発作）が起こる。外科的手術はいわゆる根治手術と，鎖骨下動脈と大動脈をバイパスする手術がある。後者はあくまでも一時的な手術で，いずれ根治手術を目標とする。チアノーゼ発作予防にはβブロッカー（遮断薬）の投与を行う。

e）完全大血管転位症

正常とは逆に，大動脈が右心室から，肺動脈が左心室から起始する。そのため体循環系に静脈血が流入し，肺循環系に動脈血が流れ込み，重度のチアノーゼが出現する。しかし，心室中隔欠損や心房中隔欠損などを合併している場合には，チアノーゼはやや軽くなる。新生児期早期に手術をしないと長期生存は難しいが，最近の小児循環器科や心臓外科の進歩で，術後の成績や長期予後は格段によくなっている。

2）後天性心疾患

a）肥大型心筋症

心室壁の肥大により拡張能の低下と心筋障害による心不全症状や易疲労性などを訴える場合もあるが，自覚症状がほとんどない児童生徒も少なくない。しかし，症状は軽くても突然死などのリスクもあるので運動には注意が必要であり，重症不整脈の合併には特に注意する。特に，心室中隔の肥厚による左室流出路の狭窄を合併する閉塞性肥大型心筋症は突然死の危険が大きい。小児期の肥大型心筋症の中には遺伝性のもの，また，進行の速いものもあるので注意が必要である。症状の改善や突然死予防のためにβブロッカーを投与する。

b）拡張型心筋症

心室壁が菲薄（ひはく）化し，心室の収縮力の低下がみられ，徐々に心不全に移行する。一般的な心不全の治療を行うが，突然死も報告されている。重症な症例では心臓移植が行われる。

c）川崎病による心臓後遺症

川崎病による心合併症として，冠動脈の拡張，瘤（りゅう），巨大瘤，冠動脈狭窄や閉塞などがある。頻度は低いが僧房弁閉鎖不全などの弁膜症，心臓外の動脈瘤もある。

d）感染性心内膜炎

心内膜，弁膜，血管内膜に細菌または真菌による疣贅（いぼ）を形成し，敗血症，塞栓，心内膜障害を起こす疾患であり，先天性心疾患や弁膜症があると病変の周辺に疣贅を形成することが多い。起炎菌はαレンサ球菌，ブドウ球菌などが多い。治療しなければ発熱が持続する。弁膜に感染が起きれば閉鎖不全が起き，脳塞栓は部位によって片麻痺が起きることもある。血液培養で起炎菌を確定し，感受性のある抗菌薬を使用するか，外科的治療を行う。先天性心疾患児は，感染性心内膜炎予防のために歯科治療の直前に抗生剤服用が勧められている。

3）不　整　脈

小児期の不整脈の特徴は，①明らかな基礎心疾患を認めないものが多い，②先天性心疾患に関連する特有の不整脈もあり，心臓手術後にも不整脈が起き得る，③一般的に症状は軽いが，まれにQT延長症候群やカテコラミン誘発性多形性心室頻拍のように，運動中に失神や突然死する可能性のある遺伝性不整脈もあるので注意を要する。学校心臓検診では，心室期外収縮，上室期外収縮，WPW症候群，１度～２度房室ブロックなどが比較的多いが，一部の不整脈を除いて運動制限が必要な症例は少ない。

4）起立性調節障害（OD）

思春期前後に発症する自律神経失調状態であり，思春期を過ぎると症状は改善することが多い。症状としては，①立ちくらみやめまい，②立っていると気持ちが悪くなり，倒れる，③入浴時に気持ちが悪くなる，④少し動くと動悸，息切れ，⑤朝なかなか起きられない，などの症状がある。また，車酔い，腹痛などの訴えも多い。起立試験で血圧が低下する。規則的な生活習慣，バランスのとれた食事，適度な運動などを心がける。日常生活に支障がある場合には薬物療法が行われる。

(12) 消化器疾患

1）先天性食道閉鎖症

食道が閉鎖し，口と胃がつながっていない先天奇形である。唾液を飲み込めないので声門経由で唾液が気管に流入したり，食道と気管の間の交通孔（気管食道瘻）を通り胃内容が気管に入り，誤嚥性肺炎を起こす可能性が高い。胎児期に羊水が飲み込めないので羊水過多になる。また，出生直後から口腔内に唾液が多く溜まることで本症を疑うことが多い。約30％に先天性心疾患，鎖肛，泌尿器系などの他の奇形を合併する。治療は外科的に離断した食道を吻合する。

2）肥厚性幽門狭窄症

胃の出口にあたる幽門輪状筋の肥厚により幽門部が狭くなり，通過障害を呈する。生後２～３週ごろから頻回に授乳後の噴水状嘔吐（吐物に胆汁を含まない）が始まる。体重増加不良，脱水，低クロール性アルカローシスなどがみられる。胃の拡張と蠕動運動も亢進のため，腹壁から胃の蠕動運動がみられることもある。硫酸アトロピンで症状が改善することもあるが，改善しない場合は，輪状筋を切開するラムステット手術を行う。

3）消化性潰瘍

ピロリ菌（*Helicobacter pylori*）が消化管潰瘍に関与することが多い。

a）ピロリ菌陽性潰瘍

再発を繰り返す胃・十二指腸潰瘍が多く，学童期以後に多くみられる。十二指腸潰瘍の80％はピロリ菌が陽性である。ピロリ菌除去により潰瘍は減少するので，再発例は経口投与薬で除菌する。

b）ピロリ菌陰性潰瘍

薬物（ステロイド薬，非ステロイド系抗炎症鎮痛薬，抗腫瘍薬など）による胃潰瘍は急激な心窩部痛，嘔吐，吐血，十二指腸潰瘍では慢性的な心窩部痛，悪心，嘔吐，下血，貧血，体重減少などがみられる。潰瘍は穿孔すれば腹膜炎となり，急性腹症からショック状態に陥るので緊急手術を行う。治療はヒスタミンH_2受容体拮抗薬（酸分泌抑制），プロトンポンプ阻害薬などを投与する。潰瘍部から大量出血している場合には内視鏡で止血する。

4）急 性 下 痢

a）感染性胃腸炎

①　ウイルス性胃腸炎

ロタウイルス胃腸炎は乳幼児に多い。冬から春に流行し，嘔吐と白色の下痢便がみられ，脱水症状が起きることもある。ワクチンが投与されるようになり，罹患数は減少傾向にある。ノロウイルスは感染力が高く，乳幼児から成人も罹患する。時に集団発生をする。嘔吐，下痢，発熱などがみられる。ほかにアデノウイルス，エンテロウイルスなどによる胃腸炎もある。

②　細菌性腸炎

経口感染が多い。エンテロトキシンを産生するコレラ菌，ブドウ球菌，腸炎ビブリオなどにより，大量の水分や電解質が腸管に分泌され，下痢となる。サイトトキシンを産生する赤痢菌，腸管出血性大腸菌，カンピロバクター，サルモネラ属菌などが下痢の原因菌となる。サイトトキシン産生菌では血便を伴う下痢がみられる。腹痛，下痢，嘔吐が主症状であるが，時に発熱を伴うこともある。治療は水分や電解質の補充を経口または静脈内点滴で行う。

b）食餌性

母乳，ミルク，離乳食の過誤，与えすぎ，飢餓，冷たい食物・飲み物などによる。腸管外感染症（急性中耳炎，尿路感染症，呼吸器感染症など）に随伴することがある。

c）薬物性

抗菌薬などにより腸管の細菌叢が変化し，下痢の原因になる。

5）腸 重 積

腸管の一部が，その連続する遠位腸管に嵌入（かんにゅう）することにより通過障害を起こし，放置すると嵌入部の血流障害により腸管壊死を起こす。回腸末端が結腸に嵌入することが多い。幼児期に多い。嘔吐，腹痛（急にひどく泣き出し，腹痛が治まると泣きやむということを繰り返す），血便など，また腹部腫瘤を触れる。治療は緊急を要し，注腸整復治療（バリウム，高圧空気などを使用）を行う。時間が経過しているときには注腸整復治療は腸穿孔の危険があるので，開腹手術を行う。

6）急性虫垂炎

リンパ組織の増殖，糞塊，糞石，寄生虫などが虫垂内腔を閉塞すると虫垂の内圧が上昇し，粘膜の浮腫，虚血，内腔の細菌増殖により炎症が波及する。放置すれば虫垂が穿孔し，腹膜炎となる。症状は，嘔気，嘔吐，腹痛（最初は心窩部痛，次第に右下腹部痛），発熱など。乳幼児期には頻度は低い。成人に比し，小児は臨床診断が難しく，手術時には穿孔していることも多い。治療は緊急を要する。抗生剤を使用することもあるが手術が必要になることが多い。

7）先天性消化管異常

a）ヒルシュスプルング病（巨大結腸症）

腸壁内神経節細胞の欠如により正常な蠕動運動を欠くため，機能的腸閉塞症状が起きる。病変は直腸からＳ状結腸にあることが多い。神経節細胞がない部分は狭く，その口側は拡張する。症状としては，新生児期から腹部膨満，胆汁性嘔吐，腸炎症状から敗血症になることもある。乳児期発症では便秘，腹部膨満などがみられる。洗腸し，腸炎の重症化を防ぐ。外科的治療が必要である。

b）先天性消化管狭窄・閉塞

十二指腸の閉鎖（膜様閉鎖）または狭窄（輪状膵など）で十二指腸の通過障害が起き，十二指腸口側と胃が著しく拡張する。出生前には羊水過多となる。出生直後より嘔吐，胆汁性嘔吐，上腹部膨満，胎便が出ないなどの症状がある。腸管の穿孔がみられることもあり，緊急手術が必要である。

空腸や回腸などの小腸閉鎖（膜様閉鎖が多い）または狭窄で小腸の通過障害が起き，小腸口側が著しく拡張する。出生直後より嘔吐，胆汁性嘔吐，腹部膨満，胎便が出ないなどの症状がみられる。治療は緊急手術が必要である。

c）鎖　肛

正常な位置に肛門が開かず，直腸が盲端になっている先天奇形。出生前診断をされることもあるが，生後に肛門がないことで気づかれる。腹部膨満や嘔吐などの腸閉塞症状が現れる。会陰部や腟などに瘻孔（ろうこう）がある場合には一見排便があり，症状も軽く，発見が遅れることもある。

治療は外科的に肛門部と盲端になった直腸を吻合する。

8）ヘルニア

a）そけいヘルニア

そけい部の鞘状突起から腸管が脱出し，時に痛みを訴える。そけい部に脱出し盛り上がった塊を触れることがあり，押すと腸管は腹腔の中に入り込む。多くの症例は嵌頓ヘルニアを起こす前に手術を受ける。

b）臍ヘルニア

臍ヘルニアは，臍皮下の腹壁から腸管または大網が脱出する状態をいう。乳児にはしばしばみられる。放置しても自然治癒することも多い。

c）臍帯ヘルニア

腹壁の中央に皮膚筋膜の欠損があり，そこから腸管や肝臓が脱出する腹壁形成異常をいう。欠損部の表面は羊膜と内面の腹膜からなる半透明の薄いヘルニア嚢で形成されている。

染色体異常，心奇形，消化管奇形などの合併奇形が多い。最近は胎児エコー検査などで出生前に診断されていることが多い。ヘルニア嚢が破裂していれば緊急に閉鎖することが必要になる。出生直後は呼吸，体温，脱水，感染などに注意する。治療は保存的治療として羊膜の上皮化を待つ場合と，手術で腹壁閉鎖する場合がある。

d）横隔膜ヘルニア

先天的に胸腔と腹腔の間にある横隔膜に孔（あな）があり，そこから胃，腸管，脾臓，肝臓などが胸腔内に脱出する。左側に多い。胎児期に肺が腹腔臓器に圧排され肺が低形成となり，出生後，呼吸障害が起きる。出生前に診断されることが多い。

出生直後からチアノーゼ，呼吸困難，腹部陥凹・胸部膨隆等がみられる。治療は緊急に手術して孔を閉鎖。呼吸管理，肺高血圧の治療，必要に応じて膜型人工肺（ECMO）治療などを行う。

9）胆道閉鎖

新生児，乳児にみられる胆道系の閉塞であるが，肝門部閉塞が最も多い。術後でも長期的には肝硬変や胆道感染などの合併症が起こりやすい。症状として新生児，乳児期早期に黄疸，肝腫大，灰白色便，濃褐色尿などがみられる。黄疸は一般的には進行的である。ビタミンK吸収障害のため出血傾向，頭蓋内出血が起こることがある。治療は肝門部腸吻合（葛西法）手術を行うが，術後は感染，消化管出血などの合併症に注意する。術後胆汁排泄が十分でないと徐々に肝硬変に進行する。肝硬変になった場合には肝移植を行う。

10）ウイルス性肝炎

a）A型肝炎

A型肝炎ウイルス（HAV）の経口感染（汚染された水，生ものなどから感染）。日本では過去に流行したため高齢者は抗体を保有していることが多いが，小児の抗体保有率は低い。集団発生や家族内発生もあり。症状は14～40日の潜伏期を経て，発熱，腹痛，黄疸，灰白色便，濃い黄褐色尿，肝腫大など。不顕性感染も多いが，まれに劇症型もある。治療は輸液，ビタミン剤など対症療法を行うが，予後は良好で治癒することが多い。予防は，ワクチン，筋注用γグロブリン（家族内発生などがあるとき）を使う。

b）B型肝炎

B型肝炎ウイルス（HBV）は血液を介して感染するが，時に精液，唾液などが感染の経路になり得る。HBV感染を示すHBs抗原陽性率は1980年以前に比し減少（献血のスクリーニング，使い捨て医療器具の普及，母子感染予防）しているが，母子感染と針刺し事故に注意を要する。初感染は一過性に経過し，抗体陽性になる。成人の感染の多くは自然に治癒し，一部の症例では劇症肝炎を発症する。母子感染の一部はキャリア化する。キャリア化すると，長期的には，慢性肝炎，肝硬変，肝がんなどに移行することもある。症状として，2～3か月の潜伏期を経て，発熱，嘔気，嘔吐，腹痛，黄疸，灰白色便，濃い黄褐色尿，倦怠感，肝腫大など。インターフェロン治療が行われる。予防として，ワクチンを行う。針刺し事故ではγグロブリン＋B型肝炎ワクチン（HBワクチン）を投与する。

c）C型肝炎

C型肝炎ウイルス（HCV）が血液を介して感染する。母子感染と針刺し事故に注意を要する。

感染後約１か月で急性肝炎を発症することもあるが，高率に慢性肝炎となり，数十年の経過で症状が出現。感染例の20～30％は急性肝炎。70～80％は慢性肝炎。30～40％は肝がんに移行する。慢性化したものでも成人では自然治癒することはないが，小児では数％が自然寛解するといわれている。

急性肝炎の場合では潜伏期を経て，発熱，嘔気，嘔吐，腹痛，黄疸，灰白色便，濃い黄褐色尿，倦怠感，肝臓腫大が認められる。まれに劇症肝炎を起こす。

治療はインターフェロン，抗ウイルス薬などがあるが，最近治療成績が向上している。

(13) 腎・泌尿器系疾患

1）急性腎不全

急性に腎機能が低下し，体液や電解質を正常に保てなくなった状態をいう。原因として重症脱水，大量出血，心不全，ショックなどによる循環血液量と腎血流量の減少，腎疾患や腎毒性のある薬剤などがある。症状としては高血圧，尿量の減少，または無尿，浮腫などが，血液検査では血清尿素窒素，クレアチニンの上昇，高カリウム血症などがみられる。治療により多くは２週間くらいで尿量が増え，電解質をはじめ血液検査は正常化することも多い。必要な場合は腹膜透析，血液透析などを行う。

2）慢性腎不全

徐々に腎機能低下が進行する状態で，治療法の進歩により長期生存が可能になっている。小児期慢性腎不全の原因として，先天性腎異形成，その他の腎奇形のほか，腎臓自体の疾患によることもある。治療としては，食事や薬剤による保存的治療を行うが，腎不全が進行した場合には，腹膜透析や血液透析などを行う。慢性腎不全が長期間持続すると，腎性貧血，成長障害，くる病などの合併症が起きる。腎移植も行われる。

3）急性糸球体腎炎

咽頭炎，扁桃腺炎，皮膚膿瘍などの溶連菌感染１～２週後に血尿，たんぱく尿，浮腫，高血圧，乏尿などで発症する。A群β溶血性レンサ球菌に関連する免疫複合体が糸球体に沈着し腎炎が起きる。高血圧は比較的早期に正常化する。尿所見で血尿，たんぱく尿，赤血球円柱などがみられる。また，血清クレアチニン，血清尿素窒素の上昇などがみられる。治療は安静，水分制限，塩分制限，高血圧があれば降圧薬を投与する。大部分の症例は完全に治癒する。

4）Ig（免疫グロブリン）A腎症

最も頻度の高い慢性糸球体腎炎で，小児では学校検尿で無症候性血尿やたんぱく尿で発見されることが多い。検査所見としては，血尿，たんぱく尿，血清IgAの上昇がある。慢性腎不全に進行することもある。

5）ネフローゼ症候群

小児のネフローゼ症候群のほとんどは微小変化型ネフローゼ症候群で病理組織学的には大きな異常が認められない。二次性の原因疾患として紫斑病性腎炎，アルポート症候群などがある。微小変化型は明らかな病因は不明。２～６歳に好発し，男子に多い。眼瞼，下肢，全身の浮腫などで発症する。治療しても再発を繰り返す症例が多い。尿中に大量のたんぱくを，また低アルブミン血症を主とした高度低たんぱく血症，高コレステロール血症を認める。腎不全になることは少ない。治療としてステロイド薬，免疫抑制薬の投与を行う。

6）尿路感染症（膀胱炎，腎盂腎炎）

幼児期以降は陰部などから細菌が入って上行性感染することが多いが，新生児期は血液を介する血行性感染が多い。腎盂腎炎は，発熱，腰背部痛，残尿感，新生児期には下痢，嘔吐，哺乳力低下などを認める。膀胱炎は排尿障害，尿意促迫，下腹部痛，排尿時痛，血尿，頻尿などをみる。感染により尿が膀胱から尿管や腎盂に逆流する膀胱尿管逆流現象が起きることもある。尿中に多数の白血球や細菌を認める。治療は感受性のある抗菌薬投与を行う。

7）溶血性尿毒症症候群（HUS）

赤血球破壊に基づく溶血性貧血，血小板減少，急性腎不全を伴う症候群をいう。原因の多くはベロ毒素を産生する腸管出血性大腸菌による消化管感染症である．血清型 O157 による感染で発症することが多い。血便を伴う下痢，嘔吐，腹痛，発熱を来す腸管出血性大腸炎に引き続き，急性腎不全や貧血症状が出現する。急性腎不全の治療を行うが死亡する症例も報告されている。

(14) 神経疾患

1）化膿性（細菌性）髄膜炎

くも膜下腔の細菌感染症であり，死亡率も高く，治癒しても，精神発達遅滞，運動麻痺，てんかん，水頭症などの後遺症が残ることもある。起炎菌として生後３か月未満はＢ群溶血性レンサ球菌（GBS）や大腸菌，生後３か月以降はインフルエンザ桿菌，肺炎球菌などが多い。近年，インフルエンザ桿菌や肺炎球菌のワクチンが普及し，髄膜炎は減少傾向がみられる。症状は，発熱，嘔吐，頭痛，意識障害，けいれんなどがみられ，髄膜刺激症状として項部硬直（ケルニッヒ徴候）がみられる。髄液検査で細胞数（好中球）の増加，たんぱく増加，糖値低下，塗沫細菌陽性，細菌培養陽性がみられる。治療として感受性のある抗菌薬を投与する。

2）無菌性（ウイルス性）髄膜炎

発熱，頭痛，嘔吐，髄膜刺激症状を伴い，髄液にリンパ球優位の細胞増加を認める。原因ウイルスとしてエンテロウイルス，ムンプスウイルスなどが多い。まれに意識障害，けいれんなどもある。髄検査では細胞数（リンパ球）の増加，塗沫細菌陰性がみられる。治療は，髄液を採取して脳圧の減圧を行うと症状は改善する。合併症はなく，数日で治癒することが多い。

3）脳炎，脳症

脳炎は脳実質の炎症によるもので，急性脳炎，亜急性脳炎，慢性脳炎と分類されるが，急性脳炎が多い。病原体はウイルスが多い。ウイルスが直接脳実質を侵襲し，脳組織を破壊する一次脳炎と，ウイルス感染を契機に生じた免疫反応が組織を破壊する二次脳炎がある。麻疹，風疹，水痘ウイルスによるものもあるが，単純ヘルペスウイルスによるものが多い。症状として，発熱，哺乳不良などの全身症状，中枢神経症状として，けいれん，意識障害，頭蓋内圧亢進症状（嘔吐，大泉門膨隆，乳頭浮腫など），片麻痺，不随意運動，失調，眼球運動麻痺のような種々の神経学的局所症状，髄膜刺激症状などがみられる。治療は抗ウイルス薬の投与と全身管理を行う。一次脳炎は死亡率や後遺症の頻度が高い。

脳症は非炎症性の浮腫による中枢神経系の機能障害が急激に起きる病態であり，個体側の要因（年齢，人種，感染の既往，免疫状態，栄養状態など）と外的要因（インフルエンザウイルス，HHV-6やインフルエンザに対する解熱薬など）の両者が関与して発症するもので，ウイルス感染後のサイトカインの過剰産生によると考えられる。症状は脳炎と類似している。

4）脳腫瘍

小児では，脳腫瘍は白血病に次いで多い悪性腫瘍であり，種類，好発部位は成人とは異なる。２歳以下，10歳以上では大脳半球などのテント上，それ以外の年齢はテント下の脳幹や小脳に発生する。好発部位は，髄芽腫では小脳虫部，上衣腫は第４脳室，頭蓋咽頭腫は鞍上部である。症状は，脳圧亢進症状と局所症状がある。脳圧亢進症状としては頭痛，嘔吐，頭囲拡大，けいれんなど，局所症状としては，大脳半球では片麻痺，小脳では失調歩行，脳幹部では脳神経麻痺などがみられる。治療は，摘出手術，放射線治療，化学療法などである。

5）脳性麻痺

出生前後の未熟な脳が何らかの原因で損傷を受け，永続的，非進行性の姿勢や運動に障害が起きた状態をいう。出生前の原因として遺伝子や染色体異常，脳奇形，胎内感染，新生児仮死にみられる低酸素性虚血性脳障害があり，その結果，脳室周囲白質軟化症，脳梗塞，頭蓋内出血などが起こる。周生期にはそれに加えて低血糖や核黄疸が，出生後には，その他脳炎，脳症，頭部外傷などがある。合併症として，てんかん（合併頻度が高い），知的障害（知的障害のないものも多い），言語障害（発声障害，リズムの障害，構音障害など），知覚障害（視覚障害，聴覚障害，認知障害）などがある。

6）脳血管疾患

a）頭蓋内出血

出血部位によって，硬膜外出血，くも膜下出血，硬膜下出血，脳内出血，上衣下出血，脳室内出血などに分類される。硬膜外出血や硬膜下出血は外傷や分娩の際にみられることが多い。くも膜下出血や脳内出血の場合は，脳動脈瘤の破裂，低酸素症，ビタミンK欠乏などにみられる。症状は，ひどい頭痛，意識障害，けいれんなどが初発症状であることが多い。CTやMRIなどで出血部位が診断できる。治療は，脳圧亢進の場合には減圧療法，出血量が多い場合には開頭血腫除去術などがある。

b）脳梗塞

血栓や塞栓により脳動脈に梗塞が起きる。血管支配領域の梗塞が起きる。原因疾患としてもやもや病，チアノーゼ型心疾患，炎症性血管病，血液凝固異常などが誘因となる。梗塞の起きた脳の部位により，症状が異なるが，梗塞部の反対側の片麻痺，言語障害，意識障害などがみられることもある。

7）けいれん性疾患

a）熱性けいれん

乳幼児（6か月～6歳に出現，1～3歳に多い）で38℃以上の発熱とともにけいれん発作を起こし，その他の発作の原因となる異常が認められないものをいう。短時間で高熱になった場合に起きることが多い。有病率は高く2～8％。数分以内に発作は終わることが多い。その場合には問題ないことが多いが，5分以上持続し，1日に2回以上，麻痺があったり部分発作などがある場合には注意する。

b）てんかん

種々の原因で脳の神経細胞に一過性の異常放電が起き，意識障害やけいれんなど，いろいろな発作的症状を繰り返し起こす疾患を総称し，種々のタイプに分類されている。いろいろな抗けいれん薬がある。

① 部分発作

意識障害を伴わない単純部分発作と意識障害を伴う複雑部分発作とがある。

② 全般発作

ⅰ）強直間代発作（大発作）

全身のけいれん，あるいは脱力などが突然発生し，意識消失が起きる。強直発作は突然，四肢，頸部，体幹などの筋肉のつっぱり，身体がねじれたりする発作である。間代発作は手足が屈曲伸展してガタガタとふるわせる発作である。これら2種の発作が続いて起こることが多い。発作は数分で終わり，しばらく意識がもうろう状態となり眠ることが多い。

ⅱ）ミオクロニー発作

顔面，四肢，体幹などの筋肉の短時間の脱力発作をいう。姿勢を保つことができず尻もちをついたり，ガクッと頭が前に倒れたりし，同時に瞬間的な意識消失を伴う。

ⅲ）欠神発作（小発作）

意識消失を主体とする発作で，突然動作が止まり，目つきがぼんやりとする。脳波上特有の3サイクル棘徐波（きょくじょは）律動がみられる。

③ 点頭てんかん（ウエスト症候群）

生後3か月から1歳ぐらいまでの乳児に発症する。瞬間的に頭を前に倒し，上肢を進展，下肢を屈曲させる短い強直発作を繰り返す特有の発作である。運動，精神，知的発達障害を伴う。脳波も特有のヒプスアリスミアというパターンを呈する。副腎皮質刺激ホルモン（ACTH），ビガバトリン，ビタミンB_6の大量投与などが有効である。

④ レノックス・ガストー症候群

1～5歳くらいの幼児期に発症する難治性てんかんの一つである。主体は強直発作であるが欠神発作，ミオクロニー発作，強直間代発作など種々の発作系がある。精神運動発達退行が起きる。

c）泣き入りひきつけ（憤怒けいれん，息止め発作）

啼泣に伴い，意識消失やけいれんを伴うが，てんかんとは異なるものである。生後6か月から2歳くらいまでにみられる。痛み，驚き，怒りから突然呼気状態から呼吸を止め，そのまま吸気をしない。息を止めているとチアノーゼが出現し，脱力，強直性，間代性けいれんを起こす。１～２分で吸気が出現し，数分以内で回復する。４～５歳くらいでほとんど消失し，予後は良好である。

(15) 運動器疾患

1）進行性筋ジストロフィー

a）デュシェンヌ型筋ジストロフィー

X染色体劣性遺伝。患者はほぼ男子のみである。中枢の筋肉から徐々に萎縮し，筋力が低下する。腓腹筋が脂肪変性により一見太く見える（仮性肥大）。10歳前後から歩行困難となり，15～20歳ころに呼吸筋まで萎縮し，呼吸不全になる。人工呼吸器に依存し，最終的には心筋も障害され，拡張型心筋症様となり，心不全や呼吸不全で死亡する。症状としては独立歩行が遅延し，転びやすくなり，階段昇降がだんだん難しくなる。学童期から独立歩行困難，移動不能，末梢の筋肉は最後まで機能残存（話すこと，指の運動）している。血清クレアチンキナーゼ（CK）高値，筋肉に関連する酵素の高値，筋生検などで診断する。治療法は確立されていない。

b）ベッカー型進行性筋ジストロフィー

デュシェンヌ型より発症が遅く，筋の萎縮や筋力の低下の進行も緩徐である。また，症状はデュシェンヌ型と類似しているが，比較的軽症である。平均寿命は長い。

2）福山型先天性筋ジストロフィー

乳児期早期に筋緊張低下，筋力低下，筋生検で筋ジストロフィーの所見がある。日本人のみに発症し，常染色体劣性遺伝である。デュシェンヌ型に次いで多い筋ジストロフィーである。症状としては，近位筋優位の左右対称性の低緊張，筋力低下による自発運動減少と精神遅滞，定頸や寝返り，お座りの遅れがみられる。その他，①筋症状：顔面筋罹患，②関節拘縮：膝関節の伸展制限，頸椎の前屈制限，③中枢神経系：知的発達障害，④心肺機能：10歳代から心筋障害，心不全，嚥下障害で肺炎を繰り返す。⑤眼科的所見：眼振，近視，眼輪筋の筋力低下，視神経萎縮などがある。20歳までに死亡することが多い。

3）重症筋無力症

アセチルコリン受容体に対する自己抗体ができ，受容体が減少し，神経からの刺激が筋に伝達されず，運動によって筋が疲労しやすい。症状は，①新生児一過性重症筋無力症では母親の抗アセチルコリン受容体が胎盤経由で移行し抗体ができ，呼吸不全，哺乳力減弱，筋緊張低下などがみられるが，３か月以内に自然治癒，②若年型は筋型が多く，３歳前後で発症する。眼瞼下垂が最もよくみられる症状であるが，斜視，複視がみられ，眼瞼下垂は片方から始まる。午前中は開眼しても，午後には眼瞼下垂が著明になる。時に重大な合併症として嚥下困難，痰の喀出障害，さらに重症な合併症としてクリーゼ（呼吸困難）から呼吸筋麻痺などが起きることがある。テンシロンの静注で眼瞼下垂が消失することで診断される。ステロイド薬で寛解するものも多いが難治例もある。

(16) 発達障害

自閉スペクトラム症，注意欠如・多動症，限局性学習障害などの発達障害が増加しているとの報告が多くなっている。

1）自閉スペクトラム症/自閉症スペクトラム障害（ASD）

先天的な脳機能障害と考えられており，①対人関係の障害（友だち付き合いが苦手，他人と興味を共有できない），②言葉等のコミュニケーションの障害（言葉の発達の遅れ，言葉が覚えられない，会話が一問一答になってしまう），③こだわりや想像力の障害（同じ動作の繰り返し，同じ行動に固執，感覚の過敏，鈍感な反応）などを特徴とする。以前は，広汎性発達障害としてアスペルガー症候群，自閉性障害などと分類されていた。しかし，症状が類似し，ごく軽症から重症例までさまざまであり，本質的に一連の同一の障害と考えられるようになり，自閉スペクトラム症/自閉症スペクトラム障害と名称が変更された。

生後３歳以前に症状が現れることが多い。男児に多く，遺伝的な要因もあり，家族集積性が高い。不安が強くなったり，理解できにくいことが重なるとパニック，自傷行為などがみられたりすることもある。特別な音や感覚に敏感に反応することもある。

言葉の遅れがない場合には就学後に発見されることもある。表情が乏しかったり，一人の世界に閉じこもったり，友だちができなかったり，特定のものや状態への強いこだわりなどがみられる。学校では同年齢の友だちができにくく，誤解を受けやすく，いじめの対象になることもある。

2）注意欠如・多動症/注意欠如・多動性障害（ADHD）

同じ発達段階や年齢の子どもと比較して著しい不注意と多動性，衝動性を特徴とする発達障害である。家族内集積性が高い。早期発見，適切な対応，治療が行えれば予後はよく，多動性，衝動性は軽快する。心理社会的治療介入，行動療法，薬物療法などを行う。一般的特徴として①早期の発症（通常は５年以内に生じる），②著しい不注意，③認知の関与が必要とされる活動を維持できない，④どれも完結することなく一つの行動から次の活動へと移る傾向，⑤学童期を通じて持続し，時に成人期まで持続するが，多くの例では通常，次第に行動や注意の改善がみられる。

診断には以下の点が参考になる。注意障害に関しては①課題を未完成のままで完成させない，②課題が終わらないうちに次の課題に手を出してしまう。多動障害に関しては①過度に落ち着きがない，②静かにすべきところでも走り回ったり跳ね回ったり，過度にしゃべり騒ぐ，③座ったままにいるべきときに立ち上がる。④いつもソワソワしていることが多い。

3）限局性学習障害

全般的な知的発達遅延はないが，聞く，話す，読む，書く，計算する，推論する能力のうち，特有の習得と使用に著しい困難を示すさまざまな状態を指すものと定義されている。学校では読字障害が多いといわれている。

第4章 病気や障がいのある子どもと家族の心理と支援技法

1. 支援の目的，目指す方向

病気や障がいのある子どもと，その家族の支援を考えるとき，「支援」の目的，目指す方向について，まず触れたい。日本医師会（2000）は，世界保健機関（WHO，1948）による健康の定義「健康とは，身体的，精神的そして社会的にあまねく安寧な（完全によい）状態にあることであって，単に病気がないとか弱くないとかいうことではない」に基づいて，医療の目的を，患者の治療と，人々の健康の維持もしくは増進（病気の予防を含む）としている。しかし，具体的にどのような状態を健康とするのか，「完全によい」状態は実現可能なのかなど，その基準を明確に示すことは困難である，としている。

このような状況において注目されているのが「社会的・身体的・感情的問題に直面したときに適応し，自らを管理する能力（the ability to adapt and self manage in the face of social, physical, and emotional challenges)」という新しい健康概念である。WHOの「身体的・心理的・社会的に完全によい状態」という定義が静態的な目標であるのに対して，問題に対処する（cope）能力という動的なとらえ方になっている点に特徴がある（松田，2015）。

病気や，その治療といった困難な状況にあるとき，ストレスマネジメントの視点からみても，その状況をどのように受け止めているのか（「認知」），どのような「対処（cope）能力」をもっているのかを整理して把握しておくことが，その支援に役立つと考えられる。

「健康」の概念は揺らいでいる。医療スタッフとして，何を目指して，どのような支援をするのかについて，「正しい方向」は見出しにくくなってきており（宮田，2014），個々の事例ごとに，子どもとその家族の意思，価値観を尊重し，最新の知見をもとに，実現可能な支援の中で，自己選択，自己決断を支援し，多角的に，柔軟に関わることが大切である。

また病気の体験は，ネガティブな側面に焦点が当てられやすい。しかし，パーミリー（Parmelee, A.）は，「病気は，子どもが愛着を発達させる機会，健康・病気を理解する機会，保健行動を学ぶ機会，自分と他者を理解する機会，思いやりや共感など向社会的行動が発達する機会になる」[1] と述べている。さらに近年，小児がん経験児が，病気体験という外傷的な体験に対して，肯定的な解釈を行うとともに，外傷的出来事の意味を見出す認知的プロセス（PTG：posttraumatic growth）に関する研究も進められている。

病気には，不安，苦痛，困難が伴うことは確かであるが，病気・治療・入院に関連する経験が，子どもに与えるネガティブな影響とポジティブな影響の双方を念頭に置き，子どもとその家族にとっての，発達促進的な支援について考えたい。

2. 子どもの病気の理解—発達心理学の視点から[2]

（1）有能な新生児（competent newborn）

多くの研究から，以下に示すように，胎児期，新生児期から外界の刺激を認知する能力を有し，さまざまな影響を受けて発達していることが示されている。

① 人—志向的：新生児は，人の顔，人の声，言葉など，人からくる刺激に最もよく反応し，生まれたときから（生得的に）親と，相互作用をする体制ができている。

② 痛覚：出生後間もなく麻酔なしで割礼（かつれい）を受けた新生児は，そうでない新生児よりも，4～6か月時の予防注射接種時の痛みにより激しく反応する。

③ 視覚，聴覚などの感覚：胎児期の後半（32週以降）には，ほぼ新生児と同等のレベルに

達している。NICU（新生児集中治療室）における光刺激，音刺激への配慮も求められている（近藤，2008；新小田ら，2015）。

言葉をもたない新生児の反応は外からは見えにくいが，与えられた刺激，環境をどのように受け止めているのか，どのような影響を受けているかを配慮した働きかけが大切である。

(2) 子どもの気質

「気質（temperament）」とは，生まれもった，素質的な特徴であり，個人を特徴づける，時間的（持続的）・空間的（さまざまな状況，場面でも一貫した）行動様式を意味する。トーマスら（Thomas, A. *et al*, 1977）は，乳幼児の行動についての親の報告を分析し，客観的にとらえられる9つの気質特徴を示した（表4-1）。さらに，その表れ方から，気質のタイプとして「手のかからない子ども」（約40%），「手のかかる子ども」（約10%），「時間のかかる子ども」（約15%）に分類できるとした。

痛みに対する敏感さ，入院環境の変化への慣れやすさなどは，同じ年齢，発達段階でも，子どもによって違うことを念頭に置くことが大切である。子どもへの対応を考えるとき，発達段階にそった平均的な視点だけでなく，個々の特性，個人差の視点でもとらえる必要がある。

(3) アタッチメントの発達

入院による親との分離は，子どもに深刻な影響を及ぼすことが示され（ホスピタリズム，マターナル・デプリベーションなど），ボウルビィ（Bowlby, J., 1973他）のアタッチメント理論に発展していった。

アタッチメント（愛着）とは，特定の少数の人との間に結ばれる情緒的な絆をいう。アタッチメントの対象（親など）への接近行動によって示される。

アタッチメントの機能は，子どもに安心感・安全感をもたらすことであり，安心・安全が不安定になる，疲労，苦痛，病気，入院などのときに活性化され，子どもは強いアタッチメント行動を現す。このときの親（保護者）や医療スタッフのケアが大切である。不安・苦痛を避けることだけではなく，たとえ，不安・苦痛が生じても，親や医療スタッフに「抱っこ」されながら，または自らコーピングスキル（後述）を用いて，または応援（ソーシャルサポート）してもらって，和らいでいく，和らげることができる，という情動調節（Rutter&Taylor, 2007）の体験が，発達的に重要な意味をもっている。適

表4-1　新生児の気質の特徴

気質特徴	分　類	概　要
活動水準	高い ― 低い	子どもの運動の活発さの程度
周期性	規則的 ― 不規則	食事・排せつ・睡眠と覚醒など，生理的機能の規則性の程度
接近性	接近 ― 回避	初めての食べ物，初めて見る玩具，初めて会った人など，初めての刺激に対する反応の性質
順応性	慣れやすい ― 慣れにくい	環境の変化に対する慣れやすさ
敏感性	敏感 ― 敏感でない	ささいな刺激に気づくかどうか
反応の強さ	はげしい ― おだやか	感情を強く，はげしく表すか，おだやかに表すか
気分の質	機嫌がよい ― 機嫌が悪い	愉快そうな，楽しそうな，友好的な行動と，不愉快そうな，泣いたり，ぐずったり，友好的でない行動
気の散りやすさ	気が散りやすい ― 気が散りにくい	何かをしているときに外的な刺激でしていることを妨げられやすい
注意の範囲と持続性	注意の範囲が長い，持続的 ― 注意の範囲が短い，持続的でない	注意の範囲は，特定の行動を行う時間の長さ，持続性とは，何かしているときに妨げるような刺激があったとき，している活動を継続するかどうか

出典）庄司順一：子どもの心理と医療処置．日本臨床麻酔学会誌 **29**(7)：764-769，2009（原典はThomas, A. *et al*, 1977）

表4-2　アタッチメントの発達

第1段階：生後3か月まで	人に関心を示すが，母親と他の人を区別しているわけではない
第2段階：3か月ごろから6か月ごろまで	1人の弁別された人物に対して親密な反応を示す。アタッチメント対象の不在に対して悲しみを示すようなことはなく，まだ明確なアタッチメントが形成されているわけではない
第3段階：6～7か月ごろから2～3歳ごろまで	養育者をはっきり区別し，後追いがみられる。泣いているときに他の人があやすよりも養育者があやすときに泣きやむことが多い
第4段階：2歳半ないし3歳前後	養育者と離れていてもイメージ，表象によってある程度安定することができる

出典）繁多進：アタッチメントと行動発達．朝倉心理学講座3　発達心理学（南徹弘編），朝倉書店，p.97，2007

切なケアが提供されない場合は，こころの傷（トラウマ：trauma）となり，心身の不適応を生じることも示されている。

アタッチメントの発達段階（表4-2）における，アタッチメントの成立前後は，アタッチメントの対象との分離に強い苦痛（分離不安）を示すようになる。特に，1～3歳くらいまでは分離不安が著しい時期で，対応に苦慮すること（入院中ずっと泣いている，食事がとれないなど）がしばしば起こるが，この時期の分離不安は適切にアタッチメントが成立していることも示している。分離不安がみられない場合のほうが，むしろ注意が必要である。また逆に，年齢不相応な不安も，支援の必要性を示している。いずれにしても，不安を示している子どもには，親や医療スタッフからの適切なケアが必要である。

（4）認知の発達

1）ピアジェの認知発達理論

「認知」とは「知る」こころの働きであり，言語，記憶，思考，知能などの機能が関わる。ピアジェ（Piaget, J., 1953, 1956他）によれば，乳児期は，感覚と運動を通して外界と関わり（感覚運動期），幼児期前期には表象（イメージを思い浮かべるこころの働き）が出現する。幼児期後期には概念（動物，男女など）が成立するが，まだ思考は知覚に左右されやすい。幼児期の認知の特徴は「自己中心性」（自分の立場からしか物事をとらえられないこと）である。児童期（学童期）は，具体的事物に限れば論理的思考を行えるようになり，「保存」の成立（「可逆性」「相補性」の獲得）とともに，「自己中心性を脱却」する（具体的操作期）。青年期になると，具体的事物を離れて，あらゆる可能性を組織的に検討できるようになる（現実にあり得ないことも考えられる，記号を使った計算ができる，「もしも～なら～だろう」と仮説を立てて考えることができる）（形式的操作期）。

このように，大人と同じように考え，行動できるようになるには長い月日がかかる。「病気」の理解にも発達的な段階がある。

2）時間概念

「今日」は2歳，「明日」は2歳6か月，「昨日」は3歳で使えるようになる。しかし，何日前であっても「昨日」であったり，「未来」はすべて「明日」であったりするように，この段階では「時間」は未分化である。4～5歳になると，過去，現在，未来が分化され，さらに，朝，昼，晩，午前，午後が理解されるようになる。6～8歳になると，季節，月，日，曜日などが正確に理解できるようになる。しかし，大人と同じように理解できるのは，12～13歳ごろになってからである（古川，1983）。これらの事実は，子どもに説明するとき十分配慮しなければならないことを示している。また，「時間展望＝長い視野で未来を展望し，未来を十分に構造化する能力」は，「満足の遅延*1」「プランニング」「問題解決」などを可能にし，精神的な健康との関連が示唆されている。

3）素朴理論

2歳を過ぎたころから，母を安全基地として，自ら移動し，探索行動に出かけるようになり，さまざまな物，現象に出会い「これなーに」「どうして」と，盛んに問い始める。対象を明確にもっており，一貫性があり，基本的な説明原理をもち，さまざまな原理を説明できる，子どものもつ論理の体系を素朴理論と呼ぶ。この理論は，科学的理論のように，仮説検証の過程を経て構築され，精緻化されているわけではない。子どもは病気をめぐるさまざまな現象についても，子どもなりの「理論」をもつと考えられ，アニミズム（無生物にも生物の属性があると考えること），素朴生物学（時間が経つと大きくなるものを物理的な物と比較して「生物」としてとらえることなど）などが，病気の理解にも影響すると考えられる。

4）自己概念の発達

1歳前くらいから，赤ちゃんは，名前を呼ばれて振り向くようになる。幼児は鏡に映った自分の姿を「自分だ」と認識し，2歳ごろまでに「○○ちゃんの△△」と所有を表す「の」の使用がみられるようになる。このようにして，自分の体についてのイメージ（身体像，ボディイメージ），自分の性格，所属など，自己に関する知識を蓄えていく。その認識は，身体的特徴から内面的特徴へと分化・発展し，「自分は○○ができる」という自分についての評価は，特に「有能感（認知されたコンピテンス）」として，また，「自己の価値についての知覚」は「自尊感情」として，「行動をうまく行うための自分の能力に対する信念」は「自己効力感（self-efficacy）」と呼ばれる。このような自己評価の高さが，その後の適応のあり方を規定することが示されている（津田，2008）。

3. 子どもの病気の理解―ストレスマネジメントの視点から[3)]

(1) 総合的ストレス過程

ある出来事をプレッシャーと感じ，そのために，精神的あるいは身体的ストレス反応が起きるといった一連の過程をストレスとする考え方である。ストレスとなる出来事であるストレッサーが，精神的・身体的ストレス反応である精神症状や身体症状の第一の原因であると考える。また，精神的・身体的ストレス反応には，ストレッサーの性質だけでなく，個人を取り巻く環境，人格，行動様式などの複数の要因，特に，ストレッサーに対する認識（感じ方，とらえ方，考え方）が大きな影響を及ぼすと考える。

(2) ストレッサーの性質

1）コントロール可能性

さまざまな出来事がストレッサーとなり得るが，「自分がコントロールできないこと」は，ストレッサーとして強く認識される。家族の死，慢性の病気などが当てはまる。また，実際にコントロールができないことよりも，「どうすることもできない」と考えることが，その出来事をストレスと感じさせている。

2）予測可能性

予測可能な出来事は，予測できない出来事に比較して，ストレッサーとしての強度が低くなる。また，イルネス・アンサーテンティ（IU：illness uncertainty，「病気に関連する出来事の意味を決定することができないこと」[4)]が，マイナスに影響すること）が示されており，IUを少なくするために，疾患についての教育を実施することや，IUそのものへの対処方法を教育する介入が行われている。しかし，子どもに対する実証研究は少なく，IUが本当にネガティブな影響をもつのかについては，まだ検証されていない。

(3) こころの内にあるストレッサー「葛藤」

葛藤とは，個人の心理的内面における相反する意見，態度，要求であり，同時には満足させることができない。その妥協案を見出す行為はかなりのストレッサーとなる。

例えば，人を信用して，共感を得たい一方で，拒否されたり，裏切られたりして傷つきたくないと思う（人への信頼感と不信感），自分には魅力があり，人から認めてもらえると感じる

＊1　満足の遅延：すぐに手に入るが価値の低い報酬（即時報酬）の獲得をがまんして，待たなければ手に入らないが価値の高い報酬（遅延報酬）を得ること。その場の欲求を抑えて，より価値の高い目標を追求するための「意志の力」と関連が深い。

一方で，自分は人に比べて能力がなく，認められて生きることはできないと考える（自尊心と劣等感），欲求や衝動のおもむくままに行動したいと感じる一方で，その欲求を抑えて社会的規範や道徳的習慣に従おうとし，従わないときに罪悪感が生じる（衝動と衝動への反発）などである。エリクソン（Erikson, E.H.）によれば，青年期は特に，葛藤による内的ストレッサーを多くもつ時期であるとしている。

(4) ストレッサーとしてのトラウマ

戦争，地震や台風などの自然災害，暴行や強姦などの凶悪事件，交通事故などに自らが巻き込まれる，または，身近な人が巻き込まれるのを見る，聞くことを指す。病気や入院の体験をストレッサーとしてとらえ，生じているさまざまな症状を，心的外傷後ストレス障害（PTSD：posttraumatic stress disorder）ととらえる研究も行われている（杉田ら，2003）。

(5) ストレッサーとしての日常的な出来事

1）ライフイベント

人生に起こるさまざまな出来事が，ストレッサーとして影響を及ぼしている。大切な人の死，病気，事故，入院，治療，両親の離婚，転居などの悪い出来事だけではなく，結婚，出産，昇進などのよい出来事も含まれる。よいこと，悪いこと，どちらも心身のバランスに影響を与えるため，再調整が必要になる。再調整にはエネルギーが必要であり，短期間にライフイベントが重なると，使用できるエネルギーの限界を超え，病気になる確率が高くなると考えられる。

2）日常的混乱

日常における出来事の中で，健康状態に悪影響を及ぼすのは日常生活の厄介な出来事（hassles：腹立たしい，葛藤を引き起こす，日常生活に経験するストレッサー）で，精神症状との関係が深い。例えば，「病気の治療や服薬について心配する」「家族，親戚，友だちと離れて生活している」ことにより，病状が変化することもある。

(6) ストレス反応

人は，さまざまなストレッサーの影響を受けると，「精神的反応」「身体的反応」「行動上の反応」が生じる。

1）精神的反応

a）不安と恐怖

ストレッサーが自分を脅かすものとして認識され，危険を察知すると「不安感」「恐怖感」が生じてくる。心配，イライラ，緊張，くよくよ，落ち着かない，焦るなどの精神症状や，下痢，動悸，ふるえ，胃の不快感，頻尿などの身体症状としても現れる。そのうち，特定の対象に限られた脅威に対する反応は，「恐怖」と呼ばれる。ストレッサーに対する不安が弱い場合は，集中力や注意力を高め，問題に集中し，解決に向かうことが有効である（「適応的な不安」）が，不安が強まると，状況判断がゆがんだり，集中できなくなったり，著しい不快感を伴う。

b）怒りと敵意

ストレッサーに対しての不快な感情が生じ，多くは攻撃行動へと発展しやすい。

c）抑うつ

ストレッサーに対して，悲しみ，落ち込み，落胆，希望がないなどの状態を示す。

d）防衛機制

ストレッサーに対してさまざまな精神反応が生じたときに，それを軽減し，解消するために無意識的に発動されるのが防衛機制（defense mechanisms）である。本来は不安を処理するための適応的な対処反応であるが，未熟で一時的な場合が多く，ストレッサーが強く，慢性的に続くような場合は，子どもの人格・性格形成に強い悪影響を及ぼすことがある。子どもの場合，つらい出来事をなかったことのように振る舞う（否認・逃避），死の恐怖を強く押し込めてしまう（抑圧），別なことを心配して，自分のことを考えようとしない（置換），より幼い状態に戻って甘えようとする（退行），こころとは裏腹な行動をとる（反動形成），などの防衛機制が発現しやすい。

2）身体的反応

ストレッサーによって，神経や内分泌の活動が高まり，さまざまな影響が身体にも及ぶ。疲れ，痛み，消化器官の不快感，動悸などあらゆる身体部位に生じ，慢性疾患の場合，症状が悪化する場合もある。

3）行動上の反応

攻撃行動が現れる。これは，ストレッサーに直接向けられるものと，対象を置き換えて別のものに向けられる場合（八つ当たり），対象がはっきりしない場合がある。また，暴力といった身体的な攻撃の場合と，口論，悪口など言葉で表現される場合がある。ストレッサーに対して攻撃性，怒り，敵意に特徴づけられる行動を起こす人は，精神身体的健康を害しやすく，その症状が長期化しやすい傾向も報告されている。

(7) ストレス媒介変数：認知過程（認知評価から対処行動へ）

ストレス反応は，ストレッサーの存在，強度，性質のみにより決定されるわけではなく，個人のストレッサーに対する認識や対処行動による影響も大きい。同じストレッサーを体験しても，プレッシャーと感じて精神身体的健康を害する人もいれば，チャレンジとして面白いと感じ，生き生きと行動する人もいる。このストレッサーの受け止め方や対処のしかたにおける個人差は，精神的・身体的ストレス反応に影響を及ぼす。この個人的特性を「ストレス媒介変数」と名づけている。

1）コーピングの個人差

ストレッサーによって生じる精神的・身体的ストレス反応は，個人に苦痛をもたらす。そのため，なんとかその苦痛を軽減しようとし，ストレッサーへの対処が行われる。この対処の過程が，コーピング（coping）である。古くは，精神分析における，不快な感情を処理するために用いる無意識の作業である防衛機制も，対処方略とみなされる。「重荷に感じ，自己の能力を超えていると感じる環境または自己の内界に起きる問題に対して，絶えず行われている精神的あるいは行動による努力」と定義されており[5)]，大きく分けて「問題中心対処」「情緒中心対処」がある。

2）個人的特性

思考，価値観，信念，情緒，態度，行動の個人的特徴である。自己価値観，自尊感情，自信をもつことができる特性をもつ人は，ストレスに強く，健康で幸福な生活を送ることができると考えられる。

a）たくましい人格

「たくましい人格（ハーディネス：hardiness）」の人は，ストレス反応を起こしにくいことが示されている。「たくましい人格」は，受け身にならず目的をもって積極的に物事に関与していく特性（遂行：commitment），逆境をも成長の糧（かて）と考え，立ち向かっていく特性（挑戦：challenge），困難な状況にあっても無力に感じず，その出来事に変化をもたらすことができると考える特性（統制：control）からなる。

b）自己実現を目指す人格

人間性心理学では，人は基本的に心豊かで，潜在的素質があり，成長して自己の理想を実現していく力をもっていると考え，このような特性の強い人が精神的に健康であると考える。

c）自己効力感

ある特定の状況において有効な行動を，首尾よくとれるという確信である。自己効力感（self-efficacy）の高い人は，積極的に目的遂行のための行動を実行する。低い人は，ストレッサーに対しても有効な対処ができないと考え，対処できずに，精神的ストレス反応だけではなく，免疫力が低下するなどの身体的ストレス反応を起こす。

d）社会的興味

社会的興味（social interest）は，現代のストレス対処に共通点の多い，アドラー（Adler, A.）の適応の概念における主要な概念である。狭義には「他者に対する配慮」，広くは「自分以外のものへの関心」であり，適応に欠かせない特性である。社会的興味の強い人は，人生における大きな出来事から些細な出来事までを，ストレッサーとしてとらえる傾向が低いことが示されている。

e）期待の個人差と楽観主義，完全主義

いろいろな状況で，どの程度うまく物事を行うことができるか，といった自己の将来に対する期待感，および，どの程度のことが達成されれば，期待にそった結果だったと感じることができるかといった満足感においては，著しい個人差がある。個人差を生み出す要因として，出来事の認識，出来事に対する行動に伴う結果の予測，出来事の性質に影響される結果の予測，自己の能力に関する判断の影響，結果の価値を決定する主観的判断があり，これらの要因が，ストレッサーとストレス反応の関係においても影響を及ぼす。ある出来事をストレッサーとして認識するか否か，その出来事が自分の生活に悪い結果をもたらすと予期するか否か，ストレッサーによる生活の変化が自分の価値観に合わないものであるか否かにより，精神身体的健康への影響も大きく変わってくる。

その個人差の一つである「楽観主義(optimism)」は，精神身体的健康の維持に有効であることが示されてきた。好ましい結果が予測されると，目標達成の障害となる出来事を克服する努力がなされ，行動の結果に疑いをもち始めると，目標達成を放棄してしまう確率が高くなり，ストレス反応が起きにくい。

一方，「完全主義（perfectionism）」は，精神的・身体的ストレス反応の原因となるとされている。完全主義者は，選択的に注意を悪いことに向け，あらさがしばかりして，自信がもてない。非現実的ともいえる高い理想をもっていて，目標を達成する能力が人の価値であると信じている。すべての問題に完璧な解決があると考え，物事を完璧に行うことは可能であると同時に必要なことであり，わずかな間違いも深刻な結果をもたらすと考える傾向にある。

3）その他の防御要因

a）コヒアランス（首尾一貫）感覚

コヒアランス（首尾一貫）感覚（SOC：sense of coherence）とは，ストレス下にある，あるいは健康を損ねるような行動をとるなどのリスクファクターがあるにもかかわらず健康でいられるストレス対処能力として，アントノフスキー（Antonovsky, A.）が提唱した概念である。以下の３つの感覚の程度によって表現されるとしている。

① 理解可能性の感覚（sense of comprehensibility）：人生において出会う内部環境，外部環境からの要求には秩序があり，予測し理解することができる。

② 処理可能性の感覚（sense of manageability）：その要求に対して適切な手段，資源を用いて有効に対処することができる。

③ 有意義さの感覚（sense of meaningfulness）：その要求は積極的に対処するだけの意義がある。

SOCが高いことは，疾患に伴うさまざまなストレッサーやリスク要因にもかかわらず，QOLを高めることが示されている。

b）レジリエンス

レジリエンス（resilience）は，「逆境にもかかわらず，立ち直るか，うまく対処する能力」[6]という，生得的な概念として提唱され，その後「トラウマ，悲劇的な驚異，ストレスの重大な原因などの逆境に直面したときに，それにうまく適応するプロセスであり，（中略）誰でもが学習することが可能であり，発展させることが可能」[7]な個人的特性とされている。病気体験に関連したレジリエンスとして，「自分の病気を理解できる」「前向きに考え行動する」「無理をしないで生活する」の３つの下位因子が見出されている（仁尾ら，2014）。

また，危機的状況にありながらも，強さと問題解決能力を発揮している家族の存在が注目されるようになり，「家族レジリエンス」としての研究が始まった。

日本における概念分析において，「家族の相互理解の促進」「家族内・家族外の人々との関係性の再組織化」「家族の対処行動の変化」「家族内・家族外の資源の活用」「家族の日常の維持」という属性が示され，家族支援に向けて，「家族が問題のない理想の家族になることを目的」とするのではなく，「傷は残ったとしても基本的には無事」という，問題解決に向けて機能する家族への変換を支援するうえで，有用な

視点を示している（高橋，2013）。

4）環境要因

a）生活資産

生活資産（life assets）は，「青少年の成長・発達のための保護要因の一つであり，彼らが自分の人生に対処するために，不可欠」とされている。Dekplus Teamというプロジェクト（2011）によって開発された生活資産の調査ツールには，５つの基本要素として，自分自身の力（power of self），家族の力（power of family），知恵の力（power of wisdom），地域の力（power of community），仲間や創造的な活動の力（power of peer（creative activity））が示されている。また，生活資産のキーコンセプトとして，①生活資産は生命（生活）を変えること，②子どもからの声を聴くこと，③青少年のために働いている人々とよいシステムと参加しやすい環境をつくること，をあげている。

b）ソーシャルサポート

ある人を取り巻く重要な他者（家族，友人，同僚，専門家など）から得られるさまざまな形の援助（ソーシャルサポート：social support）がストレス緩和要因として，その人の健康維持・増進に役立っていることが示されている（Cohen &Wills，1985）。

4．子どもの病気の理解と対応

（1）子どもの病気に対する理解のしかた

子どもは，その認知や言語の発達段階によって，「病気」という現象を理解したり，説明したりする。その理解は「素朴理論」として理解することができ，本人なりの一貫した説明，理解を試みているが，科学的な理解とはいえない。病気をめぐっての子どもたちの抱える不安，緊張，心配を理解し，病気の状態を子どもに説明するときに，子どもが病気をどのように認知しているかを考慮する必要がある。

また発達段階以外にも，「病気の経験」，病気の重症度，症状の有無，身体的変容の有無，病気の期間，苦痛・不快の有無などの「病気の程度・状況」，治療の場，周囲の受け止め，支援の状況などの「病気に関連した環境」，医療者からの教育的支援，家庭での教育，学校などでの健康教育や身体構造・機能の教育，メディアの情報などの「病気の理解への教育の状況」，などの影響も受ける（平林，2013）。

（2）発達段階による理解

子どもの病気の理解をピアジェの認知発達理論をもとにして説明することが多い（表4-3）。多くの子どもの反応の平均的な把握であり，実際は，個人差を念頭に置いて，一人ひとりの理解を把握して対応する必要がある。

（3）子どもの「病因」の理解（表4-4）

幼い子どもは，目に見えないものを認識すること，因果関係を特定することが難しく，なぜ自分が病気になったのかを理解することが難しい。目撃したもの，痛みなどの感覚のみが事実であり，見えないものは思考できない（「現象的理解」）。その後，多くの子どもたちの理解として表れるのが，「○○をしなかったから病気になった」「○○をしたから病気になった」などの，自分の行動の結果の罰として病気という「嫌なこと」が起きた，という理解である。大人の「言うことを聞かないと病気になりますよ」といった発言から，極端な場合は，自己嫌悪，自分を責める結果にもなるため注意が必要である。

（4）病気の状態と受け止め[8)9)]

1）急性期

発熱，下痢・嘔吐，呼吸困難などさまざまな身体症状による苦痛，さらに，それを治療することにも苦痛が伴う。また，痛みや息苦しさなどの苦痛を言葉で具体的に表現できないこともあり，まわりの大人に気づかれず，対応が遅れる可能性もある。一方，喘息発作のように「死んでしまうのではないか」と強い不安や恐怖を感じる場合，その状態が症状をさらに悪化させ，症状がないときも「また，苦しくなるかもしれない」と不安な状態（予期不安）を生じや

表4-3　発達段階と病気の理解

発達段階	ピアジェの発達段階	病気に対する理解（Bibace & Walsh, 1981より）
乳児・幼児前期	感覚運動期（0～2歳）	病気を理解できない
幼児後期	前操作期（2～7歳）	直接的な知覚経験に依存している 1．現象的理解：時間，空間的に隔たった外的で具体的なものによって病気になると考える（例：風邪をひくのはお日様のせい） 2．接近により感染：接触しなくても近くにいることで感染すると考える（例：風邪をひくのは，誰かが近くにいるから）
学童前期	具体的操作期（7～11歳）	自他を区別し，自分の内側で起こること，外側で起こることを区別する 1．接触による感染：外部の人，物，行動によって自分の体に害が及ぶと考える（例：寒いときに帽子をかぶらないで外にいるとくしゃみが出て風邪をひく） 2．内在化：もともとは外部にあるものが体内に取り込まれることによって，内的に存在するようになる（例：冬，鼻からたくさんの空気を吸うと鼻がつまる）
学童後期	形式的操作期（11歳以上）	自他を明確に区別し，病因そのものは外的であっても病気は体内にあるとする 1．生理的：引き金になるのは，外的なことであっても，特定の生理機能に問題があることで病気になる（例：ウイルスが血の中に入って風邪になる） 2．精神生理的：生理学的な病因論をもつが，それのみでなく，身体機能に人の思考や感情が影響すると考える（例：何か心配があってイライラしたりすると心臓発作になる）

表4-4　病因の認知

段階		認知の内容	Bibace & Walsh（1980）	小畑（1990）
理解以前		病気は不可思議な事象		
理解の始まり		病気は因果関係の明確な事象		
	第1段階	病気＝罰（例：うそをつくと病気になる）		年齢に関係なく病気不安の高い子どもは病気を自分の行動に対する罰と考える傾向が強い
	第2段階	バイキン（例：バイキンに触ると病気になる）	4歳の過半数	7歳前後で「バイキン」と体調不調を結びつけ始め，11歳前後で「細菌感染」を理解するようになる
	第3段階	汚染（例：「接近」汚いものを見ると病気になる，「接触」汚いものに触ると病気になる，「摂取」汚いものを食べると病気になる）	7歳前後	「接触」に関して4年生，5年生で肯定的になり，6年生で否定的になる 「摂取」に関して4年生全員が肯定している
	第4段階	生理学的ステージ（病気は身体内部の生理的な機能の不全によるものである）		
	第5段階	生理 — 心理学的ステージ（機能不全に，個人の考え方や心理学的な要因が関係する）	11歳前後	

出典）小畑文也：児童における病因の認知．上越教育大学研究紀要　9，一分冊：153-161，1990

すく，後の症状に悪影響を与えるといった悪循環が生じやすい。

緊急の処置や治療が行われる場合は，救命が最優先であり，本人の心理的準備が整っていないまま，または，本人の意識のない中で処置が進められ，混乱，不安，緊張のため，泣き叫ぶ，暴れる，また逆に，表情がない，反応しないなどの状態がみられることもある。

2）慢性疾患

近年の小児医療の発展により，疾患があり，治療を続けながらも，健常な子どもといっしょに生活を送る子どもたちが増えている。その体験は，その時点での苦痛・困難だけではなく，その後の子どもの成長・発達への影響も大きく，心理社会的問題を抱えるリスクも高いといわれている（武井ら，2010）。

a）新生児期

病気や障がいのある子どもは体調がすぐれないことが多く，不機嫌であったり，ちょっとしたことでぐずりやすいなどのことから，養育者との愛着形成に必要な相互作用がうまく働かない可能性がある。

b）幼児期

認知能力の発達に伴って，自分の状況を認識するようになり，「なぜ？」と疑問に思ったり，「悪いことをしたから」と理由づけしたりする。

c）児童期

学校生活では，健常な子どもたちとともに過ごすことはできるが，服薬，運動制限，食物制限，通院のための遅刻・欠席など「みんなと同じことができない」状況が多く，学級・学校からの理解が得られない場合は，疎外感を感じ，いじめの対象になる場合もある。さまざまな制限がある中，皆と同じになろうと努力している場合が多いが，がんばろうとしても思うように成果が上がらないことも多く，「無力感」に陥りやすい。

d）思春期

異性の目や，親からの自立を意識する時期であり，症状を隠す，劣等感に陥ることなどがある。慢性疾患の日常生活のケアが着実に実施されることが重要であるが，日常生活のケアが，養育者から本人に引き継がれていない場合，症状の悪化，医療からのドロップアウトなどが起こりやすい。

3）先天性疾患

物心がついたころから病気と共存して成長してきた，先天性疾患がある子どもは，「病気である生活が普通の生活」のように体験され，また，親（保護者）から十分に伝えられていないこと，医療者からの説明や情報提供も不足しがちなことなどから，思春期・青年期になっても自分の病気について，十分理解していないことが示されている（仁尾，2015）。「自分の病気を理解すること」は，病気体験に関連した困難を乗り越えるために重要であり，理解への支援が特に必要である。

（5）病気によって生じるストレス[10) 11)]

1）身体的苦痛とおそれ

痛み，呼吸困難，倦怠感，かゆみ，医療者が行う処置や検査によって生じる苦痛と恐怖などがある。自分の症状の意味や治療の必要性を十分に理解できないことが，不安や恐怖を高める要因となる。

2）自己概念のおびやかし

苦痛を伴う処置や検査などが，十分な説明や意思確認がないままに行われることは，「有能感」や「自己効力感」に影響を及ぼし，病気やその治療によって運動能力の低下，身体の外観や容貌の変化（ステロイドの使用による満月様顔貌，脱毛，手術痕など）が生じる場合，ボディイメージは変容し，不安・恐怖，喪失感を生じる可能性がある。また，自分の外見に対する周囲の人々の反応，まなざしに対する不安を訴えることも多い。

3）生活の変化・制限

治療上の必要から，身体活動，食事の制限が必要になる場合がある。学童においては，「みんなと同じことができない」ことが大きなストレッサーになりやすい。通院・入院などのため遅刻・欠席が多くなり，クラスに入りづらくなったり，学業の遅れに苦労したり，体育祭，宿泊行事などへの配慮も必要で，学校生活の困難が起こりやすい。逆に「特別扱い」されることも不本意であり，安全・安心で，楽しく学校生活を送ることに，困難が生じやすい。

5. 子どもの入院の理解と反応

入院には，急な体調不調や，けがで緊急入院する場合，慢性疾患が悪化して急いで入院する場合，検査のための入院，手術のための入院，慢性疾患のセルフケアを学ぶための入院などがある。いずれにしても，慣れ親しんでいる家庭，今まで甘えて，頼りにしていた家族から離れて，ある程度一人でやっていくことが求められる。

(1) 入院する子どものメンタルヘルスの視点[12)]

1）時系列にそった局面

子どもの疾患，病状にもよるが，「入院」「検査・治療」「麻酔・手術」「治療・軽快」「退院」という時系列にそった局面があり，その局面に応じたケアが必要である。

こうした局面は，ある状態から別の状態への移行期でもあるし，「危機的状況」ともいえる。一つひとつの危機にどのように対処し，それを乗り越えるかは，子どもの病気への取り組み，次の治療（入院）に影響するとともに，子どもの心理的発達の契機ともなり得る。

2）関連要因

子どもの要因（入院前の子どもの発達状況，親子関係），医療者との関係，その他の要因（病棟の環境や同室児との関係など）など，さまざまな要因，条件が複雑に関係している。

3）入院による変化

病気によって生じるストレスに加えて，入院によって生じる反応を整理すると，以下のようになる。

a）関係性の変化

家族や友人など慣れ親しんだ人々から離れて生活することになり，分離不安や孤独感を体験する。新生児・乳児初期の場合は，養育者との愛着形成が途中の段階であり，分離不安を生じることは少ないが，養育者との安定した愛着形成を維持する工夫が必要である。また，生後6か月から3歳くらいまでは，養育者との愛着形成がうまくいっている場合ほど，分離不安を起こしやすく，「泣く」「探す」「追いかける」などの行動や，食欲不振，睡眠リズムの乱れ，発熱・嘔吐などの症状を起こしやすい。逆に，この時期に分離不安を示さない場合は，養育者との安定した愛着形成が成立していない可能性もある。

学童期に入ると，大人からの説明を理解できるようになり，乳幼児ほどの激しい不安を示すことは少ないが，泣く，イライラする，気持ちが沈むなどの精神的な状態や，落ち着かない様子，乱暴などの行動がみられることもある。このような状態は，ある程度までは「子どもらしい」「年齢相応の」困難を乗り越えようとしている反応である。逆に「聞きわけがよすぎる」「おとなしすぎる」場合に，むしろ「過剰適応」している可能性があり，配慮が必要である。

このような段階を経て，医師，看護師，保育士，同室の子どもといった，病院での新しい人間関係を築く必要がある。

b）環境の変化

病院は，子どもにとってなじみのないもの，怖そうなものに囲まれている。注射，採血，点滴，抑制などの苦痛を伴う処置は，抵抗することができず，楽しく遊ぶこと，テレビを見ることなども，思いどおりにはできない。

c）成長の機会

以上のように，不安・苦痛・困難の多い入院体験であるが，本人の特性，適切な説明と同意，医療スタッフの適切な対応，まわりの人々からのサポートなどの力を得て，克服を体験する場合もある。自己イメージが「強くなった」「なんでもがんばれる」「人に対してやさしくなれた」などの肯定的な評価がみられるとの報告もある（竹之内，1999）。

6. 子どもの病気・障がいに対する家族の反応[13)]

（1）健康問題を受け止める

1）健康問題を告げられた家族の反応

大きな衝撃，混乱，悲しみなどとともに，先天性疾患，妊娠・分娩に関わる状態の場合，罪悪感，自責の念をもちやすい。「否認」の適応機制が働いた場合，誤診を願う，いくつもの病院を受診（ドクターショッピング）するなど，適切な治療が遅れる場合がある。

2）家族の適応

激しい動揺，混乱の時期を過ごした後，やがては，現実のこととして受け止め，適切な対応ができるようになっていく。それまでの間は，親子，家族同士，医療スタッフとの間で意見の食い違い，不和などが生じやすい。

（2）養育上の負担・ストレス

1）子どもの病状・治療，将来に対する不安

現在の病状に対して一喜一憂し，最善の治療が行われているのかという懸念，治癒の可能性，予後，将来の子どもの成長・発達に及ぼす影響，進学，就職，結婚など，将来の生活についての不安を抱きやすい。

2）子どもの苦痛・不安に対する無力感

症状，治療，処置に対する苦痛，不安，苛立ちなどを示す子どもに対して「何もしてやれない」と無力感，焦燥感を抱きやすい。

3）子どもの世話にかかる不安・負担

一般的な子育てだけでも，不安・負担が大きいうえに，病気の治療・療養に必要な，精神的，身体的，経済的な負担が重なる。学童期，思春期の子どもの場合は，自立の課題がありながら，健康面の心配から家族が干渉的になることで，親子関係の葛藤も大きくなりやすい。

4）家族等の生活の変化

子どもに病気や障がいがあると，夫婦，親子，きょうだいの生活や関係に変化が生じやすい。片方の親（保護者）が病院で付き添うと，もう一方の親に対する家事・育児の分担が大きくなり，きょうだいは祖父母に預けられるなど，今までの生活のバランスが変化しやすい。それまでは，見えてこなかった夫婦間の意見の不一致が明らかになる，逆に，仕事一筋だった父親が家族の生活を顧みるきっかけとなることもある。

5）きょうだいの反応

病気の子どもがいる家庭では，病気の子どもに対する特別な健康管理や世話が優先され，健康なきょうだいががまんしなければならないことも多い。また，病気の子どもが入院すると，親の付き添いや面会が必要になるため，きょうだいが家庭に残されたり，長時間病棟の外で待たされたり，祖父母の家に預けられたりと，不安，さびしさ，疎外感を感じやすい。病気の子どもに対する「思いやり」から，しばらくは何も問題なく，元気に過ごすきょうだいも多いが，親に「甘えたい気持ち」を抑えて，「よいきょうだい」となっている場合もある。

7. 保育士としての支援技法

（1）支援の組み立て（フォーミュレーション）

イギリス心理学会では心理的フォーミュレーション（formulation）を，「実践と理論を結びつけ介入方法を導くための，人が抱える困難さについての仮説」と定義している。何か困難な状況にある子どもとその家族に対して，医療スタッフの一員である保育士として，役に立つ働きかけをしようとするとき，「日常的な」「あたりまえ」の「何気ない」働きかけの背景で，実は，保育士の中で意識的，無意識的に，複雑な心理過程が進んでいる。目の前にある膨大な情報をとらえ，調べたり聞いたりして得た，これまでの情報を整理・活用し，働きかけの候補をあげ，適切なものを選択し，実行に移す。単純な問題に取り組む場合は，無意識に適切に選択された働きかけを実行し，成果を上げることができる。しかし，現場で生じている出来事には，多くの要因が複雑に絡み合っており，無意識的に，適切な働きかけを選択，実行すること

は難しい。また，なるべく短期間で実施でき，かつ，有効な働きかけが求められている。その場合に「個々の問題とその対応」という知識と技術だけではなく，その上位の枠組みともいえる「フォーミュレーションの知識と技術」を整理し，活用することが有効である。さらに，このような共通の枠組みで整理する試みが，知識と技術を体系化し，他職種スタッフや新人スタッフに伝えるときにも有効である。さまざまな領域において，「問題解決」「援助の諸段階」などとして整理されているが，いずれも，問題を明確にし，当事者の価値観，希望にそった目標を設定し，計画を立て，実施し，その結果を評価し，新たな目標設定，計画へと進む，といった段階が共通している。

このような枠組みをチームで共有し，ケースの共通理解，目標の共有，それぞれの専門性に基づいた介入の役割分担，介入計画（いつ，どこで，誰が，どのように働きかけるかなど）の共有，共通の基準により結果を評価することなどによって，より具体的で，実現可能な介入が実施される。

（2）現状の理解

1）多角的な理解

a）生態学的モデル（生態学的システム理論）

子どもの発達経過には，その周囲にある両親，家族，友だち，学校，職場，文化など，さまざまなシステムが，階層的に影響を及ぼしていると考えることができる。子どもとその家族の抱えるさまざまな困難の軽減，QOLの向上に役立つ支援を検討するために，困難と，その背景要因を多様な角度から包括的に整理し，理解するために有用なモデルである。

b）Bio-Psycho-Socialモデル（生物・心理・社会モデル）

医療においても，人間の存在を「生物・心理・社会（bio-psycho-sociality）」的存在として統合的にみようとするモデルである。

2）出来事の関連についての理解

何かに働きかけて変化を起こそうと試みるとき，原因と結果についての理解や説明が役に立つが，日常的に起こっている出来事は，単純な原因と結果で説明できることは少ない。

①　単因子モデル：A（原因）⇒B（結果）
②　多因子モデル：多くの原因が総合的に一つの結果に影響を及ぼしている出来事
③　相互作用：A⇔B　お互いに影響し合っている出来事
④　円環・循環モデル：A（原因）⇒B（結果）（原因）⇒C（結果）（原因）……A（結果）など，次々と影響を及ぼし，はじめに原因となった出来事にも影響が戻ってくる現象

3）時間軸にそった理解

現在の出来事が過去の出来事の影響をどのように受けているか，将来の出来事にどのように影響を及ぼすか，もしくは影響を受けるか，などについての理解である。

4）「総合的ストレス過程」の視点からの理解

先に述べたように，同様のストレッサーが存在しても，実際にどのようなストレス反応が生じるかは，ストレッサーの特性（予測可能性，コントロール可能性など）や媒介要因（脅威性の判断などの認知評価や対処行動）によって異なってくる。

ストレッサーに対して生じるストレス反応に働きかけること，ストレス過程に働きかけ対処することで，困難を和らげることができる。また，本人や家族が対処できない場合でも，まわりの環境を整えることで困難を和らげられる場合もある。

5）心理検査を活用した理解

心理検査は，発達検査，知能検査，人格検査，認知機能検査など多岐にわたるが，ここでは，小児医療でよく用いられる発達検査である「新版K式発達検査」[14]，知能検査である「田中ビネー知能検査Ⅴ」[15]，「WISC-Ⅳ知能検査」[16]の活用を中心に紹介する。

発達指数，知能指数などの客観的な数値として結果を表すことができるが，数値は，実施時の環境条件や検査者とのラポール（信頼関係）の状態，本人の動機づけの状態などにも影響を受けやすく，幅をもって受け止める必要があ

る。また，数値以外の個別の検査の実施時の様子からも，多くの情報を得ることができる。

フィードバックにあたっては，苦手な部分を伝えるだけにならないよう，検査を実施したことが，その後のよりよい関わりにつながるよう実現可能な手立てをみつける工夫が大切である。

a）新版K式発達検査2001（個別検査）

適応年齢：０歳～成人，実施時間：30分～60分　令和２年度診療報酬：280点

検査項目：姿勢-運動領域（P-A：postural-motor area）認知-適応領域（C-A: cognitive-adaptive area），言語-社会領域（L-S：language-social area）についての領域別得点，さらに３領域の合計得点から全領域の得点が得られる。その得点から発達年齢が得られ，さらに発達指数（DQ）＝発達年齢（DA）÷生活年齢（CA）×100（小数点以下四捨五入）を算出する。また，検査項目の通過・不通過の境目を１本の線でつないだプロフィールを示すことで，相対的な進みや遅れを把握することができる。

b）田中ビネー知能検査Ⅴ（個別検査）

適応年齢：２歳０か月～成人，実施時間：約60分～90分　令和２年度診療報酬：280点

検査項目：１～３歳級では各12問（１か月に１問），４～13歳級では各６問（２か月で１問）で構成されている。通過した項目数から精神年齢（MA）を算出し，さらに知能指数（IQ）＝精神年齢（MA）÷生活年齢（CA）×100を算出する。１歳級の項目で不通過が多い場合は１歳以下の発達をとらえるための「発達チェック」を用いることもできる。

c）WISC-Ⅳ知能検査（個別検査）

適応年齢：５歳～16歳11か月，実施時間：約60分～90分　令和２年度診療報酬：450点

検査項目：全15の下位検査（基本検査10，補助検査５）から構成される。下位検査からは「言語理解（VCI）」「知覚推理（PRI）」「ワーキングメモリー（WMI）」「処理速度（PSI）」の評価得点の合計から合成得点を算出する。それぞれの検査項目数は基本検査（補助検査）は，VCI３（２）項目，PRI３（１）項目，WMI２（１）項目，PSI２（１）項目からなる。

全下位検査の評価得点の合計から全検査IQ（FSIQ）を算出する。これらの得点から，同年齢集団における位置を示す偏差IQをとらえられるほか，合成得点間，下位検査評価点間の差を統計的に検討することにより，個人内での得意・不得意を把握しやすい。

（3）問題解決のステップ

保育士として，多職種との協働をしながら，実際にどのような支援を提供するのかを考えるうえで役に立つ枠組みである。

・ステップ１：問題の明確化

今，どのような状況にあるのか，どうありたいのかを明らかにする。状況は「見えていない」ことが多い。基本的なところではあるが，本人と家族の声に「耳を傾け」「共感し」「観察し」「質問し」「問題を整理」して，明確化していく。「どうありたいのか」は医療スタッフからみた「どうあるべきか」ではなく，本人や家族の価値観，希望，欲求にそったものであることが大切である。

・ステップ２：問題の解決への目標の設定

ステップ１での問題状況の分析に従い，解決行動を実行するための現実的目標を定める。「目標」は漠然としたものではなく，「具体的」「測定可能」「検証可能」「現実的」「環境的な障害がない」「本人の価値観の枠組みから外れない」「適切な目標達成の期間が設定できる」ことが求められる。

・ステップ３：複数の解決方法についての検討

目標に到達するための手段である問題解決方法について考える。保育士としての専門知識，技術の中から，できるだけ多くの方法を見出し，その中から，現実に実行可能で，最も犠牲が少なく，無理なく実行できて，かつ，効果の高い方法を見つける。

・ステップ４：結果の予測および解決方法の実行プラン

ステップ３で選択した方法の，より具体的な実行方法について，下位目標設定と，その実行期間についても検討する。やはり，ステップ２

に示した条件を満たすよう注意する。

・**ステップ5：選択した解決方法の実行**

ステップ4で作成した問題解決のためのプログラムを実生活で実行する。実行が難しい場合，実行を抑制する要因，実行を促進する要因を見出し，抑制要因を少なくする方法，効果の高い要因をより強化する方法を検討する。常識的ではあるが，本人や家族にとっても，支援者にとっても，チーム全体にとっても，なるべく，身体的・心理的・経済的・時間的負担が少なく，かつ，困難を増やす要因を減らし，困難を減らす要因を増やす方法を検討する。その場合に，「生物・心理・社会モデル」「生態学的モデル」「総合的ストレス過程」などの枠組みを用いて視覚化すると検討しやすくなる。

（4）支援の実際

以上のようなフォーミュレーションの中で，保育士として提供できる支援をいくつかあげてみる。

1）子どもへの支援

a）発達支援

病気の治療を受け，入院していながらも，子どもは発達し続けている。治療が優先されがちな医療の現場においても，子どもが成長・発達するために必要な環境，関係を整え，「あたりまえ」を提供できるようにしたい。

・**乳幼児期**

養育者とのアタッチメントの形成がなにより大切であるが，まずは，養育者との安定した関係が保てるような働きかけを工夫する（親への支援）。子どもに病気がある場合は，体調の不調からくる不機嫌などによって親子の相互作用が生じにくい可能性がある。外来や面会時に，親子でいる状況において，保育士は，親子のコミュニケーションの橋渡し役として，まずは子どもに働きかけ，反応を引き出し，その反応を養育者が気づけるように示し，親子の相互作用を促進する働きかけを工夫したい。子どもとの関わりの工夫なども養育者のスキルにそって，さまざまなやり取りをモデルとして示していきたい。

子どもの笑顔が引き出され，やり取りが成立したときの喜びに気づく機会をなるべく多く提供する工夫を考えたい。また，入院中など親から分離している場合は，子どもの愛着対象の代理として安全・安心が提供できるよう，子どもからの働きかけを敏感に感じ取り，応答的，随伴的に関わることが大切である。また，セルフコントロールの感覚，情動調整能力の獲得を促進するために，「自分でやりたいこと」を見守ること，「泣いている」「怒っている」などの感情をなだめること，本人が自ら落ち着いていくのを安定して見守る役目も大切である。

・**児童期**

病気であることで，経験不足になっている部分をなるべく補いたい。最も不足しがちな，友人との関わり，ルールを守って楽しく過ごすこと，もめごとを解決することなどを日常的な関わりの中で伝えていきたい。また，通院・入院などによる学業の空白によって，学習面での自信を失う場合が多いため，院内学級，特別支援学校などのシステムのない場合は，原籍の学校とも連携して，学習面でのサポートも工夫したい。この時期に「努力」「勤勉」が，よりよい結果に結びつくという体験は，「自己効力感の獲得」につながり，その後の療養生活にも促進的に働くことが予測される。

・**思春期**

大人への転換期であり，大人との関係が難しい時期である。しかし，病気の治療を考えるうえでは，医療者などの大人の意見を聞くことも必要であり，本人の自主性を大切にしながらも，上下の関係ではない，「弱音を吐ける」「自分を認めてくれる」と感じられる関係を保てるよう工夫したい。

b）生活支援

療養生活によって生じる経験不足は，外界への不安・恐怖を増し，自信のなさにつながる。さらに，自信のなさ，劣等感，自尊感情の低さは，病気療養における困難を乗り越える力に対して，妨害的に働く。外来，入院の状況においても，生きるうえでの，常識，スキル，態度などに触れ，身につけられるよう働きかけたい。

c）セルフケア支援

病気や障がいのある子どもは，さまざまなストレスを受けているが，なにより病気であることから生じているストレッサーを取り除く（症状の軽減，治癒）ことが，ストレスの緩和に結びつく。そのためには，受け身の立場で医療を受けるだけではなく，子ども自らが治療に向けて役立つ情報を獲得し，セルフケアに関する知識と技術を身につけ，実行することが役に立つ。自らの知識と技術で症状を軽減できる体験は，自己効力感を高め，さらに，困難な状況に向かっていく助けとなる。しかし，治療が長引き，症状の軽減をなかなか体験できていない場合は，「なにをやってもよくならない」という無力感が生じ，治療に取り組めない場合も多い。

・行動変容の支援

治療に向けて，知識と技術がない場合は，まず知識と技術についての情報提供を行い，さまざまな選択肢を提示する。その中から，本人の価値観，望みにそった選択肢を自己決定できるよう支援を行う。しかし，治療に向けての知識と技術があり，実際にどうしたらよいか決まっていても，なかなか実行に移すのは難しい。「いつ，どこで，なにを，どうするか」について，具体的で実現可能な行動を決定し，定期的に確認する。うまくいったときは別の課題に移行するが，多くの場合は，「簡単な課題」であっても，実行は難しい。「うまくいかない」とき，「努力が足りなかった」「がんばらなかった」と評価するのではなく，目標設定が高かったと受け止めて，さらに実現可能な目標行動を探し，繰り返す。行動変容は難しい課題であるが，自己選択，自己決定，自己評価，変化の確認を，まわりの大人の応援を得ながら継続的に実施することで，いつかは目標到達のときがやってきて，行動変容が生じていく。根気よく応援する姿勢が大切である。

・不安除去（プレパレーション，ディストラクション）

プレパレーション：入院生活や治療・検査・処置などによる子どもの不安や恐怖を最小限にし，心の準備を整え，主体性を継続的に支えていくことである。苦痛・不安を伴う医療行為や環境の変化などに対して，本人の発達段階に応じて，理解できる方法で，いつ，どのように，どのくらいのつらさのことが，どのくらいの期間生じるか，苦痛を和らげる方法はあるのか，あるとしたら具体的にどうしたらいいのかなどの情報提供を行い，選択の可能な部分については，本人と家族の意向を尊重してやり方を決めることなどによって，実際の苦痛や不安を最小限にするための関わりである。苦痛を緩和できない部分については，その必要性と理由等を伝えることで，子どもなりの覚悟ができ，客観的な困難の程度は変えることができなくても，主観的なつらさを軽減でき，困難を乗り越えた自信に結びつけることができる。さらに，そのことで，次の課題を乗り越える力につながる。

ディストラクション：治療・検査・処置の際に，おもちゃや音楽，コミュニケーション，人材を活用して子どもの意識を意図的にそらし，気がまぎれるようにし，苦痛を最小限にすることである。処置の間，親（保護者）が子ども抱いて手を握ったり，処置後に頭をなでたり抱きしめることが有効である。また，処置室に装飾を施したり，病院スタッフのユニフォームを子どもの親しみやすいものにしたりすることも有効である。苦痛・困難な場面を予測できるようにし，まわりの大人が安定して，子どもが困難を乗り越えられることを信頼して見守り，子どもの体験を，「無力感」ではなく，「自尊心」「自己効力感」につながるよう工夫したい。

2）家族への支援

病気の子ども以上に，家族は，不安，恐怖，困難を感じているかもしれない。安定した状態で子どものそばにいることが理想的ではあるが，つらそうにしているわが子を見ること，通院・入院への付き添い，医療費の負担，関わってあげられない残された家族への申し訳なさ，家に帰ってからの家事など，時間的，身体的，精神的，経済的な負担は大きい。そのため感情の起伏が激しくなったり，対家族，対医療スタッフ，対学校などのコミュニケーションがうまくいかなかったり，身体的な不調が生じたり，ごく普通のことができない状態，安定とは逆の状態になっても，おかしくない状況である。

忙しい医療現場の中で，保育士は「あまり忙しくない」「安定した」「批判的ではない」存在として，家族にとって「近寄りやすく」「話しかけやすく」「弱音を吐きやすい」関係でありたい。何気ない本音の発言が，治療にとって大切な情報になる場合もある。言語化はしなくとも「ねぎらい」「敬意」「尊重」の気持ちをもって関わりたい。

・乳幼児期

子どもへの支援でもふれたが，養育者とのアタッチメントの形成がなにより大切であり，まずは，養育者との安定した関係が保てるような働きかけを工夫する。子どもに病気がない場合も，少子化，経験不足などに伴い，子どもとのコミュニケーション，関わりに悩む養育者も多い。まして，子どもに病気がある場合は，体調の不調からくる不機嫌などによって，親子の相互作用が生じにくい可能性がある。外来や面会時に，親子でいる状況において，親子の相互作用を促進する働きかけ（いないないバー，コチョコチョ遊び，手遊びなど）を工夫したい。

分離不安が強い場合は，保育士と子どもとの関係を安定化させ，子どもにとって安全・安心な環境提供を前提として，「次はいつ会えるのか」「病院にいても，困ったことは保育士さんに言っていい」ことなどを子どもに伝え，「泣くこと」「弱音を吐くこと」「イライラすること」は「いけないこと」「恥ずかしいこと」ではなく，年齢相応な反応であることを伝えながら，子どもをしっかり抱きしめる，「離れても，また会える」体験を繰り返すことで，少しずつ落ち着いてくることを伝え，モデルを示し，やってみてもらう。

・児童期

身の回りのことはほぼ自分でできるようになり，分離不安も起こりにくい時期であるが，症状が出ないようにするなど，親（保護者）が日常生活を管理する部分も多く，子どもの成長・発達に気づかないままの管理が続きやすい。子どもの自立を考えると，親による管理から子ども自身による自主的な管理に移行することが望ましく，本人自身によるケアへの移行を支援する必要がある。

3）きょうだいへの支援

病気や障がいのある子どものきょうだいは，通常とは異なる負担，がまんにより，さまざまな影響を受けていると考えられるが，つらい気持ち，さみしい気持ち，がんばっていることに保育士が気づき，声をかける，ねぎらう，待っている間の遊び環境を整える，などの関わりが必要である。

4）発達特性の理解と支援

神経発達症は，それぞれ独立した障害として分類されてはいるが，医療機関を受診して「診断」がついたとしても，そのことのみによって「治療」「支援」が決まるわけではない＊2。それぞれの診断名に特徴的な特性だけではなく，いくつかの神経発達症に重なって表れる特性も多い[18]。診断名による支援だけではなく，それぞれのもつ特性によって生じる困難の状態を把握していく必要がある。神経発達症は，その背景に認知の特性や脳機能の障害が仮定されており，現象として表れている困難「目に見える特性」と，その困難の背景となっている発達特性「見えにくい特性」と，その背景として仮定することができる認知や脳機能の特性，さらに，そのような特性を備えている本人がどのように状況を把握し（認知の特性），どのような望みや意図をもって（動機），ある言動をしているか，さらにそのような現象と相互作用し，または円環的関係にあると考えられる環境要因（生育環境，園・学校環境など），を含めて把握することが，支援の工夫を検討する際の参考になる。

背景要因が理解されない場合，「反抗的」「ふざけている」「自制できない」などと，親や教師から叱責されることも多くなり，自己イメージの悪化，自尊感情の低下など二次的に情緒的なこじれが生じやすい。また，虐待の引き金となる場合もある。逆に，虐待を受けている場合

＊2　神経発達症，発達障害の診断基準については，DSM-5[17] を参照のこと。

に自閉スペクトラム症（ASD），注意欠如・多動症（ADHD）に似た特性を示す場合もある。幼児期から深刻な多動を呈する場合は，ASDとADHDの合併であることも多い。

支援の工夫を考えるとき，外からの働きかけや本人の努力によって変容の可能性がある部分（経験不足など）と，変容の可能性の低い部分（脳機能の特性など）を，わかる範囲で把握し，変容の可能性が高い部分に働きかけることから始める。しかし，変容の可能性があると判断されても，本人や家族の多大な負担や努力が求められる場合や，変容の可能性が低いと判断されても，本人や家族の希望が強い場合もある。状況に応じた柔軟な工夫が大切である。

時々刻々変化する状況に対して，得られた情報の中から暫定的な仮説を立て，本人とその家族の意向を大切にしながら，支援を工夫する。実際に対応してみた結果をよく観察し，その有効性を確かめ，有効性が認められれば継続し，認められない場合は，別の工夫を試みる。

一見不適応，反抗的ともみえる言動の背景に，「発達特性からの影響を見出す視点」をもつことができると，そのことで，理不尽な叱責を減らし，子どもや保護者との信頼関係を結ぶことにつながりやすい。

支援の目標は，特性から生じる二次的な困難を最小限にし，本人とその家族，取り巻く人々が，より心地よく，自信をもって過ごせるようになることである。「診断名」にかかわらず，困難感の生じている出来事を丁寧に聴き，日常的な解決を工夫する。一人ひとり異なる対応ではあるが，共通する点は，本人の意図，動機をゆっくり聴く時間を提供し，その目的を達成するための「よりよい方法」を共に工夫し，成功体験を積むことで，自己コントロール感を回復し，大人への信頼関係を回復し，自尊感情を高めることにある。

ここでは，神経発達症の中でも，特にASD，ADHD，限局性学習症（SLD）を取り上げその支援について整理する。

a）自閉スペクトラム症／自閉症スペクトラム障害（ASD：autism spectrum disorder）

①　困難に気づく視点

外から見て気づきやすい特徴としては，「対人コミュニケーションと相互作用」の障害（視線が合わない，人見知りがない，友だちとの遊びに参加しない，言葉が遅いなど），「限局され反復する行動や興味」の問題（こだわりが強い，パニックになりやすい，新しい環境に慣れにくい，感覚過敏など）の特性があげられている。これらの特性によって，家庭，保育所，幼稚園，学校などで，さまざまな困難が生じている。（ただし，このような特性をもちながらも困難が生じていない場合は「障害」という理解にはならない）。

その背景に「発達の特性」さらに「認知の特性」「脳機能の特性」が関連しており[19]，本人の努力，意志の力，工夫では変えることが難しい。多くの場合，「孤立している」子どもは集団への参加を促され，「こだわりが強い」場合は「こだわらないよう慣れる練習」を勧められる。「大きな声」は注意を受け，「教室内のざわつき」からくる不快感は，他の人には理解されにくい。特性としての「コミュニケーションの苦手さ」を伴っている場合が多いため，このような状況を周りの人に説明し，支援を求めることも難しいので，なかなか解決の糸口にたどり着きにくく，不登校，ひきこもり，攻撃的行動などの二次的な困難を抱えることになりやすい。

②　支援の工夫

日常的な関わりの中で実践できる支援として「（本人が望んでいる場合は）一人でいることを許容する」「身の回りの物理的環境や時間環境を構成化して，わかりやすくする」「言葉だけではなく視覚的なヒントを使う」「本人独特のこだわりをできる範囲で許容する」「嫌いなものを強制しない」「予定の変更をなるべく避け，必要な場合は予告する」「過敏さ（教室のざわざわが苦痛，衣服のタックが気になる，気温の変化に対応が難しい，エアコンの音や花火の音などが苦痛，味に敏感で好き嫌いが多いなど）に気づき，許容する」「パニックの背景にある引き金に気づき，あらかじめ対応できるように工夫する」「言葉をわかりやすく簡潔にする」「表情，動作を単純明快にする」「応答に時間がかかることを受け止める」「関わろうとする意図を察知して，応答的に関わる」「楽しめる関わりを探す工夫をする」「なるべく具体的にすべて言葉にして伝える工夫をする」などがあげられる。すべての子どもに適応できるわけではなく，一人ひとりの子どもの状況をよく観察し，耳を傾け，ASDの子どもが，外界をどのように認知し，どのように処理し，どのように発信しているか（発信できないのか）についてイメージを膨らませ，関わり可能な部分を広げていく工夫が大切である。

b）注意欠如・多動症／注意欠如・多動性障害（ADHD：attention-deficit/hyperactivity disorder）

①　困難に気づく視点

集中が続かない，忘れ物が多い，整理整頓が苦手，落ち着きがない，おしゃべりが過ぎるなど，年齢に不相応な不注意と多動性・衝動性の一方もしくは両方が，学校や家庭などの複数の場面で認められる。幼い子であれば，だれにでもあるような特徴群が掲載されているため，「うちの子はADHDかもしれない」と思っている保護者も多い。しかし，「診断」においては，「不注意」「多動性」「衝動性」に関する項目にいくつかあてはまるだけではなく，「学校や家庭など複数の場面で認められる」，「発達水準に不相応」であることが求められている。

このような多様な特性の表れ方は，子ども一人ひとり異なり，家庭，学校において，本人，保護者，教員の困難感もそれぞれ異なる。しかし，一見不適応，反抗的ともみえる言動の背景に，「発達特性からの影響を見出す視点」をもつことができると，理不尽な叱責を減らし，子どもや保護者との信頼関係を結ぶことにつながりやすい。

②　支援の工夫

取り巻く環境を整理し，注意が奪われないようにする工夫（黒板のまわりの掲示物を最小限にする，座席はなるべく先生の前にするなど），わかりやすく，手持無沙汰（てもちぶさた）にならない指示出し，作業や手順の視覚化，「待つ」ことをなるべく少なくし，できるようになってから徐々に長くしていく，感情のクールダウンの工夫（クールダウンの場所を決めておく）などであり，家庭においては応用行動分析の考え方を保護者にわかりやすく伝え，家庭で活用できるようにする「ペアレント・トレーニング」の有効性が示されている。

c）限局性学習症／限局性学習障害[20)]（SLD：specific learning disorder）

①　困難に気づく視点

全般的な知的な発達は平均的であり，視覚，聴覚，運動能力にも障がいや遅れがなく，本人もある程度の努力をしており，学習意欲があるにもかかわらず「読み・書き（発達性読み書き障害：developmental dyslexia）」「計算（算数障害：developmental dyscalculia）」などのある特定領域の獲得が障害され，学業，日常生活，あるいは職場で著しい支障をきたす神経発達症のひとつである。

授業中，ぼーっとしている，課題に取り組もうとしない，周りの人にちょっかいを出すなどの，学校不適応な行動として現れやすい。一見普通の子どもに見えて，友人関係も良好で特に問題が認められないが，漢字の書き取りの成績がよくない，英語の時間はふざけてしまうなど，読み書き計算の機会を避けようとして「努力がたりない」「不真面目」と受け取られ，厳しい指導，居残り勉強，家庭での厳しい勉強指導などを受けやすい。その結果，教員との関係，親子関係のトラブル，自尊感情の低下などがみられる場合がある。また，逆に苦手な部分を補うために，学校以外の場所で練習回数を増やし長時間の勉強に取り組んで，大変な苦痛・困難を抱えている場合もある。

「勉強ができない」ことから困って，自信をなくしているが，「自分のせい」「自分の問題」ととらえているため，困難を訴えることは少ない。学習障害とは，本人の努力が足りないのではなく，脳の機能障害，認知の障害から生じる。

②　支援の工夫

このような状況の背景に「発達性協調運動障害（DCD：developmental coordination disorder）」がある。これは，協調運動＊3の発達の障害や視覚情報処理＊4の障害との関連[21]が推定されており，ノート，プリントなどの記入欄を大きくして書きやすさを工夫する，コピーや写真を活用して自分で書く量を減らす，握りやすい筆記用具を使うなどの工夫，教科書やプリントの拡大，空白を広くとる，コントラストを強くする，背景をシンプルにする，視覚情報機能を高めるためのビジョントレーニングを試みることなどがあげられる。

8. おわりに―よりよい支援のために

以上，病気や障がいのある子どもとその家族に対する支援に関して整理した。このような整理を行うと，関連要因をすべて網羅的に把握しなくてはいけないというイメージをもちやすいが，すべての要因を把握することは不可能である。現時点で利用できる情報は何かを整理し，可視化して，実現可能な部分から始めることが支援につながる。

病気を治療する生活にはさまざまな困難が生じるが，あらかじめわかることはほとんどない。多くの要因が複雑に影響し合う中でも，困難を和らげる要因を増やし，困難を増やす要因を減らす工夫を探して関わる。さらに，どのような関わりが有効であるのか，なにが正しい対応か，関わりながら，「科学の目」をもって変化を観察し，「元気」「活気」「やさしさ」「思いやり」「集中力」「粘り強さ」など，好調のサインと不調のサインを自分なりに設定し，個々の事例ごとに，支援を工夫していきたい。「保育」には，日常的で，あたりまえの働きかけの中に，意識せずに行われている，有効な要因がたくさん含まれている。よりよい支援を蓄積するためには，「あたりまえ」を「意識しないで」提供しながらも，そこに含まれている要因を整理したり，名前をつけて概念化したりすることが役立つであろう。

引用文献

1）Parmelee, A.: Children's illness: The benefit effect on their behavior development. *Child development* **57**: 1-10, 1986

2）庄司順一：子どもの心理と医療処置．日本臨床麻酔学会誌　**29**（7）：764-769，2009 をもとに要約，加筆

3）中野敬子：ストレス・マネジメント入門 ―自己診断と対処法を学ぶ，金剛出版，2005 をもとに要約，加筆

4）石井悠：イルネス・アンサーテンティ（Illness Uncertainty）―"病気に関する不確かさ"研究の外観と展望．東京大学大学院教育学研究科紀要　**54**：221-231，2014

5）Folkman, S.，Lazarus, R.S.: An analysis of coping in an middle-aged community sample. *Journal of health and Social Behavior* **21**: 219-239, 1985

6）Rutter, M.: Resilience in the face of adversity: protective factors and resistance to psychiatric disorder, *British Journal of Psychiatry* **147**: 598-611, 1985

7）American Psychological Association : Resilience guide; for parents and teachers. http://www.apa.org/helpcenter/resilience.aspx（2015年 9月17日アクセス）

8）江本リナ・染谷奈々子・深谷基裕ほか：さまざまな状況にある子どもと家族の看護．小児看護学 ―子どもと家族の示す行動への判断とケア（第7版）（筒井真優美監修，江本リナ・川名る

＊3　協調運動：視覚・触覚・深部感覚・前庭感覚などの感覚を脳で統合し，運動意図のもと，筋肉やその収縮の程度，順番，タイミングなどを計画し，運動出力の後，その結果を感覚からフィードバックし修正する一連の過程で行われている。

＊4　視覚情報処理：視機能（視力，視野，色覚，調節，両眼視，眼球運動），視知覚/視覚認知（入力された視覚情報を分析する機能。対象物を背景から切り分けてひとまとまりのものとしてとらえ，その像の意味を理解したり名称と結びつけ，注意を向けたり，記憶する過程が含まれる），目と手の協応（視覚情報と運動のアウトプットを関連づける）などの機能。

り編)，日総研出版，pp.196-347，2014

9）丸光恵・田中千代・竹之内直子：子どもにおける疾病の経過と看護．系統看護学講座専門分野Ⅱ　小児看護学１　小児看護学概論／小児臨床看護総論，医学書院，pp.250-281，2015

10）竹田佳子：病気や障がいをもつ子どもと家族のストレス．小児看護　37(7)：790-796，2014

11）奈良間美保：病気・障害を持つ子どもと家族の看護．系統看護学講座専門分野Ⅱ　小児看護学１　小児看護学概論／小児臨床看護総論，医学書院，pp.201-215，2015

12）庄司順一：子どもの心の診療に携わるコメディカル・スタッフの専門的育成に関する研究．厚生労働科学研究費補助金（子ども家庭総合研究事業）子どもの心の診療に携わる専門的人材の育成に関する研究（主任研究者奥山眞紀子），平成20年度研究報告書，2009 に加筆

13）前掲書11)，pp.205-208

14）生澤雅夫・中瀬惇・松下裕編著：新版K式発達検査2001実施手引書，京都国際社会福祉センター，2002

15）中村淳子・野原理恵・大川一郎ほか：田中ビネー知能検査Ⅴ，田中教育研究所，2003

16）上野一彦・藤田和弘・前川久男ほか：WISC-Ⅳ　理論・解釈マニュアル日本版，WISC-Ⅳ刊行委員会，2010

17）高橋三郎・大野裕監訳：DSM-５　精神疾患の分類と診断の手引き，医学書院，2014

18）古荘純一編：医療・心理・教育・保育にかかわる人たちのための子どもの精神保健テキスト，診断と治療社，2015

19）片桐正敏：自閉症スペクトラム障害の知覚・認知特性と代償能力．特殊教育学研究　52(2)：97-106，2014

20）稲垣真澄・米田れい子：特集　限局性学習症（学習障害）．児童青年精神医学とその近接領域　58(2)：205-216，2017

21）若宮英司：特集　限局性学習症（学習障害）LDとDCD，視覚情報処理障害．児童青年精神医学とその近接領域　58(2)：246 -253, 2017

第5章 保育実践の理論

1. 対象別保育実践

(1) 外来保育

1）外来における保育活動の目的

外来保育とは，病院や診療所の外来部門における保育活動，保育の支援である。

外来に訪れる子どもとその家族は，さまざまな症状，不安を抱え来院している。保育士の視点から行える保育は以下の通りである。

① 環境整備：子どもと家族が安全に安心して過ごせる環境の提供，安全，感染防止の環境整備。

② 心理的サポート（体調が悪い中での待ち時間や検査などは子どもたちの不安や苦痛を伴う）：遊びの提供や絵本の読み聞かせなどの実施。

③ きょうだい支援：安心して待っていられるように遊びの提供などの実施，一時預かりを行うことで保護者が十分に医師と話ができる環境を整える。

④ 症状の経過観察や病状の変化時に看護師への連絡（連携）。

⑤ 病気治療への不安，社会生活上の悩みを把握し，支援に結びつける。

⑥ 行動観察と評価，または支援に結びつける（行動面や発達面に問題がある場合など）。

⑦ 病気や子育ての不安を把握し，必要な場合支援につなげる。

以上のように外来保育の場は子どもの病気の治療の場，予防接種，健診や子どもの特性を知る機会であるとともに，保護者の子育てについての不安を把握し，必要であれば専門機関への支援につなげるなどの役割も担っている。

2）外来における個別の保育（遊び）支援

外来における子どもと家族との関わりは個別的（個別性）な保育の提供となる。

来院時に子どもと家族との信頼関係を構築し，子どもの来院理由や症状などの情報収集や観察を行い，子どもと家族が求めていることは何かを考え，その日の支援として何ができるのか保育の方向性を明確にする必要がある。また診察，検査等で子どもを取り巻く状況が変化することも多いため，保育内容の優先度を明確にしてどのような保育を展開するのかその場で判断しなければならない。

その中でも外来保育において遊びの提供が主な支援の一つである。保育士と子どもとの一対一の関わりが多い。活動量が少なく，年齢や病状に十分配慮したものが望ましいため，玩具での遊び，絵本の読み聞かせ，折り紙，季節に応じた製作などが適している。安心して安静に過ごせることが遊びの大切な要素ではあるが，それだけでなく体調の悪さや不安から注意をそらす，感情表出を促すことにもつながる。診察の場でも遊びは重要な役割を果たす。診察となると子どもは緊張や不安から泣き出すこともしばしばある。子どもが泣き出すと保護者はそちらに気を取られ医師の話を十分に聞けなかったり，伝えたかったことも忘れてしまったり満足のいく診療を受けられないこともあるので，そのようなときは遊びや玩具の貸し出し，または一時的に子どもを預かり，保護者と医師が話しやすい環境を整えることも外来保育の大切な役割といえる。

3）環境整備

外来での遊びの提供の際には玩具や製作物，絵本等の安全管理・点検，感染予防のための消毒等も保育士としての環境整備になるので，玩具の管理，点検方法，定期的な消毒等，マニュアルを作成し実施するとよい。

4）外来保育における留意点

なによりも外来保育で重要なことは，子どもと家族に寄り添う姿勢であり，情報収集と観察力である。外来にはさまざまな年齢，症状の子どもたちが来院することから症状別の関わり，遊びの展開方法や保護者からの育児相談に対応していくには子どもの成長・発達，子育てに関する知識，病気に関する知識の向上は不可欠であり，他職種との情報共有，連携方法を磨くことも重要である。

(2) 病棟保育

1）急性期と回復期・安定期

内科的・外科的な入院，予定入院（検査や手術），慢性期からの急性転化や感染症による入院など，入院目的により保育内容や関わり方に違いがある。ここでは一般的な感染症による入院を例として検討する。

a）急性期の保育

体調がすぐれない時期であり，疾患・治療による身体的な苦痛や不調，検査・処置，環境の変化などに対する不安や恐怖などは，ストレスを抱え心理的にも不安定になり，入院生活に影響を及ぼすこともある。そのため，情報収集をもとにアセスメントを行い，保育の介入時期や方法，内容について適切に判断しなければならない。家族も子どもの病状や疲労度に保育士の関わりが受け入れられないこともある。しかし，保育士としてその状況を理解し，患者・家族に役割の説明を行いながら，毎日継続して関わることが必要である。

保育の目標と内容

① 入院生活への適応を援助する：隔離や慣れない環境による不安や寂しさを緩和・軽減できるよう，患者の気持ちを受容し，声かけやスキンシップなどを図る。

② 情緒の安定を図る：多くのストレスを抱えている中，患者にとって安心できる存在になるよう，個々の状態や症状に応じてコミュニケーションを図り，患者との関係を築く。

留意点

患者だけではなく，家族も同じように不安を抱えていることも多い。そのため，日々の病状や治療内容，患者・家族の心理状況などについて，医師や看護師などの他職種と情報共有しながら保育内容や関わり方などを検討していく。

b）安定期・回復期の保育

この時期は患者も心身ともに安定し，活動的になる。しかし，病状が安定していても再燃することがあるため，体調を慎重に観察しながら保育を行う。病状を看護師に確認し，安全に配慮しながら年齢や発達段階，保育ニーズに応じて適切な保育を提供するとともに，退院後のことも視野に入れながら患者・家族と関わっていくことが必要である。

保育の目標と内容

① 成長・発達を援助する：活動が制限された中でも，成長・発達に必要な経験ができるよう個別保育を設定する。低年齢児の場合，入院により成長・発達の後退もあるため，遊びや活動，生活場面を通して，維持・促進できるよう働きかける。

② 遊びの充実を保障する：年齢や成長・発達に応じて，遊びや活動に落ち着いて取り組めるような環境や達成感や充実感，満足感などを味わうことができるような活動内容を設定する。

留意点

回復期の場合は症状が再燃することもあるため，関わる際には活動量や配慮事項を医師や看護師に確認し，患者の全身状態や体調の変化に注意が必要である。

2）短期入院と長期入院

ここでは，短期入院を1泊2日の入院から1か月くらいまでとし，それ以上の入院を長期入院と設定する。

a）短期入院の保育

情報収集や信頼関係の構築を設ける時間が限られるとともに，子どもの病状が優れない時期に介入することになるため，保育計画を立案する過程が短くなる。しかし，緊急入院か予定入院なのかにより，計画立案に至る過程や保育内容が異なる。緊急入院の場合は情報収集と介入時期が同時進行となり，まずは信頼関係の構築を進めていくことも多いが，予定入院の場合は事前の情報収集が可能であり，入院後に患者・家族と関わりながら介入していくことができる。

保育の目標と内容

① こころ休まる環境をつくる：安心できる人や環境のもとで入院生活を送ることができるよう，保育士と一対一で関わる環境を設定

し，会話や遊びの中で気持ちや感情を表出できるよう関わる。

② 信頼関係を築く：保育士と信頼関係を早期に成立し，生活環境の変化や家族との分離，治療・手術・処置などに対する苦痛や不安，緊張状態が緩和され，初期の心理的安定を図ることができるよう，継続的な関わりや日常的な会話，遊びを通して日々のコミュニケーションを図る。

留意点

低年齢児の場合は，意思表示が難しくコミュニケーションをとりづらい場合も多いが，患者の表情や喃語(なんご)，身振りなどによる意思や要求に適切に応え，保育士が安心できる存在となるよう抱っこやスキンシップ，応答的な関わりを継続的に行う。

b）長期入院の保育

入院が長期化することにより家庭や社会と長い期間離れてしまうため，入院生活の場が成長・発達の場であるという視点をもち，患者・家族のニーズに応じた保育の計画立案・実施を行うことが必要である。慢性疾患の場合はセルフケアの実施や復園・復学に向けて入院中に行うべきことなど，他職種と連携を図りながら回復期には退院後の生活を見通した保育計画を立案することも重要である。

保育の目標と内容

① 心身が安定した治療生活を支援する：内服や治療，処置などの合間に遊びや気分転換活動を行うなど，患者にとって楽しいことができる時間を設定し，不安やストレスが緩和できるよう働きかける。

また，活動制限や体動制限など制限の範囲内で可能な限りのストレス発散方法を患者自身や家族，スタッフと考え，患者の状態に応じた保育内容を設定する。

② 気分転換活動の場を設ける：患者の得意なものや楽しめるもの，熱中できる遊びや活動を通して意欲を引き出し，自己を十分に発揮して遊ぶことができるよう，保育内容や環境設定を行う。

留意点

長期入院患者の中には人工呼吸器を装着している患者や出生直後より入院生活を継続している患者など，医療度の高い場合や退院後も医療的ケアを必要とする場合も多い。医師や看護師だけではなく，家族と患者の成長・発達の様子を共有し，不安や悩みを緩和しながら患者の病状や発達段階に合わせた関わりや遊び，生活環境を整えることができるよう援助を行う。

3）内科系と外科系の保育

a）内科系病棟における保育

特性として，輸液や内服による治療が行われていることが多く，慢性疾患の場合は比較的入院期間が長い。また，緊急入院の場合が多く，患者・家族ともに突然の環境の変化にこころの準備ができていないことがあげられる。

保育の目標と内容

① 入院生活への適応を援助する：患者と信頼関係を築き，入院・治療に対する不安や寂しさなどが軽減できるよう，気分転換ができる環境や落ち着くことができる環境を設定し，気持ちに寄り添いながら関わる。

② 情緒の安定を図る：病室外に出たり集団保育活動に参加できない場合はストレスの緩和や情緒が安定するよう，慣れ親しんだ遊びや好きな活動を個別保育活動の中で設定する。

留意点

輸液や内服薬による治療を受けている場合は，治療目的や副作用，保育活動中の留意点・観察点，どのようなときに看護師を呼んだらよいかなど，個々の患者の病状や状況を把握し，医師や看護師と常に情報共有しておく。また，感染症による入院も多いため，保育を行う際には，保育士自身が感染媒体とならないように感染症の取り扱いや標準予防策（スタンダードプリコーション）の実施（p.160参照），一日の保育支援の順番の考慮（他患者への感染を防ぐために最後に介入する），玩具の選択（消毒できるもの，使い切れるものなど）も重要である。

b）外科系病棟における保育

入院期間や手術・検査の日程，退院までの予定が事前にわかるため，手術や検査後の遊び，回復期の遊びなど，その時々に提供できる遊びをいくつも準備しておくことができる。予定入院が比較的多く，患者・家族ともにこころの準備がある程度できている場合が多い。

保育の目標と内容

① 安静度に合わせて活動できるよう環境を整える：手術や検査，治療などによる倦怠感や疲労感，痛みによる恐怖心により，生活や遊びへの意欲が低下しないよう，制限がある中でも活動できる範囲の身体の部分を使った活動や目や耳などの五感を使った遊びができるよう工夫する。

留意点

手術や検査の時間に応じて飲水や食事制限，鎮静の有無などがあるため，事前に看護師との情報共有が必要である。手術後はチューブ類が多数あるため，保育活動中の事故抜去に注意しながら抱っこや移動を行う。創部痛や不快感，手術後の不安など，患者が表出する思いを受け止め，他職種と情報共有しながら緩和できるよう援助することも必要である。

4）混合病棟における保育

ここでは，小児科および小児科以外の診療科の15歳未満患者を含む複数科の病棟とする。乳児から高齢者までと広い年齢層の患者が入院していることも多く，プレイルームも子どもだけが使用するとは限らない。しかし，温かい雰囲気の装飾や，子どもの視線が遊びに惹きつけられるように玩具や書籍を配置しながらも，大人と子どもがいっしょの空間でも過ごせるようなテーブルや椅子の配置，環境構成を考慮する。

5）安静度別と隔離中の保育

a）安静度別の保育

入院中の病状は変化しやすく，体調や遊びへの意欲自体も日によって大きく変化する。病状や体調がよくない場合や手術後などはベッド上での安静が必要となる。ベッド上の限られた空間であっても，体調に応じて絵本の読み聞かせふれあい遊びなど，五感（見る・聞く・触れるなど）を刺激する遊びの計画や臥床したままでも遊べるよう工夫をする。患者の病状が安定するとプレイルームでの遊びも可能となる。ベッド上では保育士と一対一での関わりが多いが，プレイルームでは集団保育を設定し，その中で遊びを通して他患者との関わりがもてるような環境構成も必要である。

留意点

病状によって安静度も変わることも多いため，医師や看護師と患者の病状や機嫌・様子などについて情報共有しながら安静度に応じて遊びの提供も臨機応変に変えていく必要がある。また，プレイルームでの集団保育が可能となっても治療中であることを考慮し，事前に遊ぶ時間を決め，遊びと安静時間をはっきりと区別できるようにする。

b）隔離中の保育

感染症に罹患している場合や感染症への抵抗力が低下している場合には個室隔離となる。病室から出られない，プレイルームで遊べないなど子どもにとっての苦痛は大きく，生活も単調になりやすい。そのため，隔離病室での保育は，看護師と連携しながら安静度に応じて一日の予定（日課表）や週の遊びの予定を決め，生活にメリハリがもてるように遊びを取り入れて工夫する。

留意点

隔離された患者を訪問し遊びを提供する際は，保育士自身が感染媒体とならないよう，感染症に対する抵抗力が低下している患者を先にし，感染症で隔離されている患者を最後に訪問するなど，一日の保育支援の順番を考慮する必要がある。また，玩具や物品を共有にしないなど感染症を広げないための配慮も必要である。

6）緊急時の対応，環境整備

保育士はベッド上やプレイルームなどさまざまな場所で保育活動を行う。その際，元気に遊んでいた患者の体調の急変や何らかの理由によるインシデント（p.155参照），災害（地震・火事など）などはいつ起こるか予測できない。そのため，緊急時に慌てず冷静な判断・行動がとれるようにする必要がある。患者の急変やインシデントが起きた際の対応については，保育士がその場にいた場合の対応について（初期対応やその後など），病棟スタッフと情報共有する。災害時への対応としては，日頃から避難経路，避難方法，消火栓・消火器の設置場所の確認を行う。プレイルーム内にある玩具や書籍の設置場所が適切か，安全対策が取られているか（棚が倒れないようにする・扉から物が飛び出ないようにするなど）など，保育活動を行う場所の環境整備はしっかりと行っておきたい。

7）学童期や思春期の支援

学童期・思春期の子どもにとっての入院は，自身の病気に対する不安や入院生活による生活の変化により，学校や友だちといった社会から切り離されてしまう影響から不安を抱えることも多い。治療や活動制限などに対するストレスを感じ，周囲に対する興味・関心がなくなり意欲が低下することで病室から出ずにベッド上で過ごすことが多くなり，他者と関わることも少なくなる。そのため，遊びや活動を通して他者への興味・関心が芽生え，共に過ごすことの喜びや悩みや不安などの気持ちを共感し，互いに励まし支え合えるような関係づくりや同年代同士で遊べる環境を設定することも必要である。

また，入院中は学習環境の変化も大きい。患者によっては進学を考えている場合や入院が受験時期と重なることもあり，学習への継続ができるか不安を抱えることも少なくない。院内学級がある場合は転籍し学習を継続できるが，事情により転籍できない場合や院内学級がない場合もある。院内学級がある場合は病棟での患者の様子や学習意欲などを学校の教師と情報共有し，学校や病棟スタッフと連携しながら支援していく。院内学級がない場合は，病棟スタッフと学習の必要性を話し合いながら患者の病状・状態に合わせて年齢や特性，学習状況等に合わせて学習に取り組みやすい環境を整え，学習時間が習慣化するよう，患者といっしょにスケジュール表を作成して学習状況や一日の予定を把握しやすいように働きかけていくことも必要である。

(3) 病児・病後児保育

1）病児保育施設の利用

病児・病後児保育とは，医師が利用可能と判断した子どもを対象とし，疾患，病状に合わせて保育士，看護師の専門性を活かした保育看護を病児保育室で提供するものである。医療機関併設型と，保育所併設型の施設があり，多くの施設では事前に病児保育室へ登録し，子どもの基本情報をとらえておく。近くの医療機関を受診し，医師連絡票を持参するか，併設の病院やクリニックにて医師の診察を受けてから病児保育に入室となる。保育士や看護師は子どもの病状経過やアレルギーなど，預かるうえで必要な情報を聞き取るための入室チェックを実施する。また保護者の不安を聞き取る等，安心して預けてもらえるよう配慮することが大切である。また短期間での利用が多いため，アレルギーの有無や内容，けいれん既往の有無と対応方法，病状経過，食欲，機嫌，睡眠等の情報収集を行うことが必要である。子どもについての情報を正確に収集し，登録後も変更があった場合には最新の情報を得ること，スタッフ全員で共有することが重要である。

2）保育看護とは

特に病児保育室において，保育を専門とする保育士と看護を専門とする看護師とが，お互いの専門性を発揮し，不足する部分を補完し合い，協力して行う病児のケアを「保育看護」という。つまり保育士は保育の専門性に加えて，看護的要素を身につけ，看護師は看護の専門性に加えて遊びの展開等保育的要素を身につけ，両者が一体となってそれぞれの専門性を尊重しつつ補完し合いながら展開し日常の一つひとつの保育・看護業務について検討し，共通の理念をもって取り組んでいくことが望まれる。

また病児を対象としていることに配慮する保育・看護的な保育方針が必要となる。朝，入室してからの遊びや，おやつ，昼食や午睡，安静時間，退室までの子どもの生活や，個別の遊びや集団遊び等の環境設定等，それらに対する保育者の援助や配慮についての保育計画，そして安静度，隔離の必要性の有無，水分補給，主たる観察や症状などの看護計画（看護ケア）を合わせもった保育看護計画が必要となり，きめ細やかな個別的な保育を行わなければならない。

（参照：日本病児保育協議会「必携 病児保育マニュアルVol.2」，2014）

3）症状について

利用する子どもの病状はさまざまであり，年齢によっても状態は変わってくるため注意が必要である。主に上気道炎や気管支炎といったかぜ症状の利用が多いが，季節によっては感染症が増加するため隔離室の使用，個別配慮も必要不可欠である。また，アトピー性皮膚炎やおむつかぶれ，蕁麻疹の場合は，洗浄や軟膏塗布，不快感を和らげるなど，個々に合った配慮をする必要がある。病状は急に悪化する場合があるため，呼吸状態，けいれん等，病状の変化を注意深く観察し，急変時は医師，看護師と連携し，適切に対応していかなければならない。保育士は疾患の知識を習得し，状態が悪化したときの対応方法，看護師は保育の専門性を身につけなければならない。

4）環 境 整 備

保育室は衛生面に配慮し，子どもたちが心地よく過ごすことができる環境を整備するとともに，楽しく快適に過ごせるようにする。部屋の温度や湿度，換気，照度にも配慮しなければならない。また，定期的に玩具や家具の消毒を実施し破損などがないかを確認し，安全に遊べるよう玩具の管理を行う。できる限り保育室と隔離室の玩具は分けて管理することが望ましい。

感染症の場合，接触や飛沫感染では唾液や粘液で感染するため，玩具の使用や子ども同士の距離を離す，または別室，パーテーションを使用する等の対策や工夫が必要である。感染症の感染経路をすべて習得し個々に合った対応方法を考え，感染予防に努めなければならない。

5）保育のねらい

病児保育施設では，日々利用者が違うため，当日の朝に保育環境を設定しなければならない。利用人数，年齢，疾患，利用時間などにより日々のタイムスケジュールを決定するため，保育士と看護師はそのつど受け入れる子どもの状況を確認し，個々のケアに必要なプログラムを作成する。よりよい環境を整備することが重要であり，保育の流れを重視した日案を作成することが望ましい。また急性期，回復期によっても保育の進め方は変わってくるため，その日，その時の子どもの様子や病状に合った計画を立てることが大切である。

子どもたちは体調も悪いうえ，慣れない環境での不安が大きい。場所に慣れるまで寄り添い，安心感を与えられるよう，保育環境，人的環境の受け止めに配慮する。年齢の発達を理解してその子どもをよく知ることで信頼関係を築くきっかけともなる。また，子どもの身体や精神面，情緒に対する働きかけ，保健，安全，休息，食事，排泄等，生理的欲求も満たせるようにする。回復期には通常の生活リズムに戻るための援助も必要である。保育記録や個人記録等，子どもの状態や様子を記録に残すことはスタッフ間の情報共有にもなり，次の保育へ活かせるなど，保育看護の向上につながっていく。

6）病児保育施設の役割

子育て支援も病児保育の役割である。病気に対する在宅ケアの方法や育児について，さまざまな相談，助言，指導を行い，保護者に配慮した子育て支援を行うことが重要であり，さらなる専門性の向上が求められる。今後の病児保育施設では子育て支援ステーションとしての役割を担っていかなければならない。感染症の情報発信，地域の保育所スタッフに対する講習会の開催，保護者に対する家庭でのケア方法などを実践していくことが求められている。

(4) 在 宅 保 育

1）在宅での保育

重い障がいがあり，また，医療的ケアが常時必要であることや，重い疾患のため感染症にかかるおそれがあり外出することが著しく困難なために，保育所や障害児通所支援（児童発達支援，放課後等デイサービス）の利用が難しい子どもに対しては，保育士が家庭に定期的に訪問し，保育支援，発達支援を行う。

在宅保育を行うための制度は，子ども・子育て支援新制度の中の「居宅訪問型保育」（対象：0～2歳）や障害児通所支援制度に新設された「居宅訪問型児童発達支援」がある。

在宅における保育の留意点を3つにまとめた。

2）個別支援計画に沿った保育活動や遊びの提供をもとにした発達支援

重い障がいや疾患がある場合，子どもたちは発達に必要な遊びの経験や人との関わりが制限されやすい環境で過ごしている。保育士は子どもの状況について把握し，その子どもの障がい程度や発達状況に応じた支援目標を立てる。家という限られた空間の中での活動であることや重い障がいということから，歌，楽器，感触（製作），バランスボール，布ブランコなど遊びの内容は限られてしまうが，できる限りその子どもが楽しめる心地よい遊びの体験ができるよう工夫する。

訪問に際しては，事前に保育の展開を計画して行うが，子どもの体調は変化しやすいため，そのときの体調の変化を注意して観察し，家族とも相談のうえ，活動内容や時間を判断しながら行うことが必要である。そのため，体調に応じた遊びをすぐ提供できるようあらかじめ状況に応じた展開をいくつか用意し，例えば，活動の刺激を軽減したいときには手遊びやわらべ歌などで心地よい刺激の遊びに対応ができるなど，遊びの引き出しを多くつくっておくことは大切である。

在宅での保育では，感染症にかかりやすく，重症化しやすい子どもが多いので，保育士の体調や訪問先での手洗い消毒，遊びに使うものへの消毒等，感染防止対策に留意することが必要である。

3）家族への子育て支援

外出が困難な子どもと一日を過ごす家族（主に母親）は，SNSやインターネットの環境の中で情報収集することはできても，子どもについて直接他者と話をする機会は少ない。また，特に重い障がいがあり，感情の表出が少ない子どもの場合は，どのように関わり遊べばよいか家族にも戸惑いは大きく，子どもと過ごす時間を楽しみ，愛着関係を深めることが難しいことがある。それに対して保育士が提供する遊びの様子を見てもらうことや，親子でいっしょに遊ぶ機会をつくり，その中の子どものわずかな表現も大切に家族に伝え，家族が感じたことに共感することが大切である。また，日ごろ感じている子どもへの思いや，相談に丁寧に対応を行い，子どもへの愛着や子育てへの安心感につなげるために，子育てにおいて孤立感を感じやすい状況の家族（主に母親）の心理的なサポートを担うことは大切である。

4）関係機関・他職種との連携

在宅での保育支援では，障がいが重く，医療的ケアが必要な子どもや，感染のリスクがある子どもが対象であるため，子どもの状態を理解し，保育を行う必要があることから，家族からの情報のほか，必要時は家族の同意を得て，担当医師や訪問看護師等と連絡をとり，子どもの医療情報や訪問看護・リハビリテーションでの子どもの様子を知り，安全に保育を行うことを心がける。

保育においては，保育士のほかに理学療法士や作業療法士，看護師が同行し，各専門的な視点で連携することで，遊びをより安全に行い子どもの意欲やもっている力を発揮できるようにすることも大切である。

子どもの中・長期的な状態の変化によっては，在宅での保育から通所の集団保育に移行していく場合がある。その場合は，移行先の機関と子どもについて情報交換を丁寧に行う必要がある。

(5) 障がい児保育

1）成人も含めた支援

ここでは，医療の支援が必要な障がい領域である「重症心身障害」や「肢体不自由」などの子どもたち，また，「重症心身障害」の領域については成人も含めての保育士の支援のあり方について述べていく。成人の「重症心身障害」にも保育士の支援が必要であるかについては，2008年に「障害児支援の見直しに関する検討会報告書」（厚生労働省）で示された「重症心身障害の領域の『児・者一貫』支援の必要性を踏まえ，継続性が保たれるよう小児神経科医や本人をよく知る保育士などが継続して関わることができるようにする」ということを根拠とするものである。文中の「障がい児」や「子ども」の表記は，「重症心身障害のある成人」としても読み替えて理解してほしい。

以下，医療の支援が必要な障がい児の生活を楽しく，実りあるものとなるように，保育士がどのような役割を担っていくことが必要なのかについて述べていく。

2）さまざまな場での保育士の関わり

ではどのような場で保育士は関わっているのであろうか。施設入所している子どもも，自宅で暮らし通園施設や保育所などに通う子どもも，そこには保育士としての共通した部分がみえる。

子どもに対しては，トータルな生活支援と遊びに関わり，これらを連続的に行い，子ども自らの「育ち」を支援していることである。また，家族に対しては，「子育て」を支援し，自らの子育てに自信がもてるよう共感したり気持ちを支持したりしている。そのうえで，その子どもや家族に関わるさまざまな職種の人たちと情報を共有し，支援体制を組んでいる。

このことは，全国保育士会倫理綱領（2003年）の前文にも記されている。全国保育士会は保育所保育士が多数を占める団体ではあるが，後にこの倫理綱領を医療現場の保育士の団体が採択し，医療を必要とする障がい児・者の支援に携わる保育士の行動規範として示している。子どもと関わる場所が違っても，そこで支援を行う保育士には共通した「保育」の基盤を有していると考える。これは決して健康な子どもや医療を要する子どもに「同じことをする」のではなく，個々のニーズに応じた支援を「保育」の視点で行うということであり，多職種協働の中でそれを実践していくということである。

3）医療の支援が必要な障がい児への保育

次に，医療の支援が必要な障がい児への保育を，どのように行っていったらよいか，全国保育士会倫理綱領にも示されている，a）子どもの「育ち」を支える，b）保護者の「子育て」を支える，c）子どもと子育てにやさしい社会をつくる，という3つの視点から述べていく。

a）子どもの「育ち」を支える

一人ひとりの子どもの最善の利益を第一に考え，保育を通して，その福祉を増進するよう保育士は努めてほしい。障がいや疾患の有無，程度にかかわらず，子ども自身が生き生きと主体性をもって生活や活動ができるように，また，子どもたちの立場に立ち，その置かれている状況において，将来的，長期的視点から子どもにとって最大限の権利が保障されるように心がけてほしい。また保育士は，子どもの発達保障という観点から，保育を通して一人ひとりの子どもが心身ともに健康，安全で情緒の安定した生活ができる環境を用意し，生きる喜びと力を育むことを基本として，その健やかな「育ち」を支えられるよう努めてほしい。障がいが重く微細な反応しか示せない子どもでも，見通しをもち，支援を継続できるように，また，日々の保育の中では，子どものニーズを受け止め，子どもの立場に立ってそれを代弁するよう心がけてほしい。これは，子どもの意思決定をくみとり，援助するということであり，その子どものエンパワメントにつながるものである。

b）保護者の「子育て」を支える

子どもと保護者の置かれた状況や意向を受け止め，保護者とよりよい協力関係を築きながら，子どもの育ちや子育てを支えられるよう保育士は努めてほしい。そして，保護者やきょうだいが必要とするサービスが，必要なときに受けられるよう，日ごろから保護者との信頼関係を大切にし，ともに考え，悩み，歩んでいけるように，また，子どもと保護者の置かれた状況や意向を十分に受け止め，思いに寄り添うことや，必要と思われる制度や社会資源など，いろいろな情報を提供しながら，それぞれが納得して決めることができるように心がけてほしい。

保護者の置かれた状況や意向を十分に受け止め，思いに寄り添うこと，子どもの育ちや子育てを支える，とはどのようなことであろうか。障がい児やその家族には，それぞれの発達段階に生じやすい課題というものがある。乳児期の子どもは，親子関係の構築が特に重要である。

医療の支援が必要な障がい児の場合は，通常の子育て以上にかかる子育ての負担というものが生じるため，社会的資源を活用して軽減したり，子どもと保護者が日ごろの関わりや遊びを通じて，関係性を構築できるように支援する必要がある。幼児期の子どもは，仲間との関わりを通じて認知機能の成長・発達が著しく促進される時期であるため，可能な範囲で集団生活の機会を増やすことが重要になる。学童期，青年期になると，子どもは社会参加がさらに進み，自身の自立に向けて，親離れ，子離れが促される時期となる。

障がい児をもつ保護者は，家族以外の人にわが子を託すことに大きな不安をもつ人が多いが，家族の思いを受け止めつつも，徐々に家族以外の人からの支援に子ども自身が慣れていくことの必要性を保育士は伝えるようにしたい。特に重症心身障害の場合は，子どもが示す反応が微細なため，保護者が子どもの合図や反応を見つけられずに困っている場合がある。保育士はそれを見つけて保護者に伝えたり，対応を保護者とともに考えたりすることが重要である。また，子どもの心地よいと感じていることを見つけだし，保護者が子どもの心地よさのためにできることを提案したり，ともに考えたりすることも必要である。保護者が子どものためにがんばっていることを承認，称賛することも重要であり，これらの関わりが総じて保護者のエンパワメントにつながるのである。

c）子どもと子育てにやさしい社会をつくる

職場におけるチームワークや関係する他の専門機関との連携が重要である。職種間のチームワークや関係する他の専門機関との連携を大切にし，子どもの生活全体に関わっていくように保育士は努めてほしい。また，子どもの生活をより豊かなものにできるよう，日常生活支援を通してトータルなニーズを把握し，それをもとに療育活動のリーダーとなり，多職種と連携を取りながら活動を展開してほしい。さらに保育士は，地域の人々や関係機関とともに子育てを支援し，そのネットワークにより，地域で子どもを育てる環境づくりを心がけてほしい。自らの施設を利用する障がい児だけでなく，地域で生活している障がい児に対しても専門的な技術を提供することで，医療の支援が必要な障がい児が地域住民として暮らせるよう，地域の人々との関わりを大事にし，社会参加していけるよう支援を行ってほしい。

2. 医療保育における環境

（1）子どもの環境

人の一生において，乳幼児期は成長・発達が著しく，人間形成が構築される重要な時期である。子どもにとって生活の中心は遊びであり，遊びによって成長が促されるといっても過言ではないほど，重要な活動である。児童権利宣言（1959年，国際連合採択）第２条には「健全，かつ，正常な方法及び自由と尊厳の状況の下で身体的，知能的，道徳的，精神的及び社会的に成長することができるための機会及び便益を，法律その他の手段によって与えられなければならない」とある。子どもが成長するには，安全で安心できる適切な環境が必要であり，いかなる場合もその生活が保障されるべきである。したがって保育者は，子どもが健やかに育ち，成長するために，適切な環境を意識して関わる必要がある。

（2）医療現場における子どもの環境

医療の場は，疾患や治療などにより，子どもが育つ望ましい環境とはいえない。例えば，歩けない，友だちや家族に会えない，食べたいものが食べられないなど，さまざまな制限が多く存在している。そのような場における子どもの物的環境と人的環境について述べる。

1）物 的 環 境

医療の場は，見慣れない機器や器具に囲まれ，恐怖や不安を感じやすい状況にある。そのような中で保育士は，個々の疾患や発達を把握し，安心して過ごせる環境や，成長を促すための環境を整え，提供することが望まれる。

例えば病棟では，病棟全体や処置室などは殺風景で恐怖を感じやすいため，壁面や天井に，子どもが親しみやすい絵や装飾の工夫を施すとよい。なじみのあるものや親しみやすいものによって，こころの安定を促し，ディストラクション（処置中の遊びを交えた介入により疼痛を緩和する方法）の効果も期待される。また，大部屋の場合，プライベートな空間はベッドのみである。ベッドサイドは床頭台や荷物入れのほか，多少の空間がある程度で，決して広いとはいえない。さらに，プライベートとはいえ隣の患児とはカーテン一枚で仕切られている程度であり会話などが聞こえてしまうため，完全なプライベート空間とはいいがたい。ベッドから離れられない状況である子どもに対しては，その環境の中で保育をするため，会話の内容や他児との距離などに配慮する必要がある。このように，病状や疾患に配慮しながら，空間に合わせた保育を設定し，患児の環境を整えていくことが大切である。

本来子どもの物的環境は「遊び」「食」「寝」の空間を分けることが望ましいが，医療の場では困難な場合も多い。そのような中にあって多くの医療機関が設置している「プレイルーム」は，医療の場における子どもが，安心して過ごせる空間となっている。プレイルームは年齢や性別，疾患や病状にかかわらず，すべての子どもに対応できることが望ましい。そのため，あらゆる発達段階に合わせた遊びのツールや，子どもが主体性や自発性をもって遊べる物的環境が必要である。医療の場においても，子どもが安心して楽しく過ごせる場があることで，気分転換ができ，治療への意欲につながる。

また，医療の場における物的環境では，その環境が子どもにとって「安全」かつ「清潔」であることが重要である。医療を必要とする子どもは，いつもとは違う身体状態や精神状態であるために，特に注意が必要となってくる。例えば，通常であれば上り下りできる段差も，疾患や制限によりできなかったり，治療の副作用による免疫力低下で，感染しやすい状況であったりするため，普段よりもより多くの配慮が必要となる。しかし，年齢や発達によって，そのこと自体を子ども自身が把握して行動できない場合があるため，保育士はそうした行動を想定して環境を整える必要がある。使用する玩具や物品の適切な選択や，使用後の消毒も，この一つである。

2）人的環境

医療の場では，家族のほかに，他の患児，医師や看護師をはじめとする大勢の医療スタッフが子どもたちと関わることになる。初対面や，処置を施す人に対し恐怖を感じてしまうことが多く，なかなかスタッフに慣れない子どもが少なくないのも現状である。子どもとスタッフの信頼関係は不可欠であり，関係が構築されることによって，子どもの思いを聞くことができ，その思いを踏まえた計画を立てることにつなげられる。治療や処置などは受動的であるが，自分の思いが伝わったうえで，子ども自身が納得して治療を受けることは，治療を円滑に進めるための近道にもなるのである。

医療行為を行わない保育士は，子どもたちにとって「痛いこと」をしない存在であり，遊びや日常生活の援助等を通して，楽しみやリラックスを共有するため，安心できる存在となりやすい立場にある。したがって，他のスタッフが子どもと関わる際の橋渡し的な役割を担うことも保育者には求められるのである。遊びの場面でみられる子どもの言動を他職種と共有することや，遊んでいる場面を医師や看護師などに見てもらうことで，それらスタッフが関わる際の会話の糸口にすることができ，子どもがスタッフに親しみを感じるようになるのである。また，リハビリテーション（リハビリ）が必要な子どもには，リハビリ要素を含んだ遊びを取り入れると，リハビリが「つらいこと」ではなく「楽しみながらできること」に転換できるのである。投薬拒否がある子どもには，薬を飲むことへの目標や達成感があり，子どもの意欲が掻き立てられるようなツールがあると，スムーズに服薬できるようになる例もある。例えば薬が飲めたら一つずつシールを貼ってゴールを目指す「ごほうびシール」などである。

子どもの特性をよく理解した保育士が，その専門性を活かし，他職種と連携を図ることで，医療の場における子どもの人的環境はよりよいものになる。

3）安全で安心できる場の確保

医療の場における子どもの環境は，恐怖や不安が多く，日常とはかけ離れた環境である。しかし，物的環境や人的環境に気を配り，整った環境を提供することにより，医療の場における子どもにも，安全で安心できる場が確保できる。そのため保育士は日々の子どもの言動に目を向け，スタッフ間の連携を図り，望ましい環境をつくるために保育士がするべきことを見極める必要がある。

3. 医療保育における発達支援

医療保育の対象となる子どもたちは何らかの病気にかかっていたり，障がいがあったりする。そのため，病気や障がいのある間は年齢相応の発達課題の達成が難しいことがある。

病気にかかった子どもは，入院を機にこれまでできていたことに困難さを抱くことがある。しかし工夫次第で克服できたり，困難になったことで得られる気づきもあったりするだろう。一方，障がいのある子どもについてはどう考えればよいだろうか。一つのエピソードを紹介する。

> X君（4歳）は廊下に出されたベッドにいた。手術室への出棟前，担当看護師が申し送りしていたのだ。X君は，いつものようにベッド上に立ち「ラーメン！」と言いながら生理食塩水の空き箱の中をおたまでまぜ，満面の笑みでからだを揺らしている。X君には知的障害があり，会話は専ら一語文である。
>
> そこをたまたま通りかかった他児の祖母が，吸い寄せられるようにX君に声をかけ，その手をとり身体を揺らしていた。しばらくしてX君が「どうぞ」と箱を差し出すと，祖母は泣きながら箱を手に取り「おいしい」と笑った。
>
> 祖母は「ああいう子って何考えているかわからないし，生きてて楽しいのって思ってたの。けれど，彼には前に進む力があって，どんよりしてた私を察してラーメンくれたのよ。彼に出会えてよかったわ」と話した。

入院当初は常に泣いていたX君は，じきに外に気持ちが向きはじめ，やがて見知らぬおばあさんにラーメンを振る舞うまでになった。この間にX君は，次々と起こる「異変」を受け止め，できる限り「普段」の生活を送れるようになったのだ。このことは彼が成長・発達し，「生きる力」を得た証といえるのではないだろうか。

大人は良くなる変化を「発達」ととらえる傾向にある。しかし，変わらないことや衰えていくことの価値もあるのではないだろうか。「何考えているかわからない子の前に進む力」を祖母の世代になって感じたわけで，生涯発達の観点からいえば「発達」であるといえよう。

保育士は，こうしたあらゆる「発達」に目を向け，そして支えていくことを大切にしたい。

4. 医療保育における生活援助

入院生活では，病状や治療により食事や排泄に関する制限や環境の変化が大きく，大人であってもストレスを抱えやすい状況にあり，子どもではなおさらである。子どもの長期にわたる入院生活の場合，生活経験の不足や家族・スタッフに対して生活習慣の援助を依存しやすい傾向にある。そのため，患児の発達段階や病状，治療内容などの情報をもとに患児にとって必要な生活援助を行い，基本的生活習慣の習得や一人ひとりに応じた生活を送ることができるよう支援することが必要となる。

生活援助の項目については，保育所保育指針（厚生労働省，2017年）をもとに，基本的生活習慣である食事，排泄，睡眠，衣類の着脱，身の回りの清潔に分類して述べる。

(1) 食　　事

入院中は病状や治療により食事の量や形態，内容に制限や変化が生じることが多く，食に対するストレスを抱えやすい。そのため，食事制限や治療による影響などを把握し，個々に応じた関わりが必要となる。また，安静度や体動制限などにより思い通りに食事がとれないことや，アレルギーや病状による他患者との食事の違いなども患者にとっては大きなストレスとなる。個々の疾患や病状に応じて介助方法や対応，配慮点も異なるため，情報収集をもとに一人ひとりに応じた支援をしていくことが重要となる。

乳幼児期は食習慣を身につける段階であるため，個々の発達段階や自立度，病状等に応じた食習慣や食事のマナーを身につけることが必要となる。また，疾患や病状により経口での食事経験が少なく，食に対する興味・関心が少ない患者もいるため，病状や状況に応じて食に対する意欲や興味・関心をもつことができるよう，個々の疾患や治療の経過等を把握して働きかけることも必要である。

1）食事に関する情報収集の項目

・食事制限（禁食，術前・術後食，水分制限，塩分制限など）
・手術・検査・処置などの有無や時間（禁食・食事待ち・薬剤使用後など）
・薬剤や治療による影響（食欲不振，食欲亢進，味覚の変化，悪心，倦怠感など）
・形態（きざみ食，ペースト食，注入など），種類（離乳食，幼児食，学童食，治療食など）
・食事前後の内服や血糖測定，吸引等の有無
・食事量や飲水量の計測の有無
・食物アレルギーの有無やその原因となる食材
・治療や薬剤の影響による禁忌食材（免疫抑制薬，抗凝血薬など）
・摂食に関するリハビリテーションの介入の有無や内容
・疾患や病状に関すること（嚥下機能，咀嚼機能，特殊食器などの使用物品，介助方法など）
・食に関すること（好き嫌い，偏食，速度，摂取量，姿勢，自立度，介助方法など）

2）実施する際の配慮点

① 禁食や手術・検査前，体調がすぐれないなどの理由で食事をとることができない患者もいるため，周囲の患者に配慮して声かけや誘導，環境構成を行う。
② 疾患や病状，嚥下機能，咀嚼機能に応じた使用物品，食事時の姿勢，介助方法等を把握して援助する。
③ 食に対する意欲を育むことができるよう個々の発達段階や疾患，治療内容，経過などに配慮して働きかける。
④ 誤配膳防止のため，食事配膳時の患者確認を徹底する。
⑤ 誤食，感染拡大防止のため，食事の片付け等の環境構成や環境整備を実施する。
⑥ 発達段階に応じた食事前後の挨拶や態度，食事のマナーが身につくよう働きかける。

(2) 排　泄

入院中は病状や治療の影響により，尿量や便性の変化が起き，排泄習慣の後退や失敗が生じやすい。また，安静度や体動制限，治療や術後の状態による排泄時の環境の変化も重なり，排泄に対して大きなストレスを抱えることがある。そのため，排泄習慣の後退や失敗による自信の喪失や環境の変化によるストレスを軽減できるよう，個々の病状や治療などを把握し，心理面に配慮して関わることが必要となる。

乳幼児期は排泄習慣を身につける段階であるため，個々の発達段階や自立度，病状等に応じた排泄習慣や排泄時のマナーを身につけることが必要となる。学童期の排泄に関するセルフケアが必要な患者に対しては，個々の疾患やセルフケア行動を把握し，患者自身がセルフケアを継続できるように支援する必要がある。

1）排泄に関する情報収集の項目

・疾患や病状，治療に関すること（膀胱留置カテーテルの挿入，ストーマ（人工肛門・人工膀胱）造設の有無，導尿や浣腸の有無など）
・治療や薬剤による影響（利尿薬や輸液による尿量の変化，下痢など）
・手術・検査・処置に関すること（量・回数測定，蓄尿，検体，薬剤の使用，廃棄場所，保管場所，観察項目，写真撮影の有無など）
・尿や便に関する感染症の有無
・安静度や体動制限（排泄場所，移動方法，使用物品，介助方法など）
・排泄に関すること（時間，間隔，自立度など）
・排泄管理に関するセルフケア行動（導尿，ストーマ管理など）

2）実施する際の配慮点

① 病室での排泄の場合，プライバシーや同室患者に配慮して環境を整え，排泄時の音やにおいなど本人の心理面や同室患者に配慮して関わる。

② 治療や輸液量による排泄習慣の後退や尿量や便性の変化に配慮して声をかける。

③ 病状や治療による影響を考慮しつつ，発達段階や自立度に応じた排泄習慣や排泄時のマナーを身につけられるよう働きかける。

④ 排泄習慣の習得段階にある患児は，病棟スタッフや家族と情報共有をしながらトイレトレーニングなどの援助を行う。

⑤ 排泄への意欲や自信をもてるよう心理面に配慮して関わる。

⑥ 患者自身がセルフケアを継続できるよう，病棟スタッフや家族との連携のもと，声かけや見守りを実施し，患者の意欲や主体的な行動を支持するよう働きかける。

(3) 睡眠（生活リズム・活動と休息）

入院中は苦痛や治療，検査，環境の変化などにより，睡眠不足や昼夜逆転など，睡眠リズムや生活リズムが崩れやすい。そのため，家庭での生活リズムや睡眠習慣を把握したうえで，人的・物的環境を整え，安楽に睡眠や休息の時間をとることができるよう援助する必要がある。また，病状や治療，発達段階に応じて，睡眠や休息，活動の時間を調整し，生活リズムを整えることは心身ともに安定した入院生活を送るためにたいへん重要となる。

学童期は自立の時期にあるため，一日の過ごし方を自分自身で判断し，自主的に生活を送ることができるよう支援する必要がある。

1）睡眠に関する情報収集の項目

- 病状と生活リズムに関すること（不眠，昼夜逆転など）
- 病状や治療，薬剤による影響（身体的苦痛，精神的ストレス，疲労感，倦怠感，眠気など）
- 手術，検査，処置に関すること（検査待ち，睡眠導入薬使用など）
- 生活リズムや睡眠の時間と回数
- 集団保育の経験や入院経験の有無など生活歴
- 家庭での睡眠の様子（睡眠導入方法，体勢，夜尿など）
- 入院中の睡眠の様子（午睡の有無や夜間の様子など）

2）実施する際の配慮点

① 患者の病状や状態（表情，顔色，活気など）を把握し，活動量や休息時間を調整する。

② 夜の睡眠時間や午睡の有無などに配慮し，適切な活動時間や休息時間を病棟スタッフや家族と相談して調整する。

③ 発達段階に応じて，睡眠や休息の必要性を患者が理解できるように説明する。

④ 入院による環境の変化や病状によって生活リズムが乱れた場合は，病棟スタッフや家族と一日のスケジュールを見直し，個々の病状や状態，安静度等に応じて睡眠，休息，活動の時間を調整する。

3）学童期の支援（生活リズム）

入院中は，病状や治療などによる制限も多く，生活場面で家族や病棟スタッフに依存することや受け身になりやすい傾向にある。そのため，自立の時期にある学童期の患者は，検査や処置など治療上必要なスケジュールやリハビリテーション，院内学級などの予定を考慮し，入浴，学習，気分転換活動などの日程を自ら計画できるよう支援する必要がある。また，患者自身が自立や自己管理の必要性を理解し，自分で考えて生活を送ることができるように患児の理解力を踏まえて関わることが重要となる。

(4) 衣服の着脱

入院中は安静度や体動制限，治療や術後などの状態により，自分自身で衣服の着脱を行うことが難しくストレスを抱えやすい。そのため，病状や治療，発達段階などを把握し，一人ひとりに応じた配慮や関わりが必要となる。

1）衣服の着脱に関する情報収集の項目

- 疾患や治療に関すること（点滴やカテーテル・ドレーン類の有無や刺入部の位置，手術部位や創部の位置や状態など）
- 病状や体調（鼻汁・唾液・嘔吐・汗の有無や頻

度など）
・治療や薬剤による影響（低体温，高体温，悪心，嘔吐，多汗など）
・観察項目（皮膚の状態，発疹，ガーゼやテープ保護部など）
・着脱に関すること（介助方法，自立度など）

2）実施する際の配慮点

① 吐物，排泄物，血液などで衣服が汚れた場合は，汚染，感染の拡大を防ぐため，感染防護具を着用し，周囲に飛び散らないように配慮し援助を行う（感染症患者の場合はそれに準じた感染予防策をとる）。
② 成長・発達や病状，安静度に応じて，体格に合った大きさの衣服や素材・機能性を考慮した衣服，自分自身で着脱ができる衣服を選択する（誤飲の可能性がある衣服は避ける）。
③ 病状や安静度，医療機器の有無，患部や創部の位置や状態などに配慮して援助を行う。
④ 発達段階や自立度に応じた着脱衣の習慣を身につけられるよう働きかける。

（5）身の回りの清潔

入院中は安静度や体動制限，治療や術後などの状態により，自分自身で歯磨きや手洗い，うがい等の清潔行為を行うことが難しく，清潔行為に対してストレスを抱えやすい。そのため，病状や治療，発達段階などを把握し，一人ひとりに応じた配慮や関わりが必要となる。

また，清潔行為は感染予防につながるため，個々の発達段階や理解度に応じて必要性を説明し，自分で清潔行為を実施できるよう援助する必要がある。特に易感染者は，手洗いやうがいなどの行為を退院後も継続できるよう身につける必要があるため，病棟スタッフや家族と協力し，清潔習慣を習得できるよう働きかけることが重要となる。

1）身の回りの清潔に関する情報収集の項目

・疾患や治療に関すること（点滴やチューブ類挿入の有無，手術部位や創部の状態など）
・病状や体調（鼻汁・咳・唾液・痰・嘔吐・汗の有無や頻度，感染症の有無など）
・治療や薬剤による影響（悪心，嘔吐，多汗，易感染状態など）
・清潔習慣に関すること（使用物品，意識や態度，自立度，介助方法など）

2）実施する際の配慮点

① 口腔や鼻腔にチューブが挿入されている場合，チューブ類の事故抜去に注意する。
② 口腔内や咽頭を手術した場合は，使用物品やうがいの有無，注意点を把握する。
③ 点滴やチューブ類の挿入部や創部をガーゼで保護している部分は，固定が外れたり，濡れたりしないように注意して関わる。
④ 発達段階や自立度に応じた清潔習慣を身につけられるよう働きかける。
⑤ 易感染者（化学療法中，免疫抑制薬使用中など）の場合は，免疫力が低下しているため，活動前後に手洗いやうがいをする必要性を伝え，習慣が身につくよう働きかける。

5. 医療保育における家族支援・きょうだい支援

（1）入院中の子どもの家族支援

家族支援を行ううえでは，日本の家族の現状に目を向け，家族，社会も以前に比べて多様化が進んでいることを考えなくてはいけない。少子高齢化　核家族化　都市化　情報化，国際化等，日本の経済社会の急激な変化を受けて生活様式や価値観が多様化してきている。一方，人間関係の希薄化や地域社会のコミュニティ意識の衰退などの状況がみられる。そのような中で入院児の家族支援を考えたとき，家族の現状を深く理解することにより，入院児の家族に寄り添った支援の必要性を痛感する。

1）家族の苦悩と負担

子どもの入院に伴い家族はさまざまな変化を受け入れなければならない。家族は動揺したり，不安に駆られたり，不満に思ったり，ほっとしたりとさまざまな思いを抱きながら日々を過ごしている。病気の子どもをもつ家族が抱えやすい問題を下記にまとめる。

・入院による家族の生活パターンの変化

・診断に対してのショックと子どもの症状に対する不安
・病気とストレスからくる子どもの退行と反抗的な行動に対する対処法・関係悪化
・付き添いができない罪悪感
・障がいを残す病気，慢性疾患などに対して受け入れできない
・死に至る疾患の場合のショックと強い罪の意識，事実を受け入れできない状況と医療者に対する不信感
・家に残してきたきょうだいの日常生活の心配と子どもだけでいることの不安と罪悪感

2）保育士の役割

保育士は医療チームの一員として，家族のさまざまな感情や状況を受け止め不安や疑問に対処しながら，家族がわが子を受け入れ支えられるように，さらに家族の絆を強めていけるような支援を進めていかなければならない。また，子どもと家族の身近な位置で関われる立場を活かして家族の気持ちを受け止め，保育士としてできる範囲で安心・安全の環境を提供する。不安を抱える家族には保育士から積極的に関わり，子育てのスキルを提供し，ソーシャルサポートにつなぐなど，子育てに前向きに取り組めるように支援することが求められる。

3）保育士にできる家族支援

保育士は食事や睡眠など生活援助に関する支援は積極的に行う。治療に関する話題についても積極的に対応することが求められる。それは，家族から保育士に対して医療職ではないからこそ気軽に病気や治療に関する悩みや不安を語るなど，家族の心理的なサインを表出することでもわかる。保育士としてありのままを受け止め，医師，看護師に伝えるべき問題かを判断し対応する必要がある。その際，家族と保育士の関係や語られた経緯を踏まえ，看護師に何をどのように伝えるべきかを慎重に検討したい。家族が直接医師や看護師に伝えたほうがよい場合もある。保育士が伝える場合は家族にその旨を伝え許可を得るようにする。

a）子ども・家族と医療スタッフとの関係に関する問題

子どもが抱える病気や治療に関する悩みの背景には，家族と医師や看護師との関係に関する問題が隠れている場合がある。保育士が関わることによって関係の改善につながることもあり，家族の話を受け止め，関係・調整を進めていくことが求められる。保育士自身，家族の問題を一人で考えこまず，上司または看護師長などに相談して進めることが望ましい。また，医療ソーシャルワーカー（MSW）や医療メディエーター（対話推進者）から関係調整や関わり方について学ぶことも必要である。

b）子どもの生活や成長・発達に関する問題

保育士は，子どもの生活や成長・発達に関する問題については，専門家の一人として責任をもって対応する。保育士だけでは判断できないこともある。医療チームや所属部署において十分検討を行い，情報を共有するとよい。

4）家族への相談支援

保育士は家族の苦悩を把握する最前線にいる職種として，家族に対し必要な支援を提供する。そのため，言動や表情から苦悩をくみ取ることから支援が始まるため，家族の相談に積極的に対応する。

a）相談支援において保育士が留意すべき事柄

① 保育士は家族にとって身近な存在であり，家族の言動や表情を観察できる立場にある。十分な情報収集を行い，問題の所在や家族のニーズをアセスメントする。保育士が得た情報，問題に対して一人で抱え込まず医療チーム，あるいは所属部署で協議しどのような対応を行うか検討する。
② 家族が自分の気持ちを表出できるように環境を整える。必要に応じプライバシーの守れる場所を確保する。
③ 保育士は中立であること。家族の感情や人間関係に巻き込まれないように注意する。
④ 訴えを傾聴し，価値判断をせずに受容的に関わる。
⑤ 家族の関心に焦点を置いた関わりをする。

⑥ 家族が直面している状況を共感的に理解し，情緒的にサポートする。
⑦ 保育士で解決できることは迅速に対処する。
⑧ 経験している不安やストレスの程度，行動を把握し，柔軟に対処できるように働きかける。不安やストレスを解消できる手段や活動を紹介する。
⑨ 家族の気持ちや意志の決定を尊重する。十分な情報の提供が前提となる。
⑩ 保育士では解決できないことが多くあるため，医療チームの一員として他職種といっしょに支援する。ただし，プライバシーを尊重することを忘れてはいけない。
⑪ 相談内容によっては他の医療スタッフ（医師，看護師，MSW，栄養士，薬剤師，保健師，心理士，言語聴覚士，理学療法士，作業療法士，視能訓練士，訪問教師，臨床検査技師，チャイルド・ライフ・スペシャリスト（CLS），ホスピタル・プレイ・スペシャリスト（HPS），医療図書司書，医療メディエーター等）や必要に応じ親の会や地域の専門機関（学校や保健福祉機関）の専門家に問題解決を依頼しなければならないこともある。支援を求めるに際し保育士は，子どもの成長・発達に関する情報をまとめておくとよい。

(2) きょうだい支援

きょうだい支援で重要なことは，きょうだいも「大切な子ども」として保育士は関わることである。病気や障がいのある子どものきょうだいは通常とは異なる負担や我慢によりさまざまな影響を受けていることが考えられる。“突然きょうだいがいなくなる”“何が起きているのかわからない”“自分が悪いことをしたのか”“我慢するしかない，でもこのような状態がいつまで続くのか”“親に甘えたいけど甘えられない”“親不在ときょうだいへの嫉妬，不安や疑問，つらい気持ちや淋しい気持”“時に恐怖感を抱いている”など，保育士はまずきょうだいの突然の状況に対しての心情を考えてみることである。

「医療保育を要する子どもの保育士さん」ではなく「きょうだいの保育士さん」として認識して関わることが望ましい。

1）きょうだいに対する直接的な支援

医療を要する子どもといっしょに過ごせる場合は保育士が遊びを提供するなどし，きょうだい同士の遊びを考え，保育士が遊びに必要な玩具や道具，場所を用意し，家族いっしょに楽しめるように工夫する。入院中の子どもの病状が許せば，家族がいつも行っているゲーム，食事などを企画してもよい。

a）支援に対する留意点

① きょうだいの置かれている家庭状態を把握する。
② 年齢，発達状態からきょうだいの入院をどうとらえているかを把握する。
③ きょうだいが入院していることからのストレス度はどうか，言動などを把握する。
④ 何をしたいかを知る。
⑤ 家族不在時のきょうだいの過ごし方を知る。
⑥ きょうだいと医療を要する子どもの普段の接し方を知る。
⑦ 病棟，病院内で過ごす場合，保育士は処置や検査時間の配慮や環境設定などを行い，安心して過ごせるようにする。
⑧ きょうだいの遊びにおいて，安心と安全の中で遊ぶことができる時間と場所，遊具を確保する。
⑨ 医療を要する子どもの体調はどうか，きょうだいの主体的な参加が保障できるか。

保育士は単に「もう一人」と考えて預かるだけでなく，きょうだいのための支援も考えたい。

6. 特別なニーズのある子どもの保育

(1) 感染症により隔離されている子どもとその家族

入院する子どもの中には感染症にかかったり，易感染状態にあったりする子どもがいる。

時に感染症にかかることが生命を左右するため，病院ではさまざまな感染症対策が講じられている。

当事者となった子どもは多くの苦痛や我慢を強いられている。もちろん，子どものストレス緩和のために感染症対策を軽んじることはできないが，ここでは隔離措置のために病室外に出ることができない子どもや保護者に対する保育について述べる。

1）感染隔離と清潔隔離

隔離には，「感染隔離」と「清潔隔離」がある。前者は感染症にかかっている子どもが他の子どもに病気をうつさないこと，後者は感染症にかかりやすい状態にある子どもが他の子どもから病気をうつされないことが目的である。

いずれも生活空間は①個室，②ベッド上のみのいずれかであり，医師の指示のもと一定期間活動範囲を制限される。①には，室内の気圧を適宜変えて感染防止する二重扉の部屋もある。

2）隔離中の感染対策

感染症は「持ち込まない」「広げない」「持ち出さない」を基本として対策を講じている。

① 人的環境（ヒトの感染対策）：体液等による感染症の伝播を防ぐため，手袋，マスク，ゴーグル，ガウン等を用いている。衛生的手洗いやうがい，必要によって速乾性擦式（さっしき）消毒薬による手指（しゅし）衛生行為も併用する。

② 物的環境（モノの感染対策）：環境整備は，エタノールや次亜塩素酸ナトリウムなどによる清潔保持がなされる。そのため，玩具類は消毒に耐え得る素材のもの（プラスチック，木など）を用意することが望ましい。

3）子どもと保護者の様子

隔離下に置かれた子どもと保護者がどのように入院生活を送っているか，4つに整理する。

① 「感染者」としての扱い：感染症にかかった子どもの部屋に入るスタッフは，見慣れないもの（個人防護具など）を装着して患児の世話をし，その後念入りに手を洗う。ある小学生が「俺はバイキンか」と称したが，当たらずといえども遠からず，である。そして，そのようにわが子が接せられる保護者のつらさは計り知れない。

なお，感染症が入院理由となった場合は入院時から「感染者」としての扱いを受け，他者との接触を避けて入院するのである。

② 普段着ではない保護者：スタッフだけでなく家族も同様に個人防護具を装着して世話をする。特に清潔隔離の場合，それがより重視される。保護者も病室という清潔区域以外の場所で過ごす時間があるからだ。

保護者が装着するマスクやガウンも当然医療者と同じものであるため，保護者とスタッフが同じ格好で患児と向き合うことになる。

③ 隔離は急展開：特に感染隔離の場合，拡大防止のために一刻も早い措置が必要となる。そのため，子どもが感染症にかかったことがわかると，最優先して隔離措置がとられる。

④ 人にうつす，人からうつされる不安や恐怖：感染隔離の場合，誰もが病棟内での感染拡大に不安を抱く。大半の保護者は地域社会における感染症の流行を実感しているため，手洗い・うがい等を積極的に行うだろう。しかし，病院の感染予防策は地域社会のそれより厳重である。

そのため保護者自身が媒介者にならぬよう気遣うとともに，媒介者となるかもしれないと不安な中で子どもと向き合うことになる。一方，清潔隔離された子どもの保護者も，わが子がいつ感染症にかかるかわからない不安な中で過ごすことになる。何にせよ，水平感染のリスクがあることを心にとめておかなければならない。

4）支援の留意点

a）個別保育の充実

隔離下に置かれた子どもは，自分から働きかける機会が著しく減少する。特に二重扉の個室では，声すら病室の外に届かないことも多い。

そのため，楽しげな遊びの場面でも無表情になる，人との関わりを拒む，といった子どもらしくない様子をみせることがある。時に，「泣く」こともできなくなるのである。

そのため保育士は個別保育を充実させ，多くの時間子どもと接することが大切になる。目的は2つあり，まずは「情緒の安定」である。子どもが穏やかに過ごせ，喜怒哀楽を表出できるようにする。次に「主体的な活動をする機会の提供」である。受け身になりがちだからこそ，自らやりたいことができるように努めていく。

b）「社会」との橋渡し

ごく限られた空間で生活している間，友だちと遊びたい，家に帰りたい，と子どもは思っていると大人は想像する。もちろんそういった子どもが大半であるため，彼らが個室やベッドから出られるようになったら，できるだけ早い時期に他の子どもたちと遊べるようにしている。

しかし子どもによっては，いざ病室から出られるとなると著しい不安感を抱くこともある。その場合，病室 → 廊下 → プレイルーム → …と時間をかけて生活空間を広げていく。

c）子どもを受け止める保護者を受け止める

隔離下で表出する子どものストレスを，大半の場合保護者がまず受け止めることになる。

「隔離」という不慣れで，不安な状態に置かれているのは保護者も同じである。そして，子どもがストレスフルだからこそ，自分たちが踏ん張るべきと無理をしがちになる。そのため，日々保護者の様子に気を配り，必要に応じて休息を促すなどしていく。

d）モデルとしての役割

近年こそ除菌や消毒などが日常的になってきたが，病院における感染予防策は厳密で，非医療者にとっては窮屈に感じるものである。

保護者は子どもの入院というストレスを感じながら，高い意識をもち，慣れない作業をすることになるため，保護者に対して保育士はそのモデルとしての役割を担う必要がある。保育士は，入院生活において治療に直接関係しない場面に多く接するため，日常生活に近い形で感染対策を保護者に伝えることが可能である。そこで保護者が適切な形でモデリングできるように心がけていく。

e）環境整備

特に中心的に保育活動が行われるプレイルームは，不特定多数が一堂に会する数少ない場所であるため，日々の清掃は欠かせない。各病院で定められた清潔保持の方法で消毒し，衛生面に最大限配慮していく。

5）保育活動

隔離病室での保育活動は，他の子どもと遊べない，病室から出られない，といったさまざまな「できない」ことがある前提のもとで計画していく。

a）ベッドからの離床が許可される場合

個室で入院している子どもの中には，ベッドからの離床が許可されている場合がある。体調は安定し，感染拡大のため病室から出られない等の理由である。その場合，床にセラピーマットなどを敷き，簡易的なプレイルームを作ることが可能になる。事故防止の配慮は必要だが，子どもは「遊び場」が確保され，快活になることが多い。すると，情緒の安定が図れたり主体的な行動がとれたりと，少しずつ生活が潤うことにつながるだろう。

b）ベッド上でのみ過ごす場合

この場合，病状が重く子ども自身も体調がすぐれないことを自覚している場合と，子ども自身は体調がすぐれないとは必ずしも自覚していない場合（腎疾患の急性期や出血傾向，貧血傾向にあるなど），の2つに大別される。

前者では主に五感を刺激する遊びを計画したい。年少児は絵本の読み聞かせや手遊びなど，年長児はお話するなど，共に過ごすことを楽しめるようにしていく。

一方後者の場合，子どもは元気に遊びたいがそれを制限されるため，少し興奮するとはしゃぐなど望ましくない行動をとりかねない。そこで，パズルなどあまり動かずに遊べるものや，ベッド上で楽しめるものを作成する製作遊びなどを計画していく。

(2) 生まれながらに病気や障がいのある子どもとその家族－NICUでの入院

多くの大人は，子どもを授かると誕生を心待ちにし，明るい未来に思いを馳せている。しかし，残念ながら生まれながらに難儀することがあり，その場合「新生児集中治療室（NICU）」に入院する。

ここでは，生まれながらに病気や障がいのある子どもや保護者への保育について考えていく。NICUは医療度が高く，緊張感の高い環境である。そこでいかに遊びを提供し安らぎをもたらすか，保育士が果たすべきことは数多い。

1）NICUに入院する子どもと家族の特徴

a）子どもの特徴

子どもの多くは「ハイリスク新生児」であり，「その既往および所見から児の生命および予後に対する危険が高いと予想され，出生後のある一定期間観察を必要とする新生児」と定義づけられる。

例えば低出生体重児や早産児などは，本来胎内あるいは母親のもとで育まれる時期にNICUに入院し，集中治療と養育を受けながら胎外での生活に適応していかなければならない。また重い先天性疾患の子どもは，今をどう生きるかに重きを置かざるを得ず，しかもその治療は長期間続くことが多い。

b）家族の特徴

特に母親は出生直後から子どもと離れるという大きな喪失体験をする。同時に自責の念にとらわれたり無力感を抱いたりしやすい。

一方父親は，子どもや母親のサポート，行政手続きなどを一手に引き受ける。また，子どもの治療に関して難しい説明を受けたり治療の選択を迫られたりと，多くの危機に瀕する。

また，きょうだいは入院した子どもに大人の関心が集中することで寂しさを感じることが多い。祖父母は両親より面会が少なく情報を得にくいため，過度な心配や子どもへの否定的な感情を抱くことがある。そのため，家族全体をとらえたサポートが必要になる。

2）NICUにおける保育士の役割

NICUで実施されている保育を紹介する。

a）情緒発達への援助

子どもの多くは，その時期に経験すること（母親らに抱かれあやされる，時間を日光などで感じる，など）を経験しづらい中で入院生活をしている。環境は大きく変えられないが，情緒発達を促すために次のような支援を行っている。

・抱く，あやすなど，アタッチメントの促進
・アイコンタクトによる応答性の育成
・不快表情への対応による快表情の育成
・授乳

特に表情表出の促進は，子どものみならず母親らへの応答性の育成にも大きく影響する。そこで，ごく日常的な関わりを繰り返し，子どもの感情表出などを促していく。

b）家族への精神的援助

NICUに入院する子どもの親は，子どもに対し罪悪感を抱くことが多い。先天性奇形をもつ子どもの誕生に対する親の反応についてドローター（Drotar, D., 1975）が示した「ショック」「否認」「悲しみと怒り」「適応」「再起」の５段階の過程を，親が行きつ戻りつしながら時間をかけて少しずつ平静の段階にたどり着けるよう，その時々の支援が必要となる。特にNICUの保育士は最初の段階を共に過ごすため，まずは親の思いを受け止め，寄り添うことが大切になる。

また，低出生体重児の親は，出生直後は子どもの生命の危機的状況への不安が強く，その状況を乗り越えると保育や療育について，そして後遺症の有無についてと気がかりが変わっていくので，こういったこころの動きがあることを理解したうえで接する必要がある。さらに，子どもは出生後，母親の体調が回復する前からさまざまな治療が施されることに加え，身体が小さかったり多くの医療機器を装着したりしているため，子どもに触れることや授乳することへの不安感や恐怖感を抱くことも少なくない。そうしたとき，保育士は親たちが穏やかに子どもと接することができるように心がけ，親たちをねぎらったり，気持ちを推し量ったりして具体的な支援につなげていく。

c）環 境 整 備

NICUは，その特性上無機質な印象があり，機械音など緊張感を増幅させるものが多い。そのため，季節感を感じられたり明るさをもたらしたりするように壁面装飾をするなど家族らが少しでもリラックスできるよう工夫している。

d）マタニティーブルーや産後うつ病

特にハイリスク新生児を出産する（した）母

親に対しては，情緒面への支援が大切になってくる。保育士は，日常的なコミュニケーションを図ることを基本とし，母親の不安や心配事，体調などについて把握するように努めていく。

なお，こうした支援は医師や公認心理師，地域の保健師などさまざまな部署との連携が必要になることはいうまでもない。

3）NICUにおける保育

次にNICUにおける保育を紹介する。

a）カンガルーケア

主に母親（父親の場合もある）がその素肌の胸の中に出生した新生児を抱く保育法である。

これは，南米コロンビア共和国の小児科医によって始められた。物資資源が乏しく複数の子どもが一つの保育器で過ごしたため感染症が拡大したり，低出生体重児を出産した母親がわが子と良好な関係を築けず乳児遺棄が多かったりした。そのため，危機的状況を脱した子どもを，母親の胸の中で育ててもらうことを思いついたことがカンガルーケアの始まりである。

このように，親子の接触が制限されるNICUで母性的な養育環境を提供する方法の一つであり，愛着形成過程の促進を目的としている。

b）タッチケア

施行者が子どもの目を見つめ，語りかけながら手指を用いて素肌に触れる，手足の曲げ伸ばしをするなどしてケアするものである。

これはアメリカ合衆国の小児科医が考案したものである。情緒の安定，睡眠や体重の増加，さらにはストレスホルモンの減少などの効果が確認されている。カンガルーケアと同じく，親が子どもに触れる機会としての役割も果たす。

c）音楽療法

音楽療法とは「音楽のもつ生理的，心理的，社会的働きを用いて，心身の障害の回復，機能の維持改善，生活の質の向上，行動の変容などに向けて，音楽を意図的，計画的に使用すること」（日本音楽療法学会HPより）である。

子どもに合わせて行うことで，発達を促進させたり親子の愛着形成をもたらしたりする。さらには，家族が子どもに何かしてあげられることで面会時の充実感が高まることにもつながる。

4）虐待防止のための取り組み

次項にも述べるが，ハイリスク新生児は残念ながら虐待されやすい要素をもっている。身体の小ささを親の責任といわれないよう乳幼児健康診査を受けないとか，「子ども（孫）がこのようになったのは母親（嫁）のせいだ」と祖父母が拒絶する，といった話もある。

もちろん退院後を見据えた長期的な支援が重要であることはいうまでもない。NICUに入院していた子どもの大半が退院後も病院に通うため，小児科外来受診の際などに適切なフォローアップを行っていく。

しかし，まずはNICUに入院中も子どもと家族の関わりをよく観察することが大切であり，ここから始まるといっても過言ではない。親や祖父母，きょうだいとのコミュニケーションを通し，喜怒哀楽，不安，不満などの思いを聞き，それらをNICUだけでなくその後の小児科外来での支援にもつなげていく。

5）グリーフケア

中には，その子ども自身や家族，そしてスタッフの尽力もむなしく，NICUで最期を迎えざるを得ない子どももいる。家族で過ごすひとときのため，それぞれの病院では個室や家族室などを提供する。わずかな時間ではあるが，家族だけで過ごす時間を通して子どもとのお別れができるように努めている。

一方，スタッフもまた深い悲しみを抱く。そうした感情と向き合い，悲しみのプロセスをたどりながら自らをケアし，さらにはその子どもの家族をケアしていくのである。そのためグリーフ（悲嘆，嘆きの意）ケアについてスタッフも勉強していくことが求められる。

(3) 虐待を受けた子ども

1）児童虐待の現状

厚生労働省が1990年度より発表している児童虐待相談対応件数によると，2019年度は193,780件であった。児童虐待防止法の制定により市民が児童虐待を身近にとらえ，通告しやすくなったことが考えられるが，1990年以降相談件数が減少したことは一度もない。

児童虐待に関する法的根拠は「児童虐待の防止等に関する法律」(2000年，以下，児童虐待防止法）である。児童虐待を「身体的虐待」「性的虐待」「ネグレクト」「心理的虐待」の４つに大別している。

2）虐待の発生要因

児童虐待の発生にはさまざまな要因が複雑に絡み合っていると考えられる。

a）親（保護者）自身の育ち

虐待する人は虐待されて育つという「虐待の連鎖」が強調されている。虐待されて育った人は他者への不信感をもちやすいとされ，夫婦不和があったり，反対に過度に密接な関係になったりすることがある。特に暴力を受けてきた人は，問題が生じると子どもなど弱者に対しては暴力で解決しようとする傾向にあるとされる。

b）家庭環境

児童虐待が発生する家庭には，若年夫婦，夫婦不和，経済的困難，疾患や障がいのある家族の存在，多子家庭などの特徴がある。

c）地域からの孤立

また，自身の親や親族とも疎遠であったり，近隣の住民からも孤立しがちであったりする。孤立は必要とする援助を受けるのを困難にする。

d）子どもの要因

子どもにその要因があると虐待行為が生じやすいともされ，いわゆる「育てにくい子ども」や障がいのある子どもなどが指摘される。その他，育児が押しつけられたと感じ，それを強いる子どもに攻撃的な感情を抱くため，望まずに授かった子どもも虐待されやすいとされる。

e）親と「その子ども」との関係

特に身体的虐待や心理的虐待では，子ども全員が虐待される場合と，特定の子どものみ対象になる場合とがある。前者は妻へのDV（ドメスティック・バイオレンス）の一部として子どもへの虐待が生じると考えられる。後者は親と「その子ども」との関係が影響し，これがうまく形成されないのは子どもの要因（上記d）に起因することが多い。

3）虐待する親の特徴

前述のように，親の特徴に虐待の背景として考えられる事柄がある。これらは他の社会心理的問題をもつ家族にも共通するため，画一的な判断は避け，親に配慮しつつ子どもの幸せを最優先して支援すべきである。

虐待している親にみられる行動様式や問題点を表５-１に示す。

表5-1　虐待している親の特徴

・厳しい体罰を当然であると考えている
・親自身に虐待を受けた既往がある
・親しい隣人や親戚がいない
・子どもへの回避感情が強い
・子どもに心理的に過度に依存し，満たされないとその不満を子どもにぶつける
・子どもの正常な発達に無関心である
・母親が加害者の場合には，母親自身が夫からの暴力の被害者の可能性がある
・生活に過大なストレスがかかっている

出典）日本小児科学会こどもの生活環境改善委員会：子ども虐待診療の手引き（第２版），pp.19-20，2014，筆者改変

なお，親と向き合ううえでは，①親の成育歴，②夫婦の生活，③社会的環境，④虐待の性質，⑤子どものもつ問題，⑥活用できる資源，に視点を置くことが大切である。

4）虐待される子どもの特徴

虐待されている子どもは，自分が虐待されていると理解していなかったり，理解していても自分が悪いと思っていたりする。

こうした行動は，彼らが生きていくための術(すべ)であり，虐待的環境に適応するための適応行動と理解することが大切となる。

5）虐待が及ぼす子どもへの影響

表５-２に子どもへの影響をまとめた。

表5-2　虐待された子どもへの影響

・発育障害や認知能力の遅れ，またフラッシュバックや夜驚などの精神症状をきたすことがある
・愛着障害が生じ，安定した信頼関係を築くことへの恐れや不安を抱くことがある
・意思や感情を相手や状況次第で変えざるを得ず，自分の本心がわからなくなる
・養育態度が世代間伝達し，子どもを育てるときにも影響を及ぼすことがある

出典）表５-１と同，筆者改変

6）病院における援助のポイント

a）親や家族に対しての支援

親を罰することなく，虐待する親も支援が必要という視点をもつことが大切である。

① 常に目をかけること：病院では，時にその子どもへの虐待が明確になるため，コミュニケーションに難儀することがある。しかし，子育てをねぎらわれるなど，誰かの関心を得るだけでも抑止力になるとされる。そのための第一歩として，入院中毎日接するスタッフが常にコミュニケーションを図り，社会との良好な関係を築けるようにしたい。

② 家族を悪者扱いしないこと：虐待する親はひどいと思われがちだが，大半の場合虐待する背景がある。さらに虐待により子どもがより育てにくくなるなど悪循環が生じることもあり，親を責めても逆効果である。そのため，子育ての大変さに共感されることで自信を取り戻していけるよう支えていく。

③ 親が子どもの行動を理解するのを助ける：虐待された子どもは，乱暴，落ち着きがないなど行動上の問題をもちやすく，「しつけ」として虐待が繰り返されることがある。これらは「しつけ」では解決しないことを説明し，「ほめる」などの対応を試せるようにする。

④ 虐待しないようにするための方法を考えること：「親子（虐待者と被虐待児）が2人きりになるのを避ける」など実現可能な方法を考え，実現できたときの達成感を得られるように支援する。

しかし，親の育児能力や子どもの問題などが理由で適切な育児が困難な場合は，保育所に預ける，ホームヘルパーなどを派遣する，一時保護を検討する，といった支援も必要となる。

b）子どもに対する支援

次に子どもに対する支援についてみていく。

① 安定した大人と関わる機会を充実させる：虐待する親は，さまざまな面で不安定な大人であることが多く，子どもも同様である。

そこで，まずは安定した大人との関わりをもつ経験が大切になる。病院で，その役割を果たせる職種に保育士がある。保育士は日勤のみの勤務で，勤務日が明確である場合が多く，かつ医療（治療）と直接関わらずに子どもと向き合える職種である。安定した大人との関わりを通じ，子どもは自分が揺り動かされず，かつ他者を揺り動かす必要のない落ち着いた環境のもとで生活できるようになっていく。

② 子どもの自信をつける：上述のとおり，虐待されている子どもは，自分が必要とされたりほめられたりする経験が少ないことが多い。そのため，いわゆる「おてつだい」も含めて子どもが果たすべき役割を得て，それを果たすことで誰かに認められるといった経験を重ねていけるようにする。

③ 子どもが安心して気持ちを話せる場をつくる：虐待されている子どもは，親との関わりにおいて「受け流される」経験はあっても，「受け止められる」経験が少ない傾向にある。肯定も否定もされず，ありのままを相手に受け止められる経験によって，子どもは少しずつ自分の気持ちを話せるようになる。すなわち，自分のことを他者に伝えたいと思うようになるのである。

④ 再び虐待を受けないための教育を施す：虐待された子どもは，その行動の特徴ゆえに，別の人からも虐待されてしまう可能性がある。

叩かれそうになったら近所の人に助けを求める，性的虐待された子どもには自分の身体を守る方法を知るなど，子どもの負担を考慮し可能な範囲で具体的な教育を行うことも大切である。

（4）医療的ケアを必要とする子どもの在宅支援

1）医療的ケア

医療的ケアとは，家族や看護師が日常的に行ってきた，口腔内，鼻腔内，気管カニューレ内部の喀痰吸引，胃瘻または腸瘻による経管栄養，鼻腔経管栄養などの医療的行為のことであり，いずれも，呼吸，食事，排泄といった生きるために必要なケアである。医療技術等の進歩を背景としてこうした医療的ケアが日常的に必要な児童生徒等が増加してきている（図5-1）。

文部科学省は「学校における医療的ケアの今後の対応について」（平成31年３月20日付通知）において，医療的ケア児が学校において教育を受ける機会を確保するため，特別支援学校等に看護師等を配置するなど，学校内で医療的ケアの基本的な考え方や実施する際に留意すべき点について整理した。また，2012年４月からの介護保険法等の一部改正に伴い，一定の研修を修了し，喀痰吸引等の業務の登録認定を受けた介護職員等（認定特定行為業務従事者）が一定の条件のもとに特定の医療的ケア（特定行為）を実施できるようになった。このことにより，それまでの実質的違法性阻却の考え方に基づいて医療的ケアを実施してきた特別支援学校等の教員についても制度上実施することが可能になった。

こうした取り組みは，2008年頃から肢体不自由養護学校（現，特別支援学校）等の教職員や保護者等の活動から，文部科学省と厚生労働省がその実態を把握し，今後の望ましいあり方について検討を開始，その後，数回にわたって検討が重ねられてきたものである。

2）医療的ケア児の現状

医療的ケアを必要としている子どもたちの障がいの種類はさまざまであり，その程度も重い場合が多い。表5-3は，特別支援学校に在籍する通学と訪問教育を受けているケア項目別の児童生徒数を示したものであり，医療的ケア項目が多いこと，自宅からの通学生に医療的ケアを受けている者が多いことがわかる。

医療的ケア児は，入院中は医療管下において対応されているが，退院後は在宅での生活の中でケアを受けながら通学しているか特別支援学校からの訪問教育を受けての生活である。

就学前の子どもは，保育所や幼稚園等での体験を通して集団生活に慣れていくことが必要であり，保護者もそれを求めていることが多いが，保育所，幼稚園等に看護師等の医療従事者が雇用されていることが少なく，そのために受け入れている保育所は全国で292か所，323人であった（厚生労働省「平成28年度保育所における医療的ケアの受け入れ状況」）。

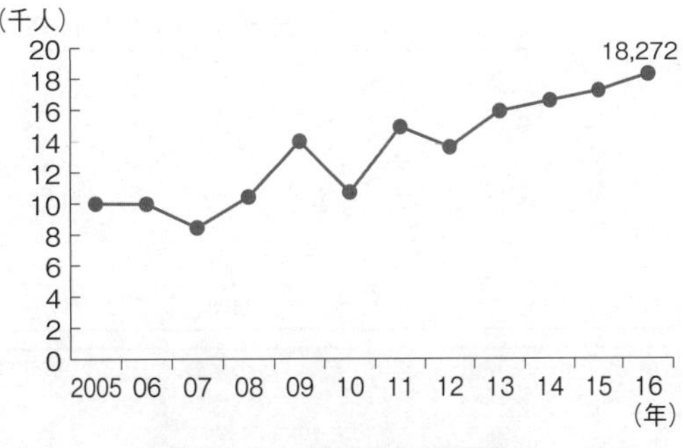

図5-1　医療的ケア児数

出典）平成29年度厚生労働科学研究費補助金障害者政策総合研究事業「医療的ケア児に対する実態調査と医療・福祉・保健・教育等の連携に関する研究（田村班）」報告

このように受け入れ先が少なく，在宅での保護者の対応によっているのが就学前の医療的ケア児の現状である（図5-2）。

3）医療的ケア児の支援

在宅生活では，主に家族が医療的ケアを担い，障害福祉や医療の各種サービスを利用しながら生活しているが，医療的ケア児が在宅で生活するための支援体制はいまだ十分ではない。

医療的ケア児に関する対応策としては，医療的ニーズを満たす預かりの場（障害児通所支援・短期入所の確保）の創設，小児在宅医療体制，退院時の在宅移行の促進（訪問看護・訪問診療体制整備，小児在宅医療従事者育成の研修会の実施，日中一時支援・短期入所の増設），医療的ケア児に対応できる人材の配置，自治体および地域の医療・介護機関の連携体制（乳幼児期から学卒期までの相談体制整備）などが考えられている。

医療的ケア児の保育，教育などが進むと，特に母親の社会参加が可能になることが多くなり，母親の不安感，孤独感の軽減など意義は大きい。子どもにとっても，家庭内での保護者との縦のつながりだけでなく，保育者との新しい愛着の形成や，同年齢の子どもとの横の関わりから，家庭のみでは得られない発育・発達が期待できる。

表5-3　特別支援学校に在籍する医療的ケア児の数（医療的ケア項目別）

医療的ケア項目	喀痰吸引（口腔内）		喀痰吸引（鼻腔内）		喀痰吸引（気管カニューレ内部）		喀痰吸引（その他）		吸入・ネブライザー		在宅酸素療法		パルスオキシメーター		気管切開部の管理		人工呼吸器の管理		排痰補助装置の使用	
通学・訪問教育の別	通学	訪問教育	通学	訪問教育	通学	訪問教育	通学	訪問教育	通学	訪問教育	通学	訪問教育	通学	訪問教育	通学	訪問教育	通学	訪問教育	通学	訪問教育
医療的ケア児数	3,510	1,532	3,267	1,327	1,754	1,354	400	160	1,288	750	961	754	2,382	1,311	1,766	1,301	475	1,027	150	225
	5,042		4,594		3,108		560		2,038		1,715		3,693		3,067		1,502		375	

医療的ケア項目	経管栄養（胃ろう）		経管栄養（腸ろう）		経管栄養（経鼻）		経管栄養（その他）		中心静脈栄養		導尿		人工肛門の管理		血糖値測定・インスリン注射		その他	
通学・訪問教育の別	通学	訪問教育	通学	訪問教育	通学	訪問教育	通学	訪問教育	通学	訪問教育	通学	訪問教育	通学	訪問教育	通学	訪問教育	通学	訪問教育
医療的ケア児数	3,338	1,317	68	60	1,003	518	22	11	41	53	463	214	53	38	93	21	701	149
	4,655		128		1,521		33		94		677		91		114		850	

出典）文部科学省：令和元年度学校における医療的ケアに関する実態調査，2020

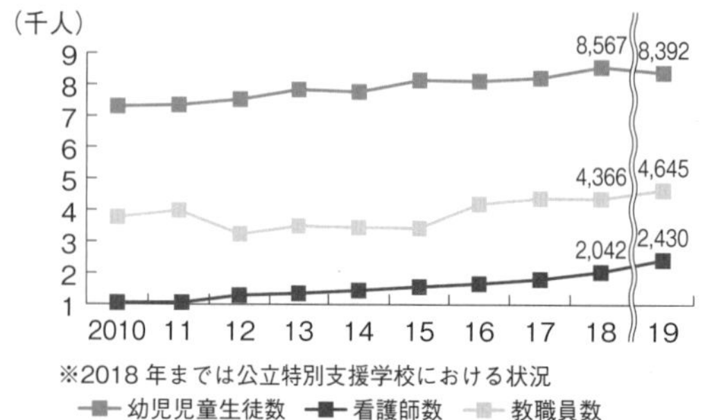

図5-2　特別支援学校に在籍する医療的ケア児等の推移

出典）文部科学省：令和元年度学校における医療的ケアに関する実態調査，2020

特別支援学校におけるモデル事業の結果では，①教育・福祉・医療の連携体制が構築された，②教員が日常的・応急的手当を行うことによる教育的効果があった。また，保護者の関わりについて改善された点として，③保護者は学校で対応できるため，負担が軽減されゆとりができた。④教師と保護者の信頼関係が深まった。⑤保護者の安心感が高まった，といった点があげられていた。

医療的ケア児を受け入れるにあたっては，保護者との面談を重ね，保護者の要望や現在行っている必要なケアの内容，注意点等を細かく確認することが重要である。保護者との面談に際しては「保護者の多くは，障がいのある子どもが生れたことで大きなショックを受け，自己を責め，さらには障がいそのものを否定したり，置かれた状況に怒りを抱いたりといったステージを繰り返し，最終的には障がいを受容し，再建の道をたどるに至る」ことの理解は重要である。

保育所，幼稚園，認定こども園，小学校等においては，医療機関との連携が重要であることを忘れてはならない。

（5）死にゆく子ども

1）死の概念の発達

子どもの死の概念に関する研究は，学童期以降を対象にしているものが多い。しかし，学齢以下の幼児期でも死について考えていたり，死の不安を言葉で表現したりしたという報告もある。

ピアジェの認知発達段階の知見に基づいて，子どもの死の概念と死にゆく子どもの医療者の対応についてみると，以下のようである。

a）0～2歳（感覚～運動期）

子どもが死にゆくことに対して家族がどのように反応しているかについて，混乱した反応を直接子どもに向けさせないためにも，医療者と家族とで話し合う機会を積極的に設けることが望ましい。

この時期の子どもが死をどう考えているかを知ることは困難であるが，死に対して親が示す怖れ・不安・怒り・悲しみに反応していると考えられる。死は，両親からの別離と同じように感じられているという見解が一般的である。

b）2〜6・7歳（前操作期）

この時期は，可逆性・不可逆性の区別ができていないので，死んでも生き返ると信じている場合がある。次第に，死は一つの状態から別の状態への移行（例えば，人は天国で天使になるなど）であるとの認識に変化するといわれている。なお，重病で死にゆく子どもの場合は，死への認知的理解が進んでいると思われる所見が多くの臨床家により観察されている。

c）6・7〜11・12歳（具体的操作期）

この時期では，難しい概念操作が可能になる。医療者に対し，憎悪や恐怖を抱いていることもあるが，「自我理想」「同一化モデル」としてとらえているケースも少なくない。死を重大に意識し始めている場合には，療養の見込みや非合理的な罪悪感などについて話し合うことが，子どもを安楽に導くと考えられる。

また，竹中ら（2004）による，紙芝居スーザン・バーレイ作「わすれられないおくりもの」を見せた後の質問紙法による調査の結果では，

① 死の不動性は，4歳7か月から理解し始め，6歳前後でほとんどの幼児が理解していた。
② 死の不可逆性は，3歳9か月から理解し始め，6歳前後でほとんどの幼児が理解していた。
③ 死の普遍性は，4歳3か月から理解し始め，6歳2か月以上でほとんどの幼児が理解していた。
④ 幼児における死の概念の発達には身近な死の経験，アニミズム，マス・メディアなどの要素が関わっていることが予想された。
⑤ 年少の子どもに対しても，生の問題として死を考えるデス・エデュケーションに取り組んでいく必要性が支持された。

と報告されている。

2）死にゆく過程と子どもの支援

死にゆく子どもの多くは入院を余儀なくされており，「病院内で自分と同じくらいの子どもが個室に移され慌ただしい医療者の動きがあった後，帰ってこない（つまり死ぬ）」という現実をすでに何度も見ている。このことと自分自身が今受けている身体的苦痛とを照らし合わせて，死ぬことに非常に強い不安や恐怖を抱えていると考えられる。周囲の動きや，医療者や家族の言動を敏感に感じ取り，「僕はとても（予後が）悪いんじゃないだろうか」と悲嘆にくれたり，「邪魔だからあっちへ行け」とか「夜眠れない，眠りたくない」などと情緒不安定になったりすることがある。「僕は死んじゃうの」と突然，医療者や家族に尋ねたりすることがある。

こうした子どもに対して医療者は十分な時間をとり，じっくりと傍らに付き添うことが一番の支援であると考えられる。医療者であれ，家族であれ，子どもにとって信頼できる他者といっしょにいることで得られる安心感は大きい。医療者や家族に感謝の意を示しながら，平穏に死に臨む子どもたちがいるのも確かである。

子ども本人と家族に，何が起きているかについてわかりやすく説明する。部屋やベッド周りに変化を与えない。夜間はなるべく眠れるように，昼間は家族や顔なじみのスタッフが接して穏やかな刺激を与える。なじみのない人との面会などは避け，余計な刺激は避ける。夜間照明が有効なこともある。「せん妄」を起こしている子どもへの対応のしかたについて，家族にいっしょにみてもらい，家族が不安にかられることなく，子どもに関われるよう支援していく必要がある（上別府圭子，2002）。

3）家族への支援（遺族へのケア）

死にゆく子どもを看取（みと）る家族は，悲しみと看病疲れのために，また不条理な運命を受け入れ難いために，医療者に対して怒りをぶつけるかもしれない。医療者の「病室に来る回数が減る」，「言葉が少なくなる」，「態度がよそよそしくなる」，など死期が近い子どもと家族を敬遠することは，家族の不安や不満を一層募らせることになるので注意が必要である。

子どもの死後，遺族や友だちは悲しみにくれながらも子どもの死と向き合い，力強く生きていかなければならない。ウォールデン（Worden, J.W.）は，悲嘆作業をいくつかの「課題」をやりとげることととらえている。

第一の課題である喪失の現実を受け入れるこ

とは，喪失を知的に認識することと，こころの深いレベルで亡くなった子どもが二度と戻ってこないことを理解することの二段階で構成される。

第二の課題の悲嘆の感情を解放することでは，悲しみ，怒り，罪責感，不安，孤独感，苦痛，絶望など情緒を体験する。正常な悲嘆過程では，このような激しい情緒と平静を繰り返しながら徐々に悲しみが和らいでいく。

第三の課題は，他者と接触する際の，また現実的な課題を成し遂げるための新しい能力を習得することである。例えば，他者に援助を求めることができるようになること，家事など日常生活ができるようになることなど，さまざまである。

第四の課題は，亡くなった子どもをこころの中の安全な場所に再配置し，新たな生活にエネルギーを向けることである（Leick, N. *et al*, 1991）。

子どもの死を十分に悲しみ，これらの課題をやりとげることは，遺（のこ）された人々が新たな人生を生きていくために不可欠な仕事であるが，多くのエネルギーを要することでもあり，気持ちの変化に寄り添い支えてくれる人が必要なのである。この悲嘆作業につまずくと，病的な悲嘆に移行することもある。一方，悲嘆作業は，それを通して他者との間により深いつながりを得たり新しい人生観を見出したりするなど，貴重な個人的成長の機会にもなり得る（才木クレイグヒル滋子，1999）。

4）きょうだいや友だちへの支援

患児のきょうだいは「自分のせいで弟が病気になった」といった罪責感を抱いたり「自分もお兄ちゃんと同じ病気で死ぬかもしれない」と考える子どももいる。

さまざまな感情を悲嘆のプロセスとして受け止めると同時に，きょうだいの病気や死についての誤った理解から罪責感や過度の不安を抱かないよう，子どもが安心するような説明も必要である。

友だちも，医療者や親たちの会話などを通して死の事実を敏感に感じ取っている。同じ時期に闘病している友だちは特に「次は自分が死んでしまうのではないか」と恐怖を感じる場合もある（がんの子供を守る会 Fellow Tomorrow 編集委員会，2001）。

大人が死を語ることをタブー視しないことが子どもへのメッセージとして伝わるのである。

きょうだいや友だちが，話したいときに受け止めてくれる大人がいることは非常に重要である。学校の教師にも，きょうだいが学校で表出する怒り，不安，恐れなどの理解や支援を依頼しておくことも重要である。

（6）精神的領域の疾患のある子ども

保育士が精神的領域の問題と出会うのは，従来の精神病学と呼ばれていたものにとどまらず，情緒障害，自閉症，発達障害，性格の問題など広くとらえられるようになってきている。

その原因としては，精神的領域の問題，身体疾患を合併している場合，身体疾患の症状や治療が精神的問題を引き起こしている場合などさまざまなものがある。いずれにしても，子どもの状態に合わせて過ごしやすい環境を提供することが求められている。

1）精神的領域の問題の子ども

保育士として，精神的領域の問題の子どものとの関わり方についての配慮は，観察，治療方針の確認などを主治医と十分に共有して子どもにとって有意義な対応が求められる。

生活や遊びを共にする時間の長い保育士からの情報は精神疾患の診断・判断・治療に非常に重要である。また，面会時の保護者（親）との関わり方，親子関係などに関する情報を主治医や看護師と共有することが大切である。

2）身体疾患も抱えた子ども

例えば，自閉スペクトラム症（ASD）の子どもが腎炎やネフローゼ症候群などの腎臓疾患になった場合が考えられる。

ASDとの診断が入院する前からついているときには，自閉症の特徴を把握し，その子どものニーズにある程度応えることができるが，身体疾患の診断がついて後にASDが明らかになった場合などには保護者から情報を得て，対処方法を考えることが必要である。

また，子どもの行動の問題が入院によって明らかになることもあり，小児科だけではなく精神・神経科との連携を図りながら保育する必要がある。

3）事故・治療による問題の子ども

例えば，交通事故による外傷を負った子どもが強い急性トラウマ反応を示したり，慢性疾患の子どもが再入院するということでうつ状態になったり，治療で使われた薬物の影響で気分障害が現れたりする場合がある。特に子どものトラウマ反応は遊びの中で出現することが多く，観察した情報を医師や看護師と共有することが大切である。

4）精神発達障害（NDD）のある子どもの行動と対応

発達障害の診断分類は，精神医学の診断基準を用いて行われる。標準的には，世界保健機関（WHO）が作成した国際疾病分類（ICD），あるいは米国精神医学会の診断基準「精神障害の診断と統計の手引き」（DSM）に従っている。本書では，このうちDSM-5（2013）の分類に従って整理する。

① 知的障害：精神遅滞から変更されたものである。知能，社会性，実用性の３領域を軽度から最重度の４段階に評定されることになる。下位分類として，全般的発達遅滞（GDD）が採用されている。

対応としてはその子どもの知的発達年齢にふさわしい説明や対応が必要である。その際，生活年齢に合った対応をすることが大切であることに留意すべきである。

② 自閉スペクトラム症（ASD）：これまで自閉症とその周辺の５つの障害群の総称をPDD（集合体）としていたが，それを改めてASDは単一の障害（連続体）として再定義されたものである。アスペルガー障害は知的障害のないASDに含まれる。

この子どもたちの行動で問題になるのは，新しい環境への適応が苦手なことである。例えば，入院直後や慣れない処置にパニックになることも少なくない。したがって，新しいことを行う際には，十分な説明や事前の訪問が有効なこともある。例えば，CT検査の前には何回か検査室を訪れ，どのような検査がなされるかを説明しておくことで不安を軽減させるような取り組みも考えられる。

患児の障がいの基本的な特徴と，その家族から日常生活での情報を得て取り組むことが大切である。

③ 注意欠如・多動症（ADHD）：一般的に不注意で集中力に乏しく，動きが多く，静止していることができない。衝動性があり，順番を待てないなどの症状がある。落ち着きがなく，他の患児とぶつかるなどの行動の問題がみられることがあり，言葉で注意しても効果はあまりなく，絵などで説明したりする行動制限が必要になることも多い。一人ひとり状況が異なるため，子どもに合せた対応方法の工夫が必要である。

④ コミュニケーション障害：発達性言語障害（言葉の遅れ），構音障害，吃音などの話し言葉の障害である。

コミュニケーションの障害は，言語・音韻における障害を含む。会話とは音声を表出することで，構音・流暢性・音声・共鳴の質を含んでいる。言語は形式，機能と記号をコミュニケーションのための規則や文化的慣習に従って使用することである。

⑤ 限局性学習障害：従来どおり，読み・書き・算数の３つの障害から構成されている。

学習障害（LD）のある子どもの特徴として，次のような点があげられる。

・話を聞くことが苦手，あらすじをとらえることが困難。
・まとまりのない話し方をする。
・読むのが遅く，たどたどしい。
・読み間違いや勝手読みが多い。
・鏡文字を書くことがある。
・特殊な字の読み分けや書き分けができない。
・漢字が覚えられない。
・計算が苦手，九九を覚えるのが困難。
・計算はできても，文章題が解けない。

・図形がよく理解できない。
・やったことの見通しや作業の時間配分がうまくできない。

LDのある子どもは，できることとできないことが混在する。したがって，まずその子どもの特性を把握し，その子どもの得意なことや強い能力をうまく利用して補う方法などがある。

その子どもが将来自立して生活していくために欠かせないのは，自分の特性を正しく理解し，困難に直面したとき，自分が必要とする支援をほかから求める力が備わっているかどうかがポイントになる。小さいころから子どもが自分の特性を理解して，困難をクリアするために必要な手段や方法を保護者や教師と共に考え，体験して，どのような支援が自分にとって必要なのか，合っているかを考える習慣をつけることが重要である。最近はパソコン，タブレット，スマートフォン，デジタルカメラ，タイムタイマーなどさまざまな機器の開発が進んでいるので，それらの活用も考慮することが重要である。

⑥　運動障害：発達性協調運動障害（DCD），常同運動障害，重篤なチック障害（トゥレット障害を含む）からなる。

チックは本人が意図的にしているものではなく，無理に止めようとすると短時間は可能であるがその反動のチックがかなり強烈に起こる。睡眠中はチックは起こらない。

トゥレット障害は，多種類の運動チックと1つまたはそれ以上の音声チックが1年以上にわたって続く障害である。

5）社会生活の問題

多くの精神障害の診断基準は何らかの社会生活上の問題を伴っている。しかし，子どもの精神障害の多くは，それに気づかれないことによって，社会とのつながりに悪循環が生じ，二次的な問題が生じる危険性がある。特に知的発達障害やASDなどの発達障害に関しては，保護者（親）が子どもの障がいを認めて受容できることが重要である。ときにはかなりの時間をかけて保護者の気持ちに寄り添って受容を支援することが必要なこともある。

一方で，受容の困難さが明らかに子どもの権利を侵害しているときには，必要な対処をしなければならない。

教育の分野では，従前の視覚障害，聴覚障害，知的障害，肢体不自由，病弱（身体虚弱を含む），言語障害，自閉症，情緒障害，重度・重複障害に加えて，通常の小・中学校に在籍し特別な教育的支援を受けている子どもへの対応が進んできているが，こうした子どもへの支援については，医療機関と教育等関係機関との連携を図りながら取り組むことが必要であることはいうまでもない。

7. 医療保育に必要な情報収集とアセスメント

（1）医療保育における情報収集とは

医療を要する子どもと家族に対して，個々のニーズに応じた保育や支援を行うために情報収集を行う。情報収集は子どもの成長・発達や病状の理解，子どもと家族への支援等には必要不可欠である。加えて，医療保育における情報収集は，保育所等の通常保育を行うために得る子どもと保護者の情報に加えて，医療に関する情報を収集することも必要とされる。

情報収集は，保護者や子ども自身から得る子どもの基本情報（性別，年齢，家族構成等），他職種の記録（カルテ）や申し送り，カンファレンスなど，医療者等の他職種の専門的視点からの情報も含め，保育の視点に限定することなく多角的な情報の収集を行うことが重要である。

一方で，乳幼児および疾患や障がいのある子どもは自己主張ができないことも多く，その場合は保護者を含め子どもを取り巻く大人からの情報を得ることとなる。しかし，大人からの情報は，あくまでも大人のフィルターを介した情報であることを考慮しなくてはならない。

保育の専門領域の視点としては，対象とされる子どもの成長・発達面，遊びにつながる興味や関心が重要であるが，加えて保育の5領域「言葉，表現，健康，人間関係，環境」における医療を要する子どもでも共通する内容が重要である。また，学童期や思春期においては，精神面，子ども自身の意志や思い，社会関係などについて情報を得ることも重要である。また，家族の心身の諸状況，家庭環境，きょうだいに関することなどの情報を得ることも必要である。加えて，医療を要する子どもにおいては，日々の体調や病状の変化に伴い，治療方針や検査の予定，感染や易感染等による行動制限および解除等も常に更新された最新情報の確認・収集が必須である。

情報を収集する際，正確な情報を聴取するために，対象者と関係性を構築して実施する必要性がある場合もある。また，意図的に必要な情報に焦点を当て情報を収集することや妥当性の高い客観的な情報を得るために，同じ内容の情報も複数の場面や人から聴取することもある。

医療保育は，保育の専門領域と医療の両面から情報を収集することが重要とされ，結果的に正確なアセスメントへつながると考えられる。

(2) アセスメントに必要な視点

アセスメントとは，保育を行うために，収集した情報を整理し，解釈・分析することにより，現状における問題の抽出やニーズ等を明らかにして考察から判断をすることである。そして，アセスメントを基に保育計画の立案および日々の実践につなげていく。しかし，保育は特定の数値で結果を表しにくい領域でもあるため，保育者のアセスメントは全般的に主観になりがちである。そのため，絶えず客観的視点をもち，アセスメントを的確に行うことが求められる。

医療保育のアセスメントは，保育の観点のみではなく，医療の状況を考慮して，得られている情報の解釈や分析をしなければならない。例えば，子どもの病状や治療による影響，医療的ケアによるさまざまな困難な状態など，環境も含めて医療を要することで，子どもの成長・発達を阻害する要因があることを勘案する必要がある。そのため，医療保育では，年齢等による標準の発達スケールに合わせるだけではなく，個々の子どもの状況に合わせた多角的なアセスメントの観点をもつことが大切である。また，子どもの育ちは環境に左右されることから，家族を含む養育環境に対する視点も忘れてはならない。

医療を要する子どもと家族へ個々のニーズに合わせた保育を行うために，医療と保育を含めた包括的アセスメントを行うことが必要である。医療者とは異なる視点で子どもへのアセスメントを行うことで，医療を要する生活の中でも子どもの強みや特性を活かすことにもつながる。早期の的確なアセスメントにより，子どもの状況把握と理解にもつながり，治療方針へのサポートや生活等への工夫，環境調整も可能となる。

個々の医療を要する子どもと家族にとって，多職種との情報共有および連携して行う包括的なアセスメントがQOL向上につながることになる。その中で，医療保育においても，保育と医療に関する幅広い知識をもち合わせ専門的な観点から常に的確なアセスメントをしていくことにより，医療保育の質を向上へ導くこととなる。

8. 医療保育の記録と評価

(1) 記録と評価

子どもの姿を記録することは，保育士が自身の計画に基づいて実践した指導や援助を客観化することができ，子どもの生活や遊びにおける保育士と子どもとの相互作用の様子が明らかとなる。子どもの表情や言動の背後にある思い，行動の意味，成長の姿などを的確かつ多面的に読み取り，一人ひとりの子どもに対する援助が適切であったかどうかを振り返って評価したことを記録し，改善すべき点を次の指導計画に反映させていく。この一連の流れが保育の過程である。

(2) 医療保育における保育記録

医療の場では，診療や看護の記録等は法律や施設基準で義務づけられており，2005年に「個人情報の保護に関する法律」が施行され，患者の診療情報の開示は法定化され，診療記録（カルテ）は医療事故や医療訴訟の際の証拠となり，法的資料としても使われる重要な文書である。

医療保育における保育記録については，法的義務や定型の書式はなく，各施設の形態や医療を要する子どもの状況などに応じて，保育士が必要性を判断して記載している現状にある。医療施設では，多職種が関わるチーム医療において，診療記録は各職種が得た情報や専門的な知識などを共有する方法として有効的に活用されている。

医療保育は，一人ひとりの子どもの疾患・障がい，病状，発達状況などが異なり，安静や活動制限・食事制限などの制約も伴い，保育ニーズは多岐にわたる。そのため，個々の子どもに応じた保育のねらいと保育内容が重要となってくる。そのため，医療保育における保育記録は，医療を要する子どもに関わる保育士が専門的な知識と技術をもって判断・実施した保育の過程が記載され，保育の必要性や方法，子どもと家族の様子・反応や変化，保育士の関わりの意図など，保育士の視点で記載することが重要である。他職種が保育士の役割や専門性の理解を深めていくためにも，根拠をもって行った保育の実践をわかりやすく簡潔に書くことが必要である。そして，保育士がとらえた子どもの姿（情報）を他職種と共有化することにより，保育士の専門性を活かした保育が効果的に意味のあるものとなる。さらに，保育記録を事例検討や保育研究，カンファレンスなどの資料として活用することで，医療保育の質の向上につながる。

保育記録の種類は，対象者の記録として，基本情報，保育実施記録，保育計画，保育サマリー，保護者との連絡ノートなどがあり，保育業務の管理に関する記録として，日案・週案・月案，保育士業務日誌，行事運営書などがあげられる。

（3）保育記録の意義

医療の場での保育記録の意義として，以下の4つがあげられる。

① 保育内容や方法，配慮点などを明示することで，一人ひとりの疾患・障がい，安静度，発達状況などに応じた保育を具体的に意識して提供することができる。

② 保育を振り返ることで，子どもの実態と課題を把握し，疾患・障がいの状態と成長・発達に合った個別性のある適切な保育を計画できる。

③ 保育のねらいと保育内容，子どもの姿やこころの動き，家族の反応・様子，保育士の意図や視点などを，他職種および保育士同士と情報を共有し，統一した視点をもつことができる。

④ 医療保育の専門性の向上と明確化につながる。

（4）医療保育における評価

保育者は，保育計画（Plan）に基づき保育を実践し（Do），その実践を省察・評価して（Check），次の計画に活かし改善（Act）に努め，保育の質の向上を図っていく。このPDCAサイクルの中で，保育記録に基づいて客観的に自らの保育実践を省察・評価し，保育の改善と次の保育の計画のために保育記録が有効的に活用できる。

保育所保育指針には，「子どもの実態や子どもを取り巻く状況の変化などに即して保育の過程を記録する」と明記されており，情報収集（子ども・家族の状況把握）→ アセスメント → 保育計画の立案（本人・保護者の同意）→ 保育の展開 → 評価と計画の見直しという一連の保育の過程を言語化したものが保育記録である。そして，評価は保育内容やその結果だけではなく，子どものこころの育ちや意欲，取り組む過程，家族の様子などに着目し継続的に行うことが重要であり，保育記録の蓄積によって子どもの発達や生活の変化を見通すことができ，保育の方向性がみえてくる。

（5）評価の視点

保育実践の評価の視点としては，以下のような点があげられる。

① アウトカム評価：子どもの育ちや変化など目標の到達度。
② プロセス評価：子どもが取り組む過程や子どもと保育士のやり取りはどうであったか，子どもの主体的な取り組みになっていたか，医療チーム・他職種との連携は適切であったか，保護者とともに保育を展開することができたかなど，関わりの中での配慮や工夫。
③ 保育計画の妥当性：設定した保育のねらいや保育内容は適切であったか，保育の方法や展開は相応であったかなど，保育士の視点や不足していたこと。
④ 保育士の関わりの妥当性：環境構成は適切であったか，子どもに必要な援助が行われたか，子どもの発達や生活の実態をとらえられていたか，子どもの意欲や主体性を引き出せたか，チームで支える保育であったか，家庭生活とつなぐ保育ができたか。

（6）今後の課題

情報共有が必要な記載内容は何か，次に活かされる情報とは何かを考え，他職種が見てもわかりやすい表現で効率的に記載することが重要である。

外来受診や病児保育など単発的な関わりであっても，継続的な保育記録の記載によって，それぞれ点であった保育が線になり，「一貫性のある支援」や「成長・発達の記録」となるため，外来保育や病児保育における保育記録の充実も望まれる。

さらに，小児医療と在宅医療の技術が向上したことにより，入院治療を経て慢性的な疾患や障がいと付き合いながら家庭や地域で生活する子どもが増えており，入院中や地域での保育の経過，子どもの家族の様子，発達状況などを地域の関係機関・関係職種に情報提供する必要性もある。子ども一人ひとりに応じた継続性のある保育や発達支援のために，保育サマリー（退院サマリー・転院サマリー），個別の支援計画，保育要録などを活用して情報共有することも考えていかなければならない。

9．医療保育における集団保育（一斉保育）

医療保育の対象となる子どもたちは，何らかの病気や障がいがあり，それらは一人ひとり異なる。保育士は情報収集をもとにアセスメントを行い，優先順位を考えて，子どもが「安心・安全・安楽」に過ごせるよう，年齢や発達段階，病状，安静度に応じて保育を行う。

病棟で行う保育には個別で行う個別保育と複数の子どもを同時に保育する集団保育（一斉保育）がある。そこで，多重課題になり得る集団保育の留意点について考える。なお，集団保育（一斉保育）には日々展開される保育に加え，行事も含まれる。特に病棟の場合，季節を感じられる行事を大切にしている。

（1）集団保育を実施する前の留意点

1）参加者一人ひとりの情報

・病状・症状の状態
・発達段階や理解度
・家族の付き添いの有無
・医療機器の装着の有無
・安静度・移動集団
・心理状態
・個々の予定（医療ケア・手術・検査など）

2）環境構成

・場所
・参加者の配置
・時間

3）あらゆる状況を想定

・急変時
・災害時
・想定される子どもの動き

これらを考慮して何を優先すべきかを明らかにし，集団保育を実施する。

（2）プレイルームにおける集団保育の一例

図5-3は，プレイルーム内での集団保育の一例である。プレイルームではさまざまな状況に置かれた子どもたちが過ごすことになる。ここでは集団保育での環境構成を図5-3を参照

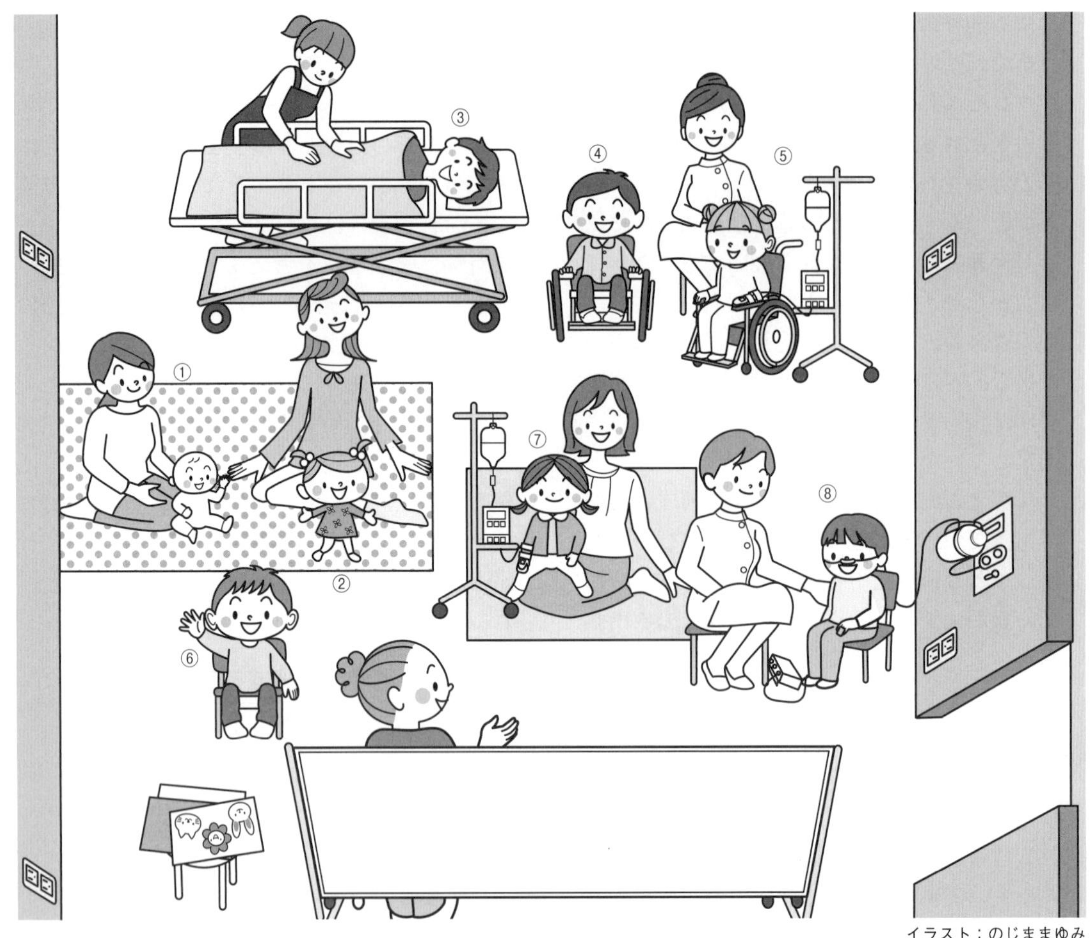

イラスト：のじまままゆみ

図5-3　プレイルームの様子

して考えていくこととする。

この保育活動には乳幼児3名とその家族3名（プレイマット等），幼児2名（幼児用椅子），学童3名（車椅子・ベッド），合わせて8名が参加している。スタッフは保育士2名，看護師2名，保育士はそのうち1名が演じ手となっている。この集団保育は鑑賞であるため，低年齢を前方にし，高年齢を後方に配置した。

発達段階や付き添う大人の状況によって，プレイマットやバギーなどを使用し安全面に配慮する。

この場合，①は乳児で，母親といっしょにプレイマットに座り，②は弱視の幼児であるため椅子ではなくプレイマットに座り，できるだけパネルシアターや演者である保育士にも近い位置に配置している。③は臥床安静の学童である。ベッドやストレッチャーは位置が高いため，後方に配置する。鑑賞中はベッド柵を下げるなどの配慮が必要だが，転落にも十分気をつける。④は車椅子の学童であり，同様に後方に配置している。乳幼児が車輪に指を挟んだり，ぶつかって転倒したりする危険性があるためである。⑤は点滴をしている学童であるが，点滴は子どもより後方で電源が必要であればすぐに使用できるようコンセントの近くに配置している。看護師が付き添っている。⑥は家族の付き添いがないが理解度が良好である幼児，足が床に着く椅子を使用し，演者である保育士にも近い位置である。発達段階や理解度によっては転倒・転落を考慮してプレイマットに座って鑑賞する。⑦は母親の膝に座り点滴をしている幼児である。⑧は酸素療法中でパルスオキシメーターを装着している幼児である。近くには看護師を配置し，体調が悪くなった場合に対応してもらい，速やかに病室に戻れるよう入り口の近くに配置している。また，輸液ポンプなど医療機器を装着している⑤の学童や⑦の幼児の近くに看護師を配置している。

なお，手術や検査などあらかじめ決まった治療の前後に保育に参加する場合がある。子どもたちの治療予定を把握し，密に看護師と連携を取ることは不可欠である。最新の情報をもとにその都度調整しながら安全に過ごせて安心して遊べる保育を実施していくことが重要である。

第6章 医療保育の実践事例

1．病棟保育の実践　（1）手術を受ける子どもの保育　*CASE 1*

基本情報

・年齢：３歳　・性別：女児　・家族構成：父，母，姉，本児
・診断：睡眠時無呼吸症候群　※基礎疾患なし　・入院期間：７日間
・その他の特記事項：成長・発達は年齢相応，本児は保育所通所，両親共働き

■経緯や入院の目的

睡眠時のいびきや無呼吸があり，アデノイド肥大・口蓋扁桃肥大で経過観察されていた。肥大による呼吸障害や睡眠障害を伴い，長期的な睡眠時無呼吸症状の持続は身体的な負荷がかかり，成長・発達にも影響を及ぼすため，今回アデノイド切除・口蓋扁桃摘出の手術目的で入院となった。

■子どもや家族の状況

・初めての入院，４人部屋で過ごす。入院初日は両親の側から離れず，保育士が話しかけても硬い表情であったが，スタッフの問いかけには答える。両親は共働きで姉がいるため夜間の付き添いはなし。
・０歳児より保育所に通所しており，家族から離れて集団での生活経験はある。
・児の性格は明るく，友だちと外で遊ぶことが大好きで活発であると，入院初日に家族から伺う。
・母親といっしょに手術についてチャイルド・ライフ・スペシャリスト（CLS）より説明を受け，不明な点や不安な気持ちを表出できる。
・面会は，入院初日と翌日の手術当日のみ終日であったが，以降は夕食後から消灯までとなる。
・両親は面会が短時間になることから，日中の児の様子を心配する発言あり。

■アセスメント

家庭や保育所での生活とは異なり，初めての人的環境・物的環境である病院で過ごすため，入院初日は緊張感がうかがえた。反応や理解力などは年齢相応であり，初めて会うスタッフや他児に対して，表情は硬いが受け答えはしている。術後の数日間は，創部（喉）の痛みが予測される。

手術翌日から家族の面会は夕食後になるため，家族不在時も児が安心して感情表出しやすい環境をつくる必要があり，日中の保育活動を通して寂しさの軽減を図ることができると考える。生活援助は術後の状況（喉の痛み，点滴による行動制限）等を考慮した関わりが必要である。

■保育計画

＜保育目標・ねらい・患児目標＞

遊びや生活の中で信頼関係を構築し，手術に対する思いや不安などを表出しやすい雰囲気をつくり，安心できる環境の中で，入院による不安や寂しさを緩和することができる。

＜保育内容＞

・集団保育への参加を促し，保育活動を通して保育士や他児といっしょに過ごす。
・児の好きな遊びを通して，患児自身が置かれている状況（入院や手術）への思いや気持ちを表出しやすい雰囲気をつくる。
・定期的に児のベッドサイドを訪れて，声をかける。
・昼食時は，創部の痛みに留意し，食事の形態や飲み込みの様子などを確認して配慮する。

■保育の展開・子どもの姿や反応・家族の様子

＜術前—入院初日～2日目（手術当日）＞

入院期間は一週間前後であり，術後から家族の面会は夕食後のみと予定されていたため，早期に保育士と信頼関係の構築ができるよう，入院初日の親子でいる場でのコミュニケーションを通して，児の好きなことや普段の様子などを聞きながら関わった。手術は午後からであったため，手術当日も午前中の集団保育に親子での参加を促し，気分転換や不安の緩和に努めた。また，手術前のこころの準備としてCLSが介入し，プレパレーション（院内探検，手術の説明，器具の体験等）が実施された。その後の遊びや生活の中で，児が「違うお部屋（手術室）に行ったよ」「お母さんとバイバイして，寝ている間に終わるんだよ」「お水とかご飯をごっくんするときにここ（喉）がちょっとだけ痛くなるよって言ってた」など，手術に対する思いやプレパレーションで理解したことを表出したときに，保育士は児の理解度や心理状況などをCLSや看護師と共有した。

＜術後—入院３日目～７日目＞

手術翌日：流涎（りゅうぜん）多く創部（喉）の痛みがあり，家族不在の寂しさから啼泣（ていきゅう）している。保育士が側にいて会話することで落ち着くが，再度母親を思い出して涙を流すことを繰り返す。抗生剤と止血剤の点滴はあるが，安静度はフリーとなる。看護師とケアなどの時間調整を図り，午前中の集団保育への参加を促す。活動中は保育士の側で遊んで過ごし，他児が遊んでいる様子を離れた場所から眺めていた。昼食時は，痛み止めを使用しても児は喉の痛みを訴え，術後食のお粥も苦手であると話し，３割程度の摂取であった。

術後２日目：保育士が朝の挨拶に行くと，児は「きょうも おともだちと あそべる？」と発言あり。集団での保育活動では，保育士を交えて他児とままごとをしたり，一人で絵本を読んだりして，表情穏やかに過ごす。昼食は他児と食堂で食べ，痛みはあるがゆっくり飲み込んで摂取する。

術後３～５日目：点滴は抜針となり明るい表情で過ごすことが増えた。「おままごとしてあそびたい！」と自ら話し，集団保育では主体的に他児とともに笑顔で遊ぶ。日中の児の様子は電子カルテの保育記録に記載しているため，夜勤看護師より家族へ伝えた。「ずっと独りではないようなので安心しました」と両親は安堵した表情だったと，看護師より報告を受ける。

■評　価

入院初日から継続した関わりを行い，術前から関係を構築していったことで，術後の家族不在時でも，痛みや寂しさを我慢することなく保育士に表出することができた。また，保育士といっしょにいるときには表情が和らいで穏やかに過ごし，保育所と同じような環境である集団保育に参加することで，好きな遊びを通して児の主体性を引き出し，他児といっしょに遊ぶことを期待する言葉を発することにつながった。以上により，設定した保育目標は達成できたととらえる。

その他，術後の痛みの程度や手術前後の児の心情などを他職種と共有することで，児の気持ちを理解したり，児が安心して過ごせる環境を整えたりすることができた。

保育のポイント・留意点

・患児の心身の状態を把握し，医療スタッフと連携を図りながら，生活や遊びの中での思いや素直な言葉，疑問，理解などについて他職種と情報共有し，手術前後の気持ちのサポートを行う。

・手術後は点滴や医療機器などのチューブ類があり，普段の動きと異なることが多いため，患児の年齢や発達段階，性格などから動きを予測し，保育環境を整えることが必要である。

1．病棟保育の実践　（2）白血病の子どもの保育　CASE 2

基本情報

・年齢：12歳　・性別：女性　・家族構成：父，母，姉，本児
・診断：白血病
・入院期間：３か月

■経緯や入院の目的

造血幹細胞移植後自宅にて療養生活を送るも再発となり，治療目的にて入院となった。

■子どもや家族の状況

・児は移植すれば治療で入院することはないと信じていただけに落胆が大きい。
・児は発熱，強い倦怠感，全身の痛み，頭痛，吐き気が強くあり，身体を動かすことが困難である。
・児の表情は硬く，話しかけてくることもなく家族に背を向けて寝ている。
・家族は児のベッド横に立ち，無言で児を見守るも，再発について原因追及の言動がある。

■アセスメント

児は再発のショックが大きく将来への夢がもてなくなっているのではないか。また，死を意識し，病気に立ち向かうことができなくなるのではないか。

家族は今後どのように児と向き合っていったらよいか不安を抱えており，納得のいく治療を希望している。

■保育計画

<保育目標・ねらい・患者目標>

・急性期：児が治療を前向きにとらえ，思春期の患者らしく入院生活ができる。
・回復期：児が納得して前向きに治療が受けられ，不安や恐怖のない安楽な入院生活ができる。

<保育内容>

・安楽に入院生活が送れるように，思春期の患者のこころの発達をとらえた環境と児のニーズに合わせた遊びを設定し実施する。
・児の気持ちを発散できるように，児の身体の痛みや思うように動かない身体の状態や児の気持ちを読み取り，児の負担にならない時間と適度な遊びなどをいっしょに考え実施する。

■保育の展開・子どもの姿や反応・家族の様子

<急性期―入院から２週間>

児の日々の心身の状況や検査・処置などを把握する中で，思春期の児のこころの発達をとらえた保育環境を設定し個別の関わりを実施した。倦怠感が強く無気力になっているため，言動に気をつけ保育の時間は他児より長く設定し，直接身体をさすった。児が痛みに耐えられるよう緩やかなリズムで行った。また，重い病状にあることを考え，理学療法士に安楽な体位などを相談し関わった。

年齢に合わせた遊びは，児の希望する週刊誌の朗読，好きなタレントや歌手の話など児を中心に行った。身体をさすりながら遊びをしていると児の表情が穏やかになり，家族にも話しかける姿が出てきた。家族は児に「よかったね」と声をかけ，保育士には「保育士さん，いつもありがとう」と声をかけてくれた。保育時間が終わりに近づくと児は「ねえ，明日は何時に来てくれる？」と聞いてきた。「明日も一番先に来るよ。いいかな？」と聞くと，すかさず「待っている。待っている」と言った。

<回復期―2週間後から退院まで>

児の症状が落ち着き会話も盛んになり，積極的に行動をするようになった。児が必要とする情報は常に伝え，入院していても安心して生活ができるように家族や訪問学校と連携しながら支援した。症状がさらに落ち着いてくると自ら勉強をするようになり，希望する学校の話もした。

しかし，副作用が強く，発熱，嘔吐に苦しむ中では，「自分は退院できるのか」「登校できるようになるのか」という不安の声も聞かれた。また，家族は「死について」児に直接話す機会をつくりたいと話してきた。保育士は，医師，看護師，医療図書司書，心理士らとカンファレンスを実施した結果，医療図書司書に選書を依頼した。家族には「死について」，書籍を通して伝える方法を勧めた。保育士は児の強い不安について傾聴した。また児の関心の高い話題を取り上げるようにし，進路の話，将来の話，世の中の話，世界の話，特に世界の話では地球儀で国を確認し絵葉書を見せながらその国の歴史や様子を話した。児は「外国に行ってみたい。一番近いところではハワイかな。寒くないからいいかもしれない」などと話した。保育士の海外研修（病院の療養環境について）の経験を活かしその様子を詳しく伝えた。療養環境については，日本と海外の違いなども話した。児の疲れの心配もよそに次から次へと質問が飛び交い，何回もその国の位置を地球儀で確かめる姿がみられた。

■評　価

児の病状から起こり得る不安や問題などをとらえ，児を交えて会話をすることで，児や家族のニーズを知り，早期に環境設定するなど児を中心に取り組んだことで，児は前向きに治療に向き合うことができた。また，家族に対しては，ねぎらいの言葉がけや傾聴に心がけ，寄り添う時間をつくるなどする中で医療者と家族との信頼関係も築かれた。家族が保育士に「死について」話してきたことは，死を覚悟しているというこころの内を明かしてくれたことになる。これは，保育士との信頼関係が深くできていたからではないかと考える。

多職種と頻繁にカンファレンスを実施し，専門職の支援を求めながら保育士の日々の情報や記録をスタッフと共有できたことが問題解決につながり，医療者と家族との関係が良好に維持できた。思春期は，生と死を敏感にとらえる時期でもあるため，多職種と連携したことが，児の不安や恐怖，悩みの緩和につながり信頼関係が構築され，治療に専念できたのではないかと考える。

保育のポイント・留意点

・年齢や病状，患者の納得のいく治療や環境などを考慮した保育計画を立て，多職種と連携し継続的に支援する。
・事例に対し，新たな情報を常に収集し，アセスメントし，保育計画を医療者と共有し，協力を得ながら関わり，記録，評価するという一連の流れを行う。
・患者と家族が医療者と早期に信頼関係をつくる関わりを行い，患者や家族の安心につなげ治療に専念できるようにする。
・思春期の患者が，病気や進路などの悩みを自らの言葉で納得がいくまで投げかけてきたとき，関係者につなぎ，関連する情報を収集するなどして解決の対応に努める。

1．病棟保育の実践　（3）川崎病の子どもの保育　*CASE 3*

■基本情報

・年齢：３歳６か月　・性別：男児　・家族構成：父，母，本児
・診断：川崎病
・入院期間：10日間
・その他の特記事項：児は幼稚園に通園しており，母親は専業主婦

■経緯や入院の目的

高熱が４日間続き，頸部リンパ節腫脹・不定形発疹・眼球結膜充血・BCG接種部位の発赤・口唇の紅潮・いちご舌を主訴に，近医より紹介受診。川崎病の主症状が認められ，免疫グロブリン療法とアスピリン療法を目的に入院となる。

■子どもや家族の状況

・入院初日と翌日は高熱と頸部や口腔内の疼痛（とうつう）があり，不機嫌に啼泣して過ごす。
・入院による生活の変化や点滴・心電図などの医療機器の装着と安静に対して，「やだ～!!」「おうちにかえりたい」と言葉で表出する。
・医療スタッフが近づくと表情が強張り，話しかけに対しての応答はない。
・発達状況は年齢相応であり，児の性格は「慣れるのに時間がかかる子です」と母親は話す。
・母親は，児の病状や治療を心配し，児の心理的安定のために24時間泊まり込みで付き添う。
・回復期には，採血や内服時には，「注射はいやだ！」「おくすりはきらい」など拒否する言葉があり，心エコー検査前は「（処置室に）いかない」と話す。

■アセスメント

急な発症による入院であり，初めての環境にて児は言動で不安や拒否を示す。さらに，病状による身体的苦痛を伴い，採血や検査などの恐怖心から，さまざまなストレスを感じている可能性がある。そのため，児が入院生活を受け入れることができる環境をつくり，気分転換できる時間が必要である。児の発達状況から，幼児期後期は自主性が芽生えるとともに，経験と行為についての考えが確立してくる時期であるため，児にわかりやすい言葉や方法で，治療や検査の必要性を伝え，不安感や恐怖心を軽減することで，児が主体的に治療生活を送れるようになるととらえる。また，児の様子を見て不安を抱く母親の心労や付き添いによる疲労が予測される。川崎病は退院後も継続的な通院や内服を要するため，入院中からの援助が重要になってくる。看護師や医師と児と家族の様子を共有し，児が薬の必要性を理解し，納得して薬を飲み続けられるような援助が必要ではないかと考える。

■保育計画

＜保育目標・ねらい・患児目標＞
・安静度に応じた活動の中で気分転換を図ることができる。
・心身ともに安定した中で治療生活を送ることができる。

＜保育内容＞
・児や母親とともに一日のスケジュールを考えて，好きな遊びができる環境を整え，安心して遊べるよう時間を設定する。
・主体的に採血や内服に臨めるよう他職種と連携を図り，生活や遊びの中で児の意欲を引き出す。

■保育の展開・子どもの姿や反応・家族の様子

＜急性期―入院初日～4日目＞　入院当日と翌日は高熱で臥床しており，頸部や口腔内に疼痛もあり，スタッフの関わりに対して啼泣して拒否する言葉があった。母親には甘えて欲求を示したり，自分の思い通りにならないとかんしゃくを起こして苛立ったりすることもあった。保育士は毎日かかさずベッドサイドに行き，挨拶や母親を交えて児の好きな乗り物の話題でコミュニケーションを図った。免疫グロブリン（血液製剤）を点滴で投与して2日後（入院3日目）に解熱すると児の表情も和らぎ，児から保育士に話しかけてくることもあり，「しんかんせんで　あそびたいな」と意思を伝えるようになる。採血を拒否しているときに，採血後にベッド上にて電車で遊ぶことを提案すると，泣きながらも歩いて処置室に向かい採血に臨むことができた。アスピリン内服時は，やや酸味があるためか「やだ!!」「のまない！」と大きな声で抵抗していた。母親は，「お昼ごはんの前に薬を飲むと　機嫌が悪くなって　ごはんを食べなくなります…」と話される。

＜回復期―入院5日目～10日目＞　安静度がフリーとなり，病棟内のプレイルームで遊べるようになる。保育士は児の好きな乗り物のおもちゃや多人数でも遊べるよう道路や線路を準備した。児は他児と道路マップを囲んで車を走らせて，ごっこ遊びを展開する。また，お医者さんセットを用意した日には，児は興味を示して自ら手に取り，母親や保育士を相手にやり取りを始める。「ちょっと　ちくっん　しますよ～」「うごかないでね」と言いながら採血を再現したり，「おくすりのむと　げんきになりますよ」と言いながら薬を飲ませる真似をしたりする。また，腕まくりをして採血後の止血シールを保育士に見せ，「（採血のときに）ちょっと　ないちゃった…」と児は話す。「泣いてもいいよ。手や体を動かさないことが大事だからね」「血をとって調べてもらおうね」と保育士が伝えると児はうなずく。「あそぶまえに（採血を）がんばる！」と児は話し，児の意思とタイミングに沿った関わりをすることで，入院後期の採血では拒否することはなかった。

児が入院中から達成感をもって内服を継続できるよう看護師と相談し，薬を飲んだときに「線路の台紙に電車のシールを貼ること」を児に提案する。保育士が作成した台紙とシールを見せると児は「うん　やる！」と関心を示す。「のんだから　しーる　ひとつえらぶ～」と意欲的に取り組み，電車が増えていくと，「こんなにいっぱい　のんだよ！」「おうちでも　のむんだよね」と表情明るく話す。

■評　価

急性期は，児の体調に合わせてコミュニケーションを図ったり，安全・安楽に過ごせるようベッド内で遊ぶことのできる環境を整えて児との関係を築き，気分転換を図ることができた。また，児の好きな遊びを通して自発性を引き出し，治療生活を受け入れて過ごすようになった。採血や内服時に感情を表出して抵抗を示していたが，方法やタイミングを児や母親と共に考えることで，児の主体性が発揮されたと考える。お医者さんごっこを通して日々のスタッフの言葉がけを覚えていることがわかり，日常的な会話の中で児に必要性やがんばりを伝えていくことは有効的であった。また，数に興味をもち始める3歳児にとって，シールを貼って内服したことを視覚化し，ゴール（駅）に近づけていくという目標は，児の内服に対する意欲の向上につながった。

保育のポイント・留意点

・急性期と回復期は，疾病の経過に合わせた保育士の働きかけや保育の設定が重要である。
・遊びや生活の中で，患児が入院や治療行為をどのようにとらえているか表出したときには，他職種と共有して連携を図り，発達状況に応じて治療の意味や必要性を言葉で患児に伝えていく。

1．病棟保育の実践　（4）気管支喘息の子どもの保育　　*CASE 4*

■基本情報

・年齢：11歳（小学校６年生）　・性別：男児　・家族構成：父，母，本児，妹（６歳）
・診断：気管支喘息（ぜんそく）
・入院期間：40日間
・その他の特記事項：両親は共働き

■経緯や入院の目的

気管支喘息中発作のため受診。数か月の間に，喘息発作による救急外来受診の回数が増え，通学が困難になっている。症状の改善と発作を誘発させるエピソードについて生活面や精神面からアセスメントすることを目的に入院となる。

■子どもや家族の状況

・乳幼児期から喘息を主訴にした入退院を繰り返しており，入院生活に対する拒否や不安の表出はない。
・入院直後は自発的な会話は少なく，表情が硬い。
・夏休み期間中の入院であり，院内学級に転入学はしない。
・両親が共働きであり，自宅での内服やピークフロー測定などの疾患管理（喘息コントロール）は本人が行っており，保護者の協力が不十分である。
・家庭では「喘息日誌」の未記入があり，体調を心配してピークフロー測定を１日に３回実施するなど，児自身の疾患に関する理解や自己管理が不足している。

■アセスメント

・年齢相応の発達を遂げている。以前の入院中の様子から，几帳面で他者の言葉を気にする繊細な性格である。
・学童期はセルフケアの獲得期であるが，自分の疾患や治療目的を理解しようとする反面，不安を抱えやすいと推測する。気管支喘息の特徴として，ストレスは症状を悪化させる因子になるため，感情をコントロールするストレスマネジメントが重要であり，マイナスの気持ちのときには発作が起きやすく，自信をもたせることも予防の一つであると考えられている。
・「自分自身の思いや考えを表出できる環境」と「喘息の管理を生活に取り入れて過ごす力を身につけること」が必要であると考える。
・保護者（主に母親）が児の気持ちを理解し，疾患管理の協力者となれるような支援も重要である。

■保育計画

＜保育目標・ねらい・患児目標＞

・心身ともに安楽に過ごす中で，生活リズムを整えることができる。
・自分自身の思いや不安を表出し，適切な感情表現をすることができる。

＜保育内容＞

・気分転換活動や他児との交流を通して生活リズムを整え，生活の充実を図る。
・自身の身体や疾患について理解し，自己管理の方法を身につけて日常生活に組み込む。

■保育の展開・子どもの姿や反応・家族の様子

＜急性期―入院初日～７日目＞　入院から数日は，呼吸困難と喘鳴があり酸素を必要とし，ギャッチアップ座位で入眠していることが多かった。保育士は，児が覚醒しているときには短時間の挨拶や言葉がけを行い，いつでも安心して会話ができる雰囲気や環境づくりに努めた。喘鳴や咳嗽が軽減して会話が可能になると保育士と雑談することが増え，「また入院になっちゃった。入院長くなるのかな」「週４日習い事していて疲れるんだ…」「薬を飲むの忘れちゃうことがある」「いつ発作があるかわからないから…」と，入院前のことについて話す。医師や受け持ち看護師，心理士と児との会話の内容について共有し，「喘息が悪化していると思うとピークフローが正常に吹けない」「喘息に対する不安が，通学を困難にさせている」ことが明らかになり，医師・看護師によって喘息教育を行うことになり，喘息の自己管理（喘息日誌を書き忘れない，簡易酸素飽和度モニターでの測定）を取り入れることになる。

＜回復期―入院２週目＞　病状は安定してきたが，起床・就寝時間が遅く生活リズムが乱れており，ベッド上安静のため短調な生活であった。夏休み期間のため日中に個別保育で学習や気分転換となる活動を行い，生活リズムが整うよう環境設定を行った。入院12日目に安静度がフリーになってからも自ら他児と交流しようとすることはなく，ベッド上で過ごすことが多かった。保育士はプレイルームで同年代の他児と交流がもてる活動（ボードゲームやカードゲーム）や学習時間を設定した。はじめは消極的で言葉数も少なかったが，集団での活動の回数を重ねると，趣味のサッカーの話で盛り上がり，自ら他児との関係を築いていった。

＜移行期―入院３週目以降＞　同時期に入院している学童の他児たちが血糖測定や自己注射，成分栄養剤を経口摂取している姿などを見て，「みんな，がんばっているんだね」と他児たちのセルフケアを意識している言葉があった。入院４週目には学習やシャワー浴，余暇などの生活時間を自分自身で組み立て，他児たちと積極的に交流を図り，主体的な入院生活を送るようになり児の表情に活気が出てきた。保育活動中に「今日は（SpO_2値が）97だったよ」「夜に咳で寝られないことはなくなった」などと自らの身体や疾患について保育士に話すことが増え，自発的に喘息日誌を記入して継続するようになった。母親は保育士の勤務時間外に面会に訪れるため，日中の様子は夜勤看護師より母親へ伝えてもらえるよう，看護師と情報共有した。

■評　価

日常的な会話や気分転換活動の中で，普段の生活や自身の疾患に関することを自ら話題に出すようになり，異なる疾患で入院している同年代の他児との交流を通して，感情を表現して過ごすことが増えた。学童期後期は，心理社会的側面の特徴として，友人・他者の集団の中で仲間や大人から認められたいという欲求が生じる発達段階であるため，他児との生活の中で達成感や充実感を得ながら生活意欲が高まり，治療に対する主体的な行動につながった。また，知的側面が発達して物事を具体的・論理的に理解できるようになるため，多職種や家族と児の思いや理解を共有しながら，具体的な方法を伝えてサポートすることで，児は自己管理に関心をもって取り組むようになった。

保育のポイント・留意点

- 発達時期を踏まえた入院中の遊びや生活の中での満足感や達成感は，自己効力感が高まる。
- セルフケア行動（自己管理）に対して，保育士は生活の中での見守りや精神面での支持などのサポートをする役割があり，他職種との情報共有が重要である。

1．病棟保育の実践　（5）ネフローゼ症候群の子どもの保育　*CASE 5*

■基本情報

・年齢：３歳６か月　・性別：男児　・家族構成：父，母，本児，妹
・診断：難治性ネフローゼ症候群
・入院期間：１年３か月の間に計８回の入退院を繰り返し，計９か月余りの継続的な入院
・その他の特記事項：未就園

■経緯や入院の目的

２歳３か月のときにネフローゼ症候群の診断を受け，初発時には約２か月の入院加療を経て退院したが，その後入退院を繰り返し転院となった。

■子どもや家族の状況

・腎生検，ステロイドパルス療法，食事制限，安静度の制限，プレドニン服用の副作用による食欲増進。
・母親より，児は携帯ゲーム以外集中力がなく，人見知りとの情報を得た。

■アセスメント

未就園であり本来なら就園して経験できているものができていないという状況や，「入院中だけは遊んでよい」と親から許可されていた携帯ゲームに熱中していたことから，遊びの経験が乏しくなる環境にあった。初回入院当初，病気や治療に関する不安などは保育士にみせなかった。

■保育計画

<保育目標・ねらい・患児目標>
・年齢相応な経験をする。
・携帯ゲーム以外に，自我関与できる，自ら構成していくことを楽しめる遊びの経験をもつ。

<保育内容>
・児にとっては家族以外の初めての保育者として，何をする人であるかを理解できるように関わり，信頼関係を築く。
・毎回，年齢に応じた遊びの選択肢を用意し，児が遊びを選べることを大切にする。大部屋の際は，年齢の近い児とスムーズに関われるよう保育士が仲介役となる。
・友だちに近い関係性を築き，体調が悪いとされるときも毎日顔を合わせ，時には傍らに付き添い，安心できる存在でいられるよう努める。
・保育活動中にみられた児の成長は，その都度母親へ伝え，共有できるよう配慮する。

■保育の展開・子どもの姿や反応・家族の様子

<保育の時期区分>
第Ⅰ期【初回入院，信頼関係形成の時期】：X年11月18日～12月26日（38日）
第Ⅱ期【初めて行事を経験した時期】：X＋１年３月30日～５月21日（47日）
第Ⅲ期【集団保育を経験できた時期】：X＋１年５月22日～７月21日（55日）
第Ⅳ期【病状悪化の中，自発的な遊びを展開した時期】：X＋１年７月22日～X＋２年２月９日（147日）

<時期区分ごとのエピソード>

第Ⅰ期【初回入院，信頼関係形成の時期】個室

児が好きな遊び（携帯ゲームなど）を共有し，徐々に他の遊びへと移行できるよう働きかけを行った。主に児所有の玩具を使用して遊ぶようにした。空腹感で母親を困らせていたが，保育士にはみせなかった。

第Ⅱ期【初めて行事を経験した時期】個室

就園していたら経験するであろう製作活動や行事を計画した。児は行事の経験がなかったため，最初は「いや」と拒否していたが，児の好きな“きかんしゃトーマス”のイラストを使用したトーマス探しゲームを考案し，意欲がもてるよういっしょにルールを考えるようにした。当日，医師や看護師が集まると，児は恥ずかしそうにしながらも，笑顔で参加でき，「あしたもやりたい」という言葉が聞かれた。

第Ⅲ期【集団保育を経験できた時期】大部屋

同室の5歳児と保育士が「ヒーローごっこ」を始めると，児は真剣な表情で「ダメダメ！」と仲裁に入った。2人がけんかをしているようにみえたようだった。自分が何かの役になって遊ぶごっこ遊びを経験することも児の遊びの広がりを意味すると考え，遊びへ誘導した。児は同室児と保育士のやり取りが「遊び」であることがわかると，動きを真似て振りをする楽しさを覚えていった。

第Ⅳ期【病状悪化の中，自発的な遊びを展開した時期】個室

再び個室へ移動しパルス療法が始まった。児は好きな携帯ゲームで遊ぶ気力もなく臥床していることが続き，スタッフ間でも「起きていたか」「ゲームの可否」など活気に関する指標をもとにした情報交換が主となった。保育士が訪室すると座位になって遊ぼうとする姿がみられた。

玩具のケースが膨らんでいるのを見ては「むくんど～（むくんでいる）」と表現したり，ごっこ遊びの中では，「たんぱくないけん，お散歩いっていいよ」と症状に関する言葉が聞かれるようになった。後半の活動で，お弁当のぬりえ遊びを準備すると，「できたら，おべんとううらなくっちゃ」という言葉が聞かれ，「お弁当やさん」という行事企画に発展させることができた。製作前日まで全く動けなかった児は，この遊びをきっかけに，当日，自ら病室の入口付近まで歩くことができ，「いらっしゃいませ～」とお客役の医療スタッフを呼ぶ姿がみられた。

■評　価

初回入院時，経験不足を補うという意図を前面に押し出した保育計画を立てた。続く入院でもこの方向性を維持し「振りをすることの楽しさ」を覚え，治療に伴う体調悪化の中でも「遊びに病状を投影させる」「お店屋さんごっこに発展させる」など，クリエイティブに自由に振る舞う時間をもつことができた。体調悪化の中でもこのように振る舞えるようになった経過において，保育士は児の好きな遊びから始め，年齢相応の遊びに展開させた。Ⅲ期に他児と遊ぶことができる情況下で，他児の遊びに対する本児のつぶやきをとらえて「振りをする楽しさ」を伝えようとしたことは，体調が悪化していったⅣ期の遊びの展開につながったと思われる。

保育のポイント・留意点

・クリエイティブに自由に振る舞う場を保障することは，患児が心身の苦痛が大きくなっていく情況に対処する力を育てる。

・ネフローゼ症候群の患児の保育では，比較的体調の良いときにアセスメントを行い，患児の課題を把握して適切な支援を展開，調整することが，体調悪化時の支援につながる。

1．病棟保育の実践　（6）自閉スペクトラム症（ASD）の子どもの保育　*CASE 6*

■基本情報

・年齢：４歳　・性別：男児　・家族構成：父，母，姉（6歳），本児
・診断，障がい名：自閉スペクトラム症（ASD），知的障害
・入院期間：77日間

■経緯や入院の目的

１歳までの身体発達には問題はなかったが，発語が消失し，１歳半の歩行開始ころより多動となり，同時に，不穏，興奮，不眠がみられ服薬を行った。２歳時に自閉傾向があるとのことで「こども発達センター」に通所。３歳で外来療育を開始したが，言葉での指示は入らず，思い通りにならないと頭を打ちつける自傷行為があった。４歳になって薬物調整中，眠気が強くなり，理由のわかりにくいパニックもひどくなり，机を倒す，コップを投げる，自分の手足への噛みつきや，自転車から飛び降りようとする危険行為がみられるようになった。パニックと睡眠覚醒リズムの改善を目的に入院治療を行うこととなった。

■子どもや家族の状況

＜児の基本的生活習慣＞
・食事：偏食（野菜・果物拒否），手づかみ，食器投げあり
・睡眠：夜中に起きることあり
・遊び：一人遊び，ビデオ鑑賞
・コミュニケーション：有意味語はなく，要求時手を叩く

＜家族の主訴＞
睡眠障害の改善とパニック状態が減少して，充実した時間を送れるようになってほしい。梅雨時に不安定になることが多くなるため，薬物調整を希望。

■アセスメント

心理検査：PEP-R（心理教育プロフィール）検査時年齢３歳９か月　結果：発達年齢１歳７か月
機能的アセスメント　※「保育のポイント・留意点」参照

・遊びの中でうまく玩具の操作ができなかったとき，床を転がる，泣き喚く。
　⇒ 玩具がうまく扱えなかったなど，難しい課題からの「逃避」の機能
・好きな活動（テレビ鑑賞など）が入浴などの日課で中断されるとき，職員への噛みつきあり。
　⇒ 好きなことをもっとしていたいという「要求」の機能

■保育計画

＜保育目標・ねらい・患児目標＞

・一人で活動できることを増やし，落ち着いて余暇時間を過ごすことができる。
・自らの要求を伝えるためのコミュニケーションスキルを獲得する。

＜保育内容＞

①　環境構成：個別指導とする。個別指導室で保育士が平日20分間関わる。
②　直接的な関わり：機能的アセスメントに基づいた取り組みを行う。
　・玩具の操作がうまくできない ⇒ TEACCHの手法を取り入れた指導を行う。指先の操作を良好にするための教材（ペグ刺し・シール貼り・洗たくばさみ・ビーズ通し・パズルなど）を用いた課題設定を行い，できたときにはほめ，できないときには援助を求めるサインの表出を練習する。
　・好きな活動が中断したとき ⇒ 一日の流れを理解し，見通しがもてるように絵や写真を用いてスケジュールを作成する。

・生活援助　遊び ⇒ 玩具の写真から自分で遊びたいものを選び職員に渡す。
　　　　　　排泄 ⇒ トイレカードの提示でトイレに行くようにする。

③　間接的な関わり

・他職種との連携・協議：関係職種と保育計画について話し合いを行い，全体のカンファレンスで他のスタッフと共通認識を図る。

・保護者との協働：面会や外泊時に児の個別指導内容や入院中のエピソードについて話をし，家庭でも活用できることを伝える。

■保育の展開・子どもの姿や反応・家族の様子

第Ⅰ期【一人遊びの時期（入院から１か月）】

絵本を見終ったら大声で泣く，靴下を脱ぐよう促すと泣きじゃくり，自分の手足や職員に噛みついたりする行為が多かった。玩具の選択は実物で行っていた。

第Ⅱ期【職員との関わりを要求してきた時期（２か月目）】

職員に抱っこやくすぐり要求をしてくるときがあり，笑顔がみられた。玩具の選択は写真カードでできるようになり，職員が提示するトイレカードの理解もできるようになる。個別指導では，見本を見てシール貼りができ，絵カードの選択や「ちょうだい」のサイン表出ができるようになってきた。

第Ⅲ期【他児への関心をもち始めた時期（３か月目）】

同室の他児に甘えて抱きついたりする場面もみられるようになってきた反面，突然押されたり，大声に反応して泣いたり噛みついたりと不穏になることも多かった。が，好きな玩具で遊ぶなど切り替えが早くできるようになった。

■評　価

＜保育目標の達成状況＞

・一人で活動できることを増やし落ち着いて余暇時間を過ごすことができる。
　玩具カードを渡すと指さしで選択し一人で落ち着いて遊ぶことができるようになった。

・自らの要求を伝えるためのコミュニケーションスキルを獲得する。
　視覚的な手がかりにより自分の要求が表出しやすくなり，食事前になると「食べる」のカードをスケジュール表から持ってきて職員に渡してくることがあり，コミュニケーションスキルの向上がみられた。

＜保育過程の評価―プロセス評価＞

・言葉でのコミュニケーションが困難な児にとって，視覚的手がかりを使っての取り組みは児の発達状況，特性に合った取り組みであった。個別課題においては，興味・関心のありそうな教材や日常の遊びで使用できるものを用い，できたときにはほめることを忘れずに行った。

・面会時には必ず保護者に取り組み状況を伝え，外泊時での様子も聞き情報共有ができた。

・個別指導で獲得できたことは他職種にも伝え，スタッフが共通の視覚的手がかりを用いてコミュニケーションを図ることができた。

保育のポイント・留意点

・機能的アセスメント：応用行動分析に基づくアセスメントで，標的行動を先行事象と後続事象との関連で整理し，その機能（目的）をとらえる。４つの行動の機能（要求・逃避・注目・感覚）を評価する。

2．病児保育の実践　（1）集団保育　CASE 7

■対象者の概要：年齢，性別，診断，病児保育室利用回数／症状の経過・利用日の状況

A児：１歳２か月，女児，上気道炎，６回目／利用１日目：保育所で38.0℃の発熱。かかりつけ医を受診し病児保育室を利用。入室時37.8℃。咳，鼻水の症状あり。入室時に分離不安がみられた。夜37.0℃。２日目：入室時36.5℃。咳，鼻水の症状あり。入室時に泣きだすがすぐに遊び始める。

B児：２歳11か月，女児，咽頭炎，10回目／利用１日目：朝38.8℃の発熱。かかりつけ医を受診し病児保育室を利用。入室時37.9℃。咳，鼻水の症状はあるが機嫌よく過ごす。診察時に表情が強張り医師に近づこうとしない。夜36.8℃。２日目：入室時36.7℃。咳，鼻水の症状あり。入室時から笑顔がみられ，すぐに遊び始める。

C児：１歳５か月，男児，気管支炎，４回目／37.9℃の発熱，鼻水，眼脂の症状があり，かかりつけ医を受診。翌日も熱と症状が続き自宅で過ごす。夜37.7℃。利用１日目：入室時37.0℃。咳，鼻水の症状あり。卵白アレルギーあり。入室時の表情は少し硬いが，検温後すぐに遊び始め表情が和らぐ。

D児：５歳０か月，女児，上気道炎，２回目／37.7℃の発熱があり，翌日にかかりつけ医を受診し自宅で過ごす。夜38.7℃。利用１日目：朝38.5℃。７時に解熱薬を使用し入室時は36.4℃。表情は硬く緊張している様子。スタッフが声をかけると遊びたい気持ちを言葉にする。

■保育体制・人数

１歳児２名，２歳児１名，５歳児１名の計４名に対し，保育士２名，看護師１名を配置。

■アセスメント

A児：入室時等に分離不安がみられるため，不安を軽減し安心して過ごせる関わりが必要。

B児：症状はあるが熱なく活気があるため，体調の変化に注意し発達に応じた遊びを楽しめる関わりが必要。また，診察時に恐怖心がうかがえるため，恐怖心の軽減につながる支援が必要。

C児：微熱はあるが活気があるため，体調の変化に注意し発達に応じた遊びを楽しめる関わりが必要。

D児：遊びたい気持ちがうかがえるため，気持ちを尊重しつつ体調に合わせて快適に過ごせる支援が必要。

■保育看護計画

＜保育看護目標・ねらい＞
- 身体に無理なく，安心・安全・安静に楽しく過ごせる。
- 落ち着いて診察を受けることができる。

＜実践内容＞
- 欲求を十分に受け止め，好きな遊びを通して安心して過ごせるようにする。
- 体調の変化に注意しつつ，発達に合わせた遊びや他児とのやり取りを安全に楽しめるようにする。
- プレパレーションを実施し，診察に対する恐怖心の軽減につなげる。
- 楽しい時間や安心して身体を休める時間を設ける等，病状に合わせた保育看護を行い快適に過ごせるようにする。

■保育の展開・子どもの姿や反応・家族の様子

当施設は保護者からの受け入れは看護師が行っており，カルテや看護師からの申し送り，入室直後の児の様子等の情報をもとに保育看護を行っている。また，部屋の振り分けや食事，午睡時の配置等，その都度，看護師と話し合い，安心・安全に楽しく過ごせるようにしている。

A児は前日の入室時に分離不安がみられた。遊びを促しても興味を示さなかったため，落ち着くまで抱っこで過ごした。その後，再び遊びを促すと玩具に興味を示し機嫌よく過ごせた。そこで，２日目はスムーズに遊びに移行できるようにお気に入りの玩具を準備した。A児は受け入れ時に啼泣したが，玩具を見せるとすぐに遊び始めた。また，ぐずったときは抱っこをして，欲求を受け止めることで落ち着いて過ごせた。B児とC児には，発達に合わせて音の鳴る玩具やままごと等を間隔をあけて配置し，安全に遊べる環境設定を行った。C児ははじめ保育士と遊んでいたが，次第にB児の玩具に興味を示すようになった。しかし，玩具の貸し借りがうまくできない様子であったため，必要に応じて保育士が児らの気持ちを代弁した。すると児らは互いに玩具を貸し借りし笑顔がみられた。診察前にはB児・C児を対象に診察の方法がわかる既製の絵本・パペット人形・聴診器・使い捨て舌圧子を用いてプレパレーションを実施した。読み聞かせの後に人形を使い聴診と咽頭視診をやって見せ，最後に大きく口を開けてみせると，児らは絵本や人形をじっと見ており，口を大きく開ける練習をする様子もみられた。診察時B児は少し表情が強張ったが，保育士が「痛くないよ。絵本と同じだよ」と声をかけると，落ち着いて診察を受けることができた。D児は解熱薬使用後の入室で熱が下がっており，遊びたい気持ちがうかがえたためアイロンビーズをして遊んだ。はじめは表情が硬かったが，ビーズが完成すると和らいだ。その後は休憩を促し，児らは布団に横になって過ごした。

昼食時，卵白アレルギーのあるC児には机を別に準備した。倦怠感のある児は休息を優先し，水分補給のみ行い，調子の良いときに食事をとるようにした。

汗をかいたときには着替えを行い快適に過ごせるようにした。

■評　価

＜目標達成状況—アウトカム評価＞　A児は，入室時に分離不安がみられたが，お気に入りの玩具で遊びに誘うとすぐに遊び始めた。日中は抱っこで不安な気持ちを受け止めることにより落ち着いて過ごせた。B児とC児には，発達に合わせた玩具の提供や児の気持ちの代弁等により，安心・安全に他児と関わり遊びを楽しめていた。またB児は，プレパレーションの実施により落ち着いて診察を受けることができた。D児は静と動のメリハリをつけることで遊びを楽しみつつ体調に無理なく安静に過ごせた。これらのことから，目標達成につながったと考える。

＜保育過程の評価—プロセス評価＞　１～２歳児においては，以前の様子をもとに，お気に入りの玩具や発達に合わせた玩具を準備したことにより，スムーズに遊びへ移行でき楽しめたと考える。また，必要に応じて児の思いを保育士が代弁することで他児と楽しくやり取りすることができた。プレパレーションの実施は児の様子に合わせた声かけが加わることにより，児のやってみようという気持ちへつながった。５歳児においては，気持ちを尊重して遊ぶ時間を設けた後，休憩を促すことにより，遊びへの気持ちを満たしつつ安心・安静に過ごせたと考える。

＜保育看護計画＞　前の利用時の様子や当日の保護者からの情報，バイタル，活動の様子等をもとに保育看護計画を立案，実施し，目標の達成につながったことから適切であったと考える。

＜保育士の関わり＞　発達や安全に配慮した環境の中での保育士や他児との関わりは人間関係を養うことにつながった。また，不安な感情に対しスキンシップを図ることで愛着形成につながったと考える。児の様子や病状に合わせた保育看護は，安心して快適に過ごせる環境につながり，保育士の関わりは妥当であったと判断する。

保育のポイント・留意点

・診察のプレパレーションを行うことによって，恐怖心を軽減する。
・発達に合わせた遊びや他児との関わりを通して，人間関係を養う。

2．病児保育の実践　（2）隔離病室での個別保育　*CASE 8*

■基本情報

・年齢：２歳　・性別：男児　・家族構成：父，母，本児
・診断：水痘
・利用期間，入室回数：４日間連続利用，初回入室（初めての利用）

■経緯や利用の目的

通所している保育所で水痘が流行しており，利用３日前に発熱，発疹（ほっしん）が出現し水痘と診断される。３日間自宅で過ごしていたが，保護者が何日も仕事を休めないため，病児保育利用となった。

■子どもや家族の状況

・ワクチンの接種はしているが発熱あり，発疹も全身にあり，かゆみを伴っている。
・人見知りがあり，保育所でも登所時は泣いている。
・両親共働き，初めての子育てでもあるため，心配で不安そうにしているが，仕事は休めない状況。
・感染症のため隔離病室での保育となる。

■アセスメント

・初めての場所や人で不安な気持ちがあり，人見知りもあるため無理せず，保育士は寄り添うことで信頼関係を築き，そして病状にあった保育の提供をしていく。また発疹のかゆみがあるため不快感を取り除けるよう，看護師と協力し対応していく。回復期には設定保育も取り入れ，生活リズムを整えていくことが必要だと考える。
・保護者の思いを傾聴し，水痘の一般的な病状経過をわかりやすく説明することで，先の見通しがもてるようになり安心感につながると考える。また利用後には不安なことはないかを必ず聞き，保護者の不安解決につながるよう配慮する。

■保育計画

＜保育目標・ねらい＞
・保育士との信頼関係を築くため寄り添い，状態に合わせて保育の提供を行う。
・回復期には生活リズムを整え，保育所での生活に戻る準備をする。
・保護者が抱える不安や悩みを傾聴し，寄り添う。

＜保育内容＞
・急性期：熱がありぐったりしているため，絵本の読み聞かせを行う。また横になりながら好きな玩具で遊ぶ。寂しくなったときは抱っこをし，歌を歌う等，安心できるようにする。
・回復期：設定保育を行う。絵本の読み聞かせ後，製作「お弁当バス」を作成。その後好きな玩具でいっしょに遊ぶ。
・保護者への関わり：疾患についてわかりやすく説明し，ホームケア等伝え，安心感がもてるよう配慮する。

■保育の展開・子どもの姿や反応・家族の様子

＜利用初日＞　保護者（母親）と離れる際に啼泣激しく，嘔吐あり。落ち着くまで抱っこし，児と話をしているうちに泣き止んで落ち着く。その後好きな車の玩具で遊び始める。熱が高いこともありぐったりしてきたため，午前睡を促す。その後は布団で寝ていることが多かった。食欲は低下し，昼食は２割しか摂取できなかった。水分摂取はできる。発疹のかゆみもあり，ぐずることが多い。
・お迎え時，保護者（母親）は児の病状について心配そうに質問された。熱はどれくらい続くのか，かゆがったときどうすればよいか等，不安なことが多い様子であった。水痘の病状説明，ホーム

ケアを話すと真剣に聞いている。

<利用2日目>　発熱持続。発疹あり。朝は泣いていたが，すぐに泣き止んで遊び始める。眠そうにしていたため午前睡を促す。保育士に少しずつ慣れ始める。食欲は少しあり，昼食は半量摂取した。午後からは好きな車の玩具で遊び，おしゃべりするなど，慣れてきている様子であった。

・お迎え時，保護者（母親）は児が機嫌よく遊んでいる姿を見て安心している。しかしまだ熱が続いているため不安はあるとのこと。しっかり保護者の思いを傾聴し，看護師からの情報も伝えることで安心感につなげた。

<利用3日目>　解熱傾向，発疹は痂皮（かひ）化してきている。朝の入室時は泣かずにバイバイができ，スムーズに自由遊びに移行する。設定保育を実施し，絵本『おべんとうバス』の読み聞かせを行い，製作「お弁当バス」を作成する。集中して取り組み，機嫌は良好であった。食欲はあり，昼食は全量摂取した。

・保護者（母親）は児が回復しているということが目にみえてわかるため不安感がなくなり，笑顔がみられる。質問は熱がなければお風呂に入ってもいいかという疑問があったため，返答した。

<利用4日目>　解熱，発疹はすべて痂皮化。機嫌よく入室。すぐに好きな玩具の所へ行き，遊び始める。おやつも，昼食も全量摂取した。製作は好きな車シリーズから救急車を選んで作成する。車の絵本を見ながらいっしょに遊ぶ。

・保護者（母親）は笑顔で児のことを抱き寄せる。保育士にいろいろお世話になったこと，話を聞いてくれたことに感謝しているとの言葉があった。

■評　価

・児に寄り添い，行動や仕草で児の気持ちを読み取り，児の特性を把握し，気持ちを代弁することによって，次第に保育士にも笑顔をみせた。朝の受け入れ時は2日目からは保育士が抱っこすると泣かずに安心し，玩具でいっしょに遊べ，コミュニケーションが図れたことから，信頼関係が築けたのではないかと思われる。また急性期の発熱時には休息の時間を多くとる等，一日のリズムを児に合わせて調節したため，安静に過ごすことができた。

・回復期には生活リズムを整えるため，設定保育の時間を取り入れたことで，午前睡はせず活動に集中する姿があり，活動のメリハリがつくよう保育を行えた。

・保護者の不安な気持ちを聞き取り，不明点をわかりやすく説明することによって安心感を与えることができた。またホームケアの方法も伝えたため，自宅での看病にも不安なく過ごせたのではないかと感じた。感謝の言葉をいただき，病児保育室が安心して利用できる場所と認識してもらえたのではないかと考える。

保育のポイント・留意点

・病状に合った保育の提供をする。熱の上がり始めは手足が冷たくなり，活動の低下があるため保温する。無理に遊ばせず睡眠の時間，安静の時間を調節し，安楽に過ごせるよう配慮する。手足が温かくなればクーリング（冷却する手当）を行う等，患児が快適に過ごせるようにする。回復期には製作遊びを通して満足感が得られるようにする。また生活リズムを整えることも必要である。

・保護者の不安が大きいと患児にも影響しやすいため，傾聴する姿勢が大切である。病状の経過，ホームケア方法を保護者へ伝え安心感を与えることも重要で，子育て支援の役割も担っている。

3．障がい児の保育実践　（1）集団活動　*CASE 9*

■基本情報

・年齢：10歳6か月　・性別：男児　・家族構成：父，母，姉，本児，祖母
・診断：急性灰白髄炎（小児麻痺）
・入院期間：医療型障害児入所施設への契約入院として4年3か月（入院継続）

■保育体制

・障害者契約入院と一体型の病棟として，保育士2名・児童指導員1名が配置。
・学齢期のため隣接する特別支援学校へ登校。長期休みや放課後の余暇支援のほか，月に1回集団活動（交流療育）を実施。授業の一環として学校教員も参加。

■アセスメント

・成長・発達の課題：声出しと笑顔の表出が意思表示の方法で，筋緊張によりうまく伝えられないことがあるが，いくつかの選択肢を提示することで声を出し意向を伝えることができる。
・家族との関わり：月に数回祖母の送迎で外泊を実施，就労中の母親は家族面談に必ず出席し，児への子育てに前向きである。身体の筋緊張と過度の人見知りを心配している。
・教育の課題：学校と病院の連絡会を通じて定期的な情報交換を行っている。保育士や児童指導員，学校教員の交代による人見知りから筋緊張が強くなり，慣れに時間を要することが課題である。
・リハビリテーション科との情報共有：成長に合わせて車椅子を更新中であるが，完成まではクッションを使用して安定させ，緊張を和らげて乗車することができている。

■保育計画

＜保育目標・ねらい＞

・交流療育を通じて他患児やさまざまな支援者との交流を楽しみ，意思表示をしながら自分の力を発揮することに喜びがもてる。
・家族といっしょに成長・発達を喜び合うとともに，児の情緒の安定につなげる。

＜保育内容＞

・環境構成：6人程度のグループ構成，集団活動で楽しむことができ，ルールがわかりやすい内容のゲームを取り入れる。それぞれの身体特性に合わせた補助用具を整える。
・直接的な関わり：保育士・児童指導員・学校教員が参加し，一対一で援助を行う。リーダーの保育士は，児の自発的な動きをとらえてほめ，応援し合える雰囲気づくりに配慮する。
・間接的な関わり：活動時の様子を家族へ伝え，看護科やリハビリテーション科など多職種と情報共有を行う。

■保育の展開・子どもの姿や反応・家族の様子

＜第1期―10歳6か月～11歳＞

ジャンボジェンガゲームの中で児の意向を確認しながら，交代して間もない学校教員との仲立ちを行う。人見知りの筋緊張により思うように腕を動かせず泣いてしまう場面もあったが2回目は成功して皆に拍手をもらい，学校教員といっしょに笑顔で喜ぶ姿がみられた。

＜第2期―11歳～11歳6か月＞

保育士や児童指導員，学校教員に慣れて活動中の筋緊張はほとんどみられなくなり，支援者の問いかけに応答ししっかりとした発声が聞かれた。ジャンボジェンガゲームでは，腕の動きや指を閉開させて積極的につかもうとする動きをとらえてほめると嬉しそうな表情がみられた。活発な動きで車椅子の突起部分に腕があたる危険性が予見されたため，リハビリ担当者へ伝え対策を実施。

＜第３期―11歳６か月～12歳＞

小学６学年へ進級。担当教員は変更なく落ち着いて活動に参加。新入職員の児童指導員が関わっても人見知りはなく筋緊張もそれほどみられない。身体の成長に伴う車椅子の更新により姿勢保持が安定し，ボーリング活動中は球に向かってスムーズに腕を動かす姿がみられた。

＜家族の様子＞

外泊の送迎時に交流療育の活動時の写真とメッセージを添えて伝えることを継続して実施した。個別支援計画の面談の際に母親より話があり，家族の中で児の成長をともに喜ぶ場面が増え，児の笑顔が多くなったことが嬉しいとのコメント。仕事の休みを調整して交流療育に参加してみたいという要望も聞かれた。

■評　価

＜保育目標の達成状況―アウトカム評価＞

交流療育の活動を通じて筋緊張せず自分の気持ちを発声や腕を動かして伝えることがスムーズになり，周りの人とのコミュニケーションを楽しむことができている。活動を通じたさまざまな変化を家族と共有し，家族とともに成長を喜び合うことが情緒の安定につながっている。

＜保育過程の評価―プロセス評価＞

第１期では，筋緊張によりコミュニケーションがうまくいかないことがありつつも，活動を通じたさまざまな人とのふれあい体験を積み重ねたことが児の自信につながったと思われる。第２期では，保育士や児童指導員，学校教員などの人的な環境に慣れた背景も重なって情緒の安定とともに，筋緊張を起こさずに意思表示をする方法を獲得してきたと思われる。第３期では，リハビリ職員との情報共有により車椅子の更新とポジショニングの改善が図られ，児がより積極的にさまざまな活動に挑戦しようとする意欲につながったと思われる。

＜保育計画＞

集団活動を通じてさまざまな人との交流が体験できたこと，児の力を発揮できる多様な場面を設定したことなどが積極的に新しいことに挑戦しようという意欲につながっており，児への直接的な成長・発達を促すねらいや内容として適切であったと考える。また，児の入院生活に関わる学校や家庭も含めた支援者間での情報共有と連携を図ることが筋緊張を減らして情緒の安定につながり，児の情緒の安定を促すねらいや内容として適切であったと考える。

＜保育士の関わり＞

筋緊張がみられることを予想しながらも児の力が発揮できるような環境構成が必要であったが，失敗体験を生かして児が他者とのコミュニケーションを楽しいと感じられるような援助が行われていたと考える。また，成長の過程の変化を見逃さずに他職種や家族と情報共有を図って環境調整につなげ，家族が安心して子育てに向き合えるような援助を行うことができたと考える。

保育のポイント・留意点

・集団活動での保育は，保育のねらいが達成できるよう患児の反応をある程度予想して，環境設定（教材の選択肢を増やす，本人の力を引き出せる補助具を準備する，安全に活動できるスペースを確保するなど）を整えておく。

3．障がい児の保育実践　（2）ベッドサイドでの個別保育　*CASE 10*

■基本情報

・年齢：３歳５か月　・性別：男児　・家族構成：父，母，兄７歳・４歳，本児
・診断：ウエスト症候群
・入院期間：１か月

■経緯や入院の目的

在宅で生活をしているが，重積発作と発熱により，呼吸状態および栄養状態が悪化して入院となる。治療により状態は改善するが，父は多忙であり母が育児に疲れていることから，治療後もレスパイト[*1]を目的として入院していた。

■子どもや家族の状況

・発達状況は寝たきりで全介助。発作や筋緊張がある。突然な音に対して強い緊張がみられる。状態が良いときは２時間ばかり車椅子に乗車できる。食事は経口摂取と胃瘻注入を併用している。不快様の発声や泣くことはあるが意思の疎通が難しい。声かけで，手指を動かすことがある。
・治療は点滴と酸素投与開始となり，児の不安定な状態が続くと毎日面会に来ていた母親は憔悴していた。発作と発熱，呼吸状態も改善傾向になると，医師の指示による酸素飽和度の下限が保てないときのみ酸素投与と少量からの注入開始となった。不快様の発声や緊張して泣いている様子がみられたが，体をさすったり体位を整えたりして傍にいると止んだ。経口摂取が開始されると周囲の物音に反応して体が緊張し，咀嚼や嚥下が困難な様子がみられたが，他児が聴いている音楽を耳にすると緊張がほぐれ，口の動きが改善し，手指が動いていた。
・父親は育児に協力的であるが多忙であり，主に母親が育児を担っている。週末は家族で，平日は隔日で母親の面会があるが，兄２人は病棟に入ることができないため，短時間の面会である。

■アセスメント

母親が憔悴している様子であり，医師や看護師，支援相談員と家庭状況を共有して，児の回復と安定した状態を保つことだけでなく，母親自身の回復と養育環境を整える支援が必要である。訴えを発声や泣いて表出しており，家族に代わる保育士が応対することで児が安心し，信頼関係を育むことができる。さらに保育を展開することで成長・発達が期待できる。不快の表出はみられるが，快の表出が見受けられないため，快いと感じる関わりや遊びを積み重ねることで，快の表出が明らかとなり，不快の表出よりも快の表出が増えることが期待できる。経口摂取の様子からは児がリラックスして安全に楽しく食べる環境が必要であると考える。面会時は家族が安心して過ごせるように，母親と児の空間や兄２人への対応など環境を整える。児と家族が安心・安楽な生活を送れるように児に関わる他職種と情報を共有し，目標に向けた統一した関わりを実施することが必要である。

■保育計画

＜保育目標・ねらい＞

・快いと感じる時間が増え，安心・安楽な入院生活を過ごすことができる。
・家族の不安が軽減できる。

＜保育内容＞

・体位交換や車椅子乗車は視野の広がりや気分転換，緊張や身体拘縮の緩和につながるため，毎日の設定保育と食事は車椅子に乗車して実施する。ベッドや車椅子時に安楽な呼吸や姿勢で過ごせるように看護師，理学療法士（PT），作業療法士（OT），言語聴覚士（ST）と環境を整える。快や不快の表出をキャッチし，応対する。不快は原因を考え改善できるように対処する。酸素飽和度，

脈拍，熱，緊張，発作などの身体状況を把握して，発声，表情，頭，上下肢，指先の動きに留意し，感情の表出をとらえる。表出前後の状況も含めて表出の理由を推察し，表出に見合った声かけを行う。設定保育は童謡を歌ってのタッチングや，自発的な動作を優先した半介助での玩具遊び，製作を実施する。

・食事時は児が快反応を表す音楽を流す。摂食評価を把握し，介助する。面会時は，児の様子を伝え，家族の言葉に傾聴する。家族のニーズに合わせて，休息，家族で過ごせる空間の提供，兄2人の保育，行事参加への勧めを行う。医師，看護師，PT，OT，STとカルテや日々のカンファレンスにおいて，各支援の目標や児や家族の状況などを情報共有して協働し，PDCAサイクル（第5章，p.118参照）に基づき実践する。

■保育の展開・子どもの姿や反応・家族の様子

介入のタイミングや介入時間，児の姿勢に考慮して生活支援や設定保育を開始した。泣いているときや不快な発声時におむつ交換や体位交換，体温調節を行うと，泣き止んだり入眠したりする姿がみられた。設定保育はタッチングから始め，自発的な手指の動きがみられるようになった。自発的な動作を優先した半介助での玩具遊びや製作を取り入れてからは，操作時に指先を積極的に動かし，口元が緩んだ笑顔様の表情がみられた。人が近くに来ると，手先を振るように動かすようになった。食事と車椅子乗車が可能となってからは，食事時は車椅子に乗車し，音楽を流して場面に合った声かけと姿勢の補正を行った。表情や身体の緊張が緩和し，手指のリズミカルな動き，スムーズな咀嚼と嚥下がみられた。水分以外は概ね経口で摂取できるようになった。介助の間隔が空くと，「あうあう」と口を動かして催促する姿がみられた。

家族には，家族の様子に気遣いながら児の様子を伝えた。家族が思いを語るようになり，面会時は家族の希望する過ごし方に合わせて環境調整を行った。児の快の表出を家族も感じ取ることができるようになり，母親は笑顔で面会に来られるようになった。兄たちの保育の実施で兄たちも保育士に慣れ，家族や多職種参加型のロビーでのコンサートを企画すると，家族で参加し「楽しかった」と話され，実際に家族で談笑している様子がみられた。

■評　価

児への応対は職員の統一した関わりへと定着し，児の安心・安楽につながった。快いと感じる関わりや遊びの時間を設定し積み重ねたことは，表情や手指を動かす快の表出が明らかとなり，不快の表出よりも快の表出を増やすことができた。食事を児がリラックスして摂取できるようにと安全で楽しい食事環境を設定したことは，食に対する意欲の向上につながった。面会の対応は家族が思いを語り，ニーズに合わせた環境調整が行えたため，安心して楽しく過ごせる時間を保障できた。保育士が児や家族にタイムリーな支援を継続できたことが要因であり，医師や看護師，PT，OT，STと情報を共有してPDCAの４段階を循環的に繰り返し，専門的でよりよい支援が提供できたことも重要であったと考える。

保育のポイント・留意点

・支援課題は発達支援，家族支援，チーム医療の３つである。
・患児や家族への細やかな観察と環境調整，反応に対しての継続的なアプローチが重要である。
・他職種との情報共有とPDCAサイクルの実践が重要である。

＊1：レスパイト：医療的ケアを必要とする児者の家族が，一時的な外出や休息，その他養育・介護できない期間をサポートする目的で，入院・入所の受け入れを行い，家族（介護者）の負担軽減を目指す支援。

4．外来保育の実践

CASE 11

■基本情報
・年齢：11か月　・性別：男児　・家族構成：父，母，姉（5歳），双子の第一子（女児），本児
・診断：先天性食道閉鎖症術後，急性気道感染症

■経緯や外来受診の目的

大学病院を退院後，家庭で看(み)ていたところ，双子の第一子の気道感染症の影響で発熱や鼻汁症状が出現し，当院を受診した。また，母親は約1か月後復職予定であり，今後の生活の支援について相談したいとのことであった。

■子どもや家族の状況

・児は出生前に先天性食道閉鎖症が疑われ，大学病院で双胎第二子として帝王切開で出生（37週，体重2,200 g台）。同院小児外科に転科して先天性食道閉鎖症A型と診断され，生後2日目に胃瘻造設術が施行され経管栄養を開始した。1，2，3か月時に食道延長術，4か月時に根治術が施行された。母子分離で入院していたが，1日4時間程度母親が面会し，経管栄養や経口摂取の方法を指導されて8か月時に退院した。
・退院後3か月経つが，まだ児や家族は家庭での生活に慣れていない。
・経口摂取を試みているが，ほとんどできず，栄養は胃瘻からの注入に依存している。
・母親が約1か月後には復職予定である。
・双子の女児がすでに保育所に通所していて，気道感染症を繰り返している。

■アセスメント

新生児期の早期に手術を要する疾患のため，退院後，大学病院受診以外の外出はほとんどなく，外来では慣れない環境に対して警戒心が強い様子であった。そこで家族以外で初めて関わる保育者として，安心できる存在となるよう信頼関係を築くことが必要と考えた。母親については，成長・発達について双子のきょうだいと明確な差があることを仕方ないと受け入れつつも，今後の発達や生活に不安を感じていた。外来の短い時間ではあるが，児の病気を前向きにとらえ，焦らずゆっくりと成長していく気持ちを母親にもってもらいたいと思った。そこで児の情緒と体調の安定を図り，母親の仕事復帰に向けての家族支援も含めた相談に傾聴することとした。

■保育計画

<保育の目標・ねらい>
・児の情緒が安定し，母親も安心して，診療や治療に向かうことができる外来環境を設定する。
・外来保育の中で，発達の評価と支援，身体の成長や栄養状態を評価する。

<具体的な内容>
・児の運動発達は6か月相当と遅れがあり，大学病院の小児科発達外来で経過観察中とのこと。双子のきょうだいと外来受診した際は，遊びを通してそれぞれの発達の観察や，それによっては個別に遊びを提供できるように，発達年齢に応じた遊びの選択肢をいくつか用意をしておく。
・出生時から母子分離されていたので，母子の愛着形成が促されるような育児支援をする。
・外来受診ごとに体重や顔色，活動性など，栄養状態の評価をして記録をしていく。

■保育の展開・子どもの姿や反応・家族の様子

<診察1日目―初診>

母親は双子をおんぶと抱っこで受診。入り口受付まで保育士が抱きに行き，そのまま待合室まで案内した。児は警戒した様子で，保育士が母親と抱っこを代わると泣き始めた。それを見て不安になった母親が再度抱っこして落ち着いた。きょうだいが意欲的にプレイルームにあるおもちゃで遊んでいるのに興味を示していたため，指人形を使い，コミュニケーションを取りながらの遊びやボール遊びを展開すると，微笑み返す様子から警戒心が少しずつ和らいでいったのを感じた。母親との会話の中で，児の胃瘻からのミルクの注入がうまくいっているかを確認した。咳嗽によって嘔気や嘔吐が誘発されるようであれば，ミルクの量を1～2割程度減量してみることを提案した。診察後に母親の仕事復帰が目前であるが，児を預ける保育所がまだ見つからない話を聞いた。母親の就業後の家族支援が必要であると考え，医師の診察による児の身体状況もあわせて，行政や保育機関に相談していくことにした。

<診察2日目―初診7日後>

前回よりも気道感染症の症状は改善して体調が安定してきたとのこと。この日は，祖母も母親に付き添い受診。プレイルームのおもちゃを見ると，すぐに興味をもち，前回同様ボールが転がるのを見て目を細めて笑った。双子のきょうだいを祖母が見守っていたため，診察までの間じっくりと児と関わることや母親の相談を聞くことができた。その際，胃瘻からの経管栄養の前に，少しだけ経口摂取を試みていたとの話があった。しかし食道と胃との接合部が狭く，定期的に大学病院で内視鏡による拡張術を行っているとのこと。摂食や嚥下機能を促すために口から少しずつ食べることを，根気強く継続することが大切であると励ました。

■評　価

診察時の恐怖心を緩和するには時間がかかる様子であったが，保育士との関わりから，少しずつ信頼関係が形成されてきたと考える。母親も最初はなかなか児のことを話したがらなかったが，会話を広げていくうちに日常の悩みや不安などを話し始め，表情は和らいできた。病気に関しては，保育士が医師の言葉や治療の目的を保護者にわかりやすく説明することで医療に対する信頼につながった。母親からは「今私にできることを可能な限りやっていきます」と前向きな言葉が聞かれた。

母親の就業後の生活支援には，行政や保育機関と連携が必要である。今後，子どもの摂食・嚥下障害や経管栄養について調べて，情報を提供していく。

保育のポイント・留意点

- 外来保育において，障がいのある子どもに対しては，子どもに直接関わることだけでなく，家族の支援や生活環境の整備が重要になる。そのために保育士は，子どもの身体の不自由や保護者の生活の不安を聞き取り，医療者に代弁すること（子どもや保護者の思いを「つなげる」）や，医療者が考える目標を保育士が仲介して理解できるよう優しく子どもや保護者に伝えること（医療に対する信頼に「つながる」）が大切である。
- 先天性食道閉鎖症術後の子どもは，嚥下障害のため胃瘻からの経管栄養に依存していることがある。出生直後から比較的長期間，口から摂食して嚥下する経験を絶たれた子どもの口腔の感覚異常や喉頭・食道の嚥下能力の低下は想像以上に大きい。したがって，患児の摂食・嚥下障害に対して，心身ともに発達途上であることを考慮し，体や精神の発育を促す視点で根気強く関わり，家族の気持ちや生活を支えていくことが重要である。

5．児童発達支援の保育実践　医療型児童発達支援センター（通園）　CASE 12

■対象者の概要

・対象児年齢：４～５歳児
・人数・性別：５名（女児３名，男児２名）
・障がいの状況：全員が重症心身障害児（全員，発語はなく，発声のみ）
医療的ケア：吸引２名，経管栄養３名，気管切開１名，酸素吸入器装着１名，
発作が多い児が１名

■保育体制

・子ども５名に対し，保育士４名，看護師１名。保護者との分離保育。
・リーダー１名が全員の様子を見ながら，課題保育の流れを進めていく。

■アセスメント

・物に触れたり，いろいろな感触を経験したりする機会が少ない。
・感覚過敏がある。
・自分の体の部位やその動きの認識が希薄である。
・いろいろな体位で活動することが少ない。

■保育計画

<保育目標・ねらい>
・小ボールの感触を全身で感じる。
・いろいろな姿勢を経験する。

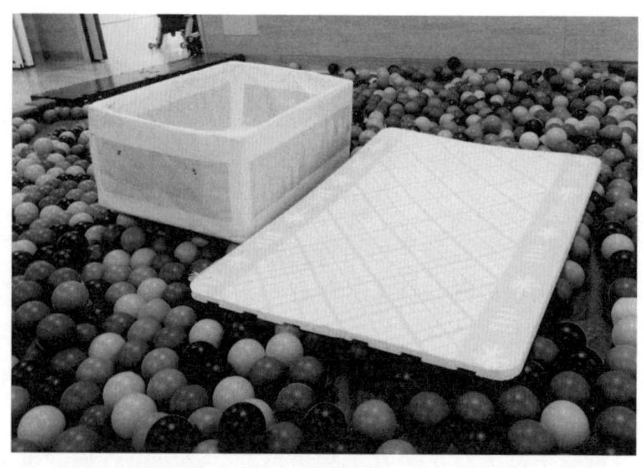

<保育内容>
・囲いの中に小ボール（以下ボール）を敷きつめ，その中で仰向けや座位等，いろいろな姿勢になり，ボールに触れる（上記写真）。
・ボールを子どもの回りに集めたり，上から落としたりして，ボールの動く様子を見る。
・マットや段ボール箱（上記写真），クッションチェア等に乗り，ボールの上を移動する。

■保育の展開・子どもの姿や反応・家族の様子

<保育の流れ>
・敷き詰めたボールの上に仰向け，または横向き等，全身でボールに触れる。子どもの周りにボールをたくさん集めたり，体の上で転がしたりする。接触しない部位には職員が声をかけながら，ボールを触れるようにする。
・うつ伏せや介助座位等，姿勢を変えて，ボールに触れる。
・ボールを上から落としたり，マットの上を転がしたりして，ボールの動きに気づく。
・ボールを敷き詰めた上をゆっくり移動させ，全身でボールの感触を感じる。
・マットや段ボール箱，クッションチェア等に乗り，ボールの上をはじめはゆっくり，徐々に速くと，速度を変えて移動する。また，子どもの様子をみながら回転させる。

<留意点>

・頭の下に枕やタオルを敷き，頭が直接，床に当たらないようにする。
・無理な姿勢になっていないか，呼吸状態が安定しているか等，子どもの表情や全身の状態をよく観察しながら，行う。
・感触が苦手な子どもは無理をせず，ボールの上ではなくマットの上に横になり，少しずつ触れるようにしたり，職員が近くでボールを見せたりする。
・一人ひとりの状況に合わせて，無理のない遊び方を考え，個別に対応する。

<子どもの様子>

・ボールの感触が苦手なＥ児は，介助座位になり，初めは足がボールに触れないようにする。職員が手のひらに乗せて，Ｅ児の前で見せると，手で落とす遊びを繰り返す。その後，クッションチェアに乗って移動させると，笑顔が見られたが，クッションチェアにボールを乗せると，笑顔が見られなくなる。
・常時，酸素吸入が必要なＦ児はマットの上に酸素ボンベといっしょに乗り，移動する。ゆっくりした移動から，ボールの上でスピードを付けてマットを滑らせると，徐々に笑顔を見せる。職員が繰り返すかどうか聞くと，指を動かして「やりたい」と意思表示をする。
・Ｇ児は，自分から仰向けやうつ伏せに姿勢を変え，ボールの感触を全身で感じている。介助座位で上から落ちるボールを見て，手を出していたが，首が急に下がり，両手を前に出す強直性発作が起きた。体を横向きにし，看護師と様子観察をしたが，すぐに回復し，また，遊び始めた。
・気管切開をしているＨ児は，横向きになり，右手だけ，ゆっくり動かしてボールに触れている。少しずつ足の動きも出てきて，ボールを蹴っている。クッションで囲った段ボールに座位になり，移動させると笑顔になる。段ボールをゆっくりと回転させていたが，止まると声を出して「動かしてほしい」と要求する。
・全盲のＩ児は，仰向けになると両手の指先でボールに触れている。その後，ボールをつかみ，口に持っていく。体の周りにボールを集めたり，「ころころ」と声をかけたりしながら，体の上でボールを動かすと，そのボールに手を出す。マットの上に乗り，ゆっくりと移動するが，表情の変化はみられない。

■評　価

・全員がボールの感触を感じることができた。苦手な子どもも体の一部は触れることができたり，マットを使って移動する遊びは楽しんだりすることができた。
・仰向け，横向きだけではなく，いろいろな姿勢でボールの感触やボールの上を移動する楽しさを体験することができた。
・ボールを上から落としたり，マットの上でボールを移動させたりしたが，目で追うのは難しかった。保育目標が「ボールの感触を感じること」のため，ボールの追視は他の保育内容のときに設定し，実施した方がよかった。
・一人ひとりの子どもの動きや状態を見逃すことなく，ゆっくり関わることができた。

保育のポイント・留意点

・子どもの動きが出るまで，声をかけながら待つ。動きが出た場合には，その動きを言葉にして子どもに話かける。
・子どもが「できた」「遊べた」という満足感が得られるような声かけや遊び方の工夫をする。

6．在宅での保育実践　居宅訪問型児童発達支援　*CASE 13*

■基本情報
・年齢：３歳　・性別：女児　・家族構成：父，母，本児，妹
・診断：水頭症　低酸素性虚血性脳症
・医療的ケア：吸引，胃瘻，人工呼吸器

■経緯や利用の目的

当初，「児童発達支援」に通所し療育を受けていたが，吸引が頻回に必要なことや，心拍が上がりやすい状況のため，事業所までの移動にも身体に負担がかかり定期的に通所することが難しくなった。療育を定期的に受けたいという家族の希望があり，「居宅訪問型児童発達支援」に切り替えて在宅で療育を継続することになった。

■子どもや家族の状況

・入眠中は呼吸が安定しているが，覚醒し活動すると筋緊張や痰が溜まりやすくなるため，頻回な吸引が必要になる。そのため，訪問サービス（訪問看護・リハビリテーション）を受けている時間以外は静かな環境で寝ていることが多く，遊びの経験がほとんどない状況である。
・母親は児との関わりについて，呼吸や筋緊張の状態から活動と安静のどちらを優先すべきか迷いがあり，在宅での児との関わり方に戸惑いを感じている。また，妹の育児に追われ，児と関わる時間がもちにくい。

■アセスメント

在宅での児の様子は，訪問看護等での１時間ほどの関わり以外は静かな環境のベッドの中で寝ている時間が長く，児の育ちに必要な心地よい刺激となる遊びや体験の環境が乏しかった。身体に負担がかからないように，活動量の配慮を行いつつ，母親との関係を大切にした保育プログラムを行うことや，母親の想いを傾聴する支援が必要と考えた。

■保育計画

＜保育目標・ねらい＞
・活動時間をつくり，「入眠・休息」と「覚醒・活動」の生活リズムをつける。
・体操やふれあい遊び，五感を使った遊びを通して心地よい刺激と感じる体験を行う。その中で児の気持ちの表現を丁寧にくみ取り，言葉に返し対応することで情緒が豊かになる。
・母親との関わりを中心に遊び，児の様子や変化を母親と話し合い，成長を確認していくことで母親が安心して子育てができるようにする。

＜保育内容＞
・前半の活動で体操，呼名，歌など毎回同じプログラムをゆっくり行う。
・楽器遊び，わらべうた，スライムなどの感触遊び，布ブランコなどの運動遊びを行い，児の表情や筋緊張の加減などを確かめながら言葉をかけ，ゆっくり繰り返し行う。

■保育の展開・子どもの姿や反応・家族の様子

＜保育の展開＞
・同じ空間の中（ベッド内）で一日を過ごしているため，環境を変え，遊びの時間をわかりやすくすることを目的に，体調が良いときはベッドから離れて保育を行う。
・当日や訪問日までの体調の状態を母親と確認し，体調に沿った遊びの内容の打ち合せを行う。
・保育中の児の表情，呼吸，心拍などの観察を行い，保育時間や活動内容に配慮しながら進める。
・理学療法士と協働し，筋緊張を軽減し遊びを楽しめるよう，姿勢の工夫や活動前のストレッチを

行う。

<児や家族の様子>

・訪問時に入眠していて，母親と今日は安静にすることを打ち合せしていると，急に眼を開け発声する場面もあり，児の遊びたいという気持ちが伝わり母親も驚く場面があった。
・“わらべ歌”や“ミュージックケア”で母親に優しく体に触れてもらうことで，徐々にリラックスし，表情の変化がみられた。楽器遊びでは自分でわずかに手を動かすなど，やりたいという気持ちが表れていた。
・保育後の母親の言葉で「自分が感じた児の楽しんでいる表情を他者と共感することが難しかったが，遊びの中で児の感情を保育士と共感できたことが嬉しく，自分は間違っていないと自信をもてた」と話す。

■評　価

<保育目標の達成状況>

・保育士が声をかけ，ベッドから離れて準備をする中で自然に目が覚め30～40分程度の保育時間を過ごすことができ，保育が終わりベッドに戻ると程よい疲れの中で入眠していくことが多く，「活動」と「休息」のメリハリをつけることができている。
・繰り返し遊びを行うことで好きな歌や感触などを母親と確認することができた。母親とともに，和らいだ表情のときは「たのしいね」，体操などで体を動かしたときは「上手にできたね」などの言葉を積極的にかけていった。
・児の表情や身体の様子を母親と話し合い，変化を確認し共感することができた。

<保育過程の評価―プロセス評価>

遊びの活動中に痰が溜まりやすいことや，心拍が上がりやすくなるため，体調の負担に十分な配慮を必要とする。保育後も安定して心地よく過ごしていくために短い時間でも児にとって充実した遊びの時間となるように留意が必要である。

<保育士の関わり>

重い障がいがあり外出することが困難なため在宅を余儀なくされる児に対し，家庭でできる幼児期の成長・発達に必要な遊びや，母親との関わりが豊かになる遊びを実践した。また保育士が遊びを通して児の表現をくみ取り，児や母親へ言葉で返していくことで，児は満足感をもち，母親の子育てに対する孤独感や不安感を軽減することにつながっていると考える。

保育のポイント・留意点

・患児の体調に変化が起きやすいため体調に合った遊びを想定し，保育計画をいくつか準備し訪問することで，その日の体調に合った保育の提供ができるようにする。

<次頁の注>

＊1：勤務犬：日本介助犬協会より貸与されハンドラーとともにAAT活動を行う犬。当院では「勤務犬」と称している。
＊2：HLA（human leukocyte antigen：ヒト白血球抗原）：白血球の型。ドナーとなるためには患者のHLAの型と合う，または似ている必要がある。
＊3：動物介在療法（AAT）：医療者より依頼を受けた個人を対象とし医療現場で活用される主治療に対する補助療法。

7．家族支援の実践　（1）病棟保育での家族支援　*CASE 14*

■基本情報

・年齢：6歳7か月（入院時）　・性別：男児　・家族構成：父，母，兄（中学生），本児，弟（年中）
・診断：小児骨髄異形成症候群　　・入院期間：7か月

■入院目的

児は3歳3か月の時に発熱し，精査目的で1か月程入院（初回）し診断が確定。初回入院後，検査および輸血目的で6回の日帰り入院を繰り返しており，今回臍帯血（さいたいけつ）移植目的で入院となった。

■子どもと家族の様子

＜子どもの様子＞　淋しがりやで内向的な性格であり，医療者に自分の思いを伝えられない。犬好きであり，入院時には毎回勤務犬[*1]に会うことを治療の励みにしていた。

＜両親の様子＞　母親は，児の治療や入院生活への不安などについて，初回入院時から保育士に訴えていた。面会後にパート（夜間21時から0時）を続けており，かなりの疲労が溜まっていた。犬好きであり，児といっしょに勤務犬に会うことを楽しみにしていた。父親は母親へも協力的であり，家族関係は良好であった。

＜きょうだいの様子（母親からの情報）＞　児の移植のためドナー検査（採血検査によるHLA[*2]検査）はしていたが，児とのHLA型が合わずドナーとはならなかった。弟は母親への甘えが強く不安が大きい様子。兄は落ち着かない様子であり，執拗に児の様子を気にかけていた。

■アセスメント

＜子どもへのアセスメント＞

・体調や気持ちは表現が難しく，医療者に伝えることができない。

＜家族へのアセスメント＞

・母親は治療への不安を保育士に訴えており，医療者に直接思いを伝えられないのではないか。
・母親の身体的疲労が不安をさらに助長していると考えられる。
・兄弟共にドナー検査を受けたものの，児の病気への理解が乏しく，さらに入院中の児の様子がわからず不安を抱いていると考えられる。

■保育計画

＜保育目標・ねらい＞

①児が医療者に気持ちを表現することができる。　②母親が医療者へ思いを伝えやすくなる。
③母親の心身の疲労を癒すことができる。　④兄弟の不安を軽減することができる。

＜保育内容＞

・子どもへの関わり

自分の気持ちを表現しやすいよう，フェイススケールや表情カードを使用する。

・家族への関わり

母親の訴えを保育士が代弁し医療者に伝える，または母親と医療者が話をする際に同席し，気持ちを伝えやすいようサポートをする。

母親の心身の疲労を癒すため「動物介在療法（AAT）[*3]」を導入し，母親の気持ちを表出する場をつくる。

兄弟の児の病状等に対する不安を軽減するため，医療者から病状説明を受ける機会をつくる。

兄弟に両親を通じて声かけをし，児と同じ体験により児を近く感じることができるよう，児の遊びに使用した物と同じ製作材料を渡す。

■保育の展開・子どもの姿や反応・家族の様子

<子どもの姿や反応／変化・展開>

・表情カードを使ったゲームをすることで，遊びを通して医療者との会話が増えた。
展開 → 自分から伝えたいことを表現できるよう促していく。

<家族の様子／変化・展開>

・母親は医療者とコミュニケーションが良好となり，保育士不在時も思いを伝えられていた。

・母親は勤務犬に会う度に表情が明るくなった。
展開 → AAT時に保育士が同席し，思いを傾聴するとともに気分転換を促す。さらに母親の確認を得て医療者にも同席を促し，勤務犬を介して医療者とのコミュニケーションを深める場を設ける。

・兄弟は医療者からの説明を受けた際，兄は質問するなど，弟とともに児の病状を理解しようと積極的に聞けていた。兄弟は児と同じ製作を行い，完成品を児と写真で見せ合い楽しんでいた。
展開 → 引き続き母親に兄弟の様子を伺う。さらに兄弟も参加可能な病棟行事への参加を促す。

■評 価

①の目標について：フェイススケールや表情カードを使うことで気持ちを伝えやすくなった。

②の目標について：保育士の母親へのサポートにより，母親と医療者の関係性が良好となった。

③の目標について：母親は勤務犬を抱きしめることで気持ちが和らぎ，涙を流しながら気持ちを表出できた。母親の疲労に対してAATを導入したことは，常に子どもの気持ちや甘えを受け止める存在として気を張っている母親が，人ではなく物言わぬ犬であったからこそ気兼ねなく甘えられ，素直な気持ちを表出することができたと考えられる。また保育士が同席し傾聴したことは，思いを他者に話すことで気持ちが整理され気分転換の場となった。さらに医療者が加わり勤務犬との時間をいっしょに過ごしたことは，医療者が母親の楽しみを共感することができ，②の目標である母親と医療者の関係性を和やかにすることにもつながった。

④の目標について：きょうだいが入院すると家に残されたきょうだいは状況がわからず，想像から不安を抱き，悪影響を及ぼすといわれている。今回，兄弟に対して医療者から児の病状説明を受ける場を設けたことで正しい情報を理解することができた。また，兄弟が違う環境にいながらも児と同じ体験をしたことは，入院中の児と兄弟との間につながりができ，その結果，兄弟の情緒の安定を図ることができた。その後，母親に対する弟の過度な甘えや兄の執拗な問いかけが軽減した（母親からの情報）。

<保育士の関わり>　保育士の専門性を活かした関わりは，家族の生活に密着した情報を得ることができる。今回保育士が医療チームの一員として多職種と情報交換を行ったことで，家族を多角的にとらえられ対応の幅が広がり，家族に合った対応を選択することができた。

保育のポイント・留意点

・保育のみが先行しないよう，多職種と治療状況や体調についての情報交換やカンファレンスを行うなど，常に多職種連携が不可欠である。

・家族ケアの際は，面会に来ないきょうだいについても家族から情報収集し，直接対応することが難しい場合でも，家族を通じて関わることが必要である。

・日々の保育の中で，子どもと家族が大切にしていること，楽しみにしていることを情報収集し，子どもと家族の気持ちに寄り添う関わりを選択することが重要である。

7．家族支援の実践　（2）病児保育室での家族支援　*CASE 15*

■基本情報

・年齢：４歳　・性別：男児　・家族構成：父，母，姉，本児
・診断：不明熱（後，他院で川崎病と診断）
・入室期間：２日間。３日目に他院受診

■経緯や利用の目的

主症状は熱で，２日間続いた後に入室。２日目の診察時に川崎病の症状が疑われたため，医師から「明日，他院受診，入院になるかもしれない」と告げられた。３日目の診察時，他院を受診することになった。

■子どもや家族の状況

母親は児の病気が理由で予定通りに出社できないことに不満がある様子だった。母親は事務の仕事をしている。

■アセスメント

児が１歳のときから，年に数回，かぜ症状，インフルエンザ等で利用があった。１回の利用日数は１～２日程度で，母親は「仕事中に呼び出されたら困る」と利用することが多く，「忙しい時期は休めない。忙しいときに病気になるから困る」と突然の児の体調不良に対応することが難しい様子であった。

■保育計画

＜保育目標・ねらい＞
①安静を保ちながらも，好きな遊びを楽しむ。
②母親が病気の児の心身の状態を理解できる。
③母親が仕事と育児の両立ができる。

＜保育内容＞
・安静を保ち，児が好きなキャラクターのぬりえやパズルを行う。
・保育中の様子を伝え，自宅での療養に役立つようにする。
・母親の仕事に対する気持ちに共感し，仕事に支障をきたさないように時間や段取りに配慮する。

■保育の展開・子どもの姿や反応・家族の様子

＜１日目＞
・当日朝，「２日熱が続いている」と予約がある。受診前の聞き取りでは，「熱はあるが，食べることはできていた。仕事を休んであげたいが，忙しい時期なので休めない」とのことだった。
・診察時：アデノウイルス陰性（－），溶連菌感染症陰性（－）
・児の様子：熱は受け入れ時は38.5℃であったが，11時に39.2℃に上がり，布団で横になることが多い。食欲なし。解熱薬を内服し38.2℃に解熱した。午睡（3時間）後，同室になった子どもとパズルで遊ぶことができた。
・18時に母親のお迎え。母親は「明日もお願いします。休むことができない」と翌日の予約をする。

＜2日目（午前のみ開設）＞

・朝，児は活気なく，声をかけるとうなずく程度。母親はなかなか熱が下がらないこと，仕事の忙しさにイライラしていた。

・診察時：医師より「熱が下がらなければ，明日大きい病院に受診しましょう。入院するかもしれません」と説明がある。診察後に保育士から母親に「職場に診察結果を話しておくとよいかもしれない」と伝えた。

・児の様子：受け入れ時37.8℃で，布団で横になり，好きなキャラクターの話をしていた。
11時30分は39.6℃となり解熱薬内服。12時45分に37.5℃に解熱し，昼食は持参のお粥を完食。

・13時に母親のお迎えがあり，状態を伝えると落ち込む。翌日の病児保育室の予約をした。

＜3日目＞

・受診前の児の様子は前日と変わらず。診察時に医師から他院受診を勧められた。

・診察室を出ると，「今からなのか」と母親から保育士に質問があり，「熱が続き，子どもがつらいと思う。早く行った方がよい」と伝えた。母親は「今日は病院で仕事ができるようにした」ということだった。会計後，「元気になったら作ってね」と児の好きなキャラクターの貼り絵を母親に手渡した。

■評　価

＜保育目標の達成状況―アウトカム評価＞

・保育目標①：いつでも横になれる環境をつくり，遊びと安静を繰り返した。

・保育目標②：期間中，保育中の熱や食事量，投薬時間，児の様子を伝えた。

・保育目標③：仕事をする母親の気持ちを大切にした言葉がけをした。また，医師が早い段階から他院受診や入院の可能性を示唆し，保育士は，母親に職場に診察の結果を伝えるように言葉をかけた。

＜保育過程の評価―プロセス評価＞

日々，変化する児の状態や医師の診察の結果を踏まえて，母親へのねぎらいの言葉や，児の様子や当日の保育内容を伝えた。また，母親に職場に働きかけるよう促す等，見通しを立てられるようにした。児には，体調に合わせた遊び，他院での療養が続くことを想定して継続が可能な遊びを展開した。

＜保育計画＞

前回までの利用時の情報や受け入れ時の様子から保育計画を立案したが，児に合わせて変化させる必要があった。また母親への支援としては，２日目に医師が他院受診を示唆したところ，母親が動揺したため，共感するだけではなく，職場に対して段取りをするように促すなど，適時変更を行った。

＜保育士の関わり＞

プロセス評価で示した通り，児のケアのほかに，母親の気持ちを受け止め，見通しが立てられるようにすることは，母親の仕事と育児の両立支援を行うことができたと考える。

保育のポイント・留意点

・利用決定から短時間で子どもの姿を把握し，個々に合わせた目標，計画を立案する。

・育児支援の一つとして，保護者の思いを支えつつ，病気への適切なアドバイスを行う。

トピック　新型コロナウイルス感染症の流行

2019年に新型コロナウイルス感染症（COVID-19）が発生して以来，これまで当たり前とされていたことがそうではなくなるなど，社会全体に大きな変化があった。それは，医療を要する子どもや保護者にとっても同様である。

子どもたちは，プレイルームではなく原則ベッド上で過ごす，おもちゃの貸し借りはせず子ども同士の接触を避ける，といった「制限」ができた。また，保護者にも面会制限（短時間のみ，面会者限定など）があり，特に保護者のみがCOVID-19に罹患したり濃厚接触者になったりすると，親子が一定期間離れて過ごすことになる。そして，スタッフはコロナ禍ではマスクとゴーグルが必須となり，おどろおどろしい防護服を着用する…。

もちろんこれらは限られた医療機関での姿である。COVID-19の患者を受け入れるか否か，どの診療科を標榜しているかなど，各医療機関の役割によって違った姿があるだろう。さらには，緊急事態宣言の発出や，地域における感染者数の増減などによって，まさに「その都度」状況に合わせた対応がなされている。

保育士はこれまで，患児の体調が許されれば，プレイルームで過ごす，お友だちとのやりとりを楽しむ，といったことができるよう心がけてきた。しかし，感染症対策のために子ども同士の関わりが希薄になり，かつ保護者やスタッフの表情がマスクで見えないといったことが子どもの発達に悪影響を及ぼすのではないかと危惧する声があがっている。

医療保育に携わる者は，しばしば入院中の子どもの状況を「非日常」と表現する。入院という「非日常」から，元気になって家庭など「日常」に戻るということである。しかし，現状は世の中の大半が「非日常」，かつ「不安」の中，子どもたちはそれを感じながら入院生活を送っている。おそらくいろいろなことを我慢し，踏ん張っているだろう。そして，さまざまな制限のために十分に子どものケアができない保護者もやるせいない思いで過ごしている。さらにはスタッフも，感染することへの不安を抱きながら，子どもや保護者が少しでも安心して生活できるよう日々尽力しているのだ。

この難局を乗り越え，一日も早く「日常」が戻るよう祈らずにはいられない。

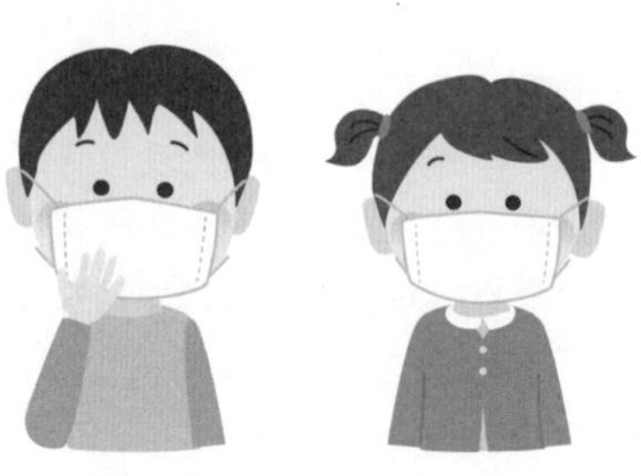

第7章 医療保育とセーフティマネジメント

1. セーフティマネジメント

セーフティマネジメント（安全管理）とは安全性を高めることであり，リスクマネジメント（危機管理）を包含した広い概念である。

安全に過ごすためには，リスク（危険性）を回避する，危険なことが発生しても大きなことに至らないよう備えて行動していくことが重要である。

リスクを誘発する因子には人，物，環境などがある。それぞれの誘発因子について理解することが，子どもの安全確保につながる。

2000年，コーン（Kohn,L.）らによって『人は誰でも間違える』[1)]が発表された。間違いによって事故は発生するが，その間違いを起こしているとき，人はその間違いに気づいていない。間違いに気づくのは出来事が明らかになったときである。間違えているときは，正しいことを実施していると思って行動しているのである。

では，なぜ人は誰でも間違えるのか。それは人間には3つの特性，①生理的身体的特性，②認知的特性，③集団の心理的特性があるからである。

（1）人間特性と安全行動

1）生理的身体的特性

人は，肉体的・精神的な疲労の蓄積や加齢に伴う身体的機能低下により，正確な情報が入りづらくなる。また，夜になれば，眠くなるといった体内時計（サーガディアンリズム）がある。このような特徴を生理的身体的特性という。この特性に逆らって，夜間起きていると眠くなり，眠気のために正しい判断ができなくなり，エラー（ヒューマンエラー）[*1]を起こす。

このような生理的身体的特性から誘発されるエラーを防ぐために，常に自己の体調管理・自己の体調のモニタリングに努めていく。熱はないか，眠気を誘発するような薬は飲んでいないか，肉体的・精神的に強いストレスを抱えていないか，疲労はたまっていないか，食事はとれているかなどを勤務前にチェックする。万全な状態ではないときは，その状況をいっしょに働いているチームメンバー[*2]に申告し，リスク回避につながるよう勤務調整・業務調整を実施していく。具体的には，夜間勤務が続いている状況であれば，安全な状態とはいえないため，チーム[*2]で協力して業務調整を行い，確認作業は避け，子どもの安全確保に努める。

2）認知的特性

人は前を向いていても不注意になる，近くにあるものはまとまって見える，見たいものを見る，聞きたいものを聞く，時間とともに記憶は薄れる，といった人間の特徴を，認知的特性という。例えば，“To be to be Ten made to be”はどう読んだであろうか。「トゥビー，トゥビー……」と読んでしまったのではないだろうか。意味を理解しようと思っても理解できない。正解は「とべ　とべ　天まで　とべ」とローマ字で表記されていた。今までの経験から，アルファベットを見ると「英語」と，脳が勝手に判断してしまったため，起きた結果である。このように人は，自分の見たいようにものを見たり，今までの経験から判断してしまう。

図7-1「婦人と老婆」の絵を見て，若い婦人の横顔に見える人，老婆の横顔に見える人がいるだろう。また両方の横顔が見えている人もいるだろう。若い婦人に見えている人に老婆といっても気づくことはできない。どちらも近くにあるものをまとまって見るという特性（ゲシュタルト特性）が働き，若い婦人・老婆に見える。同じ絵を見ていても人によって違うものを見ているのである。「女性が見えますね」と言ったら，どちらも女性は見えているため，「は

＊1　エラー（ヒューマンエラー）：人為的過誤や失敗のこと。意図しない結果を生じる人間の行為。
＊2　チーム，チームメンバー：医療保育士だけではなく，医師・看護師など共に働くすべての職種の人々を指す。

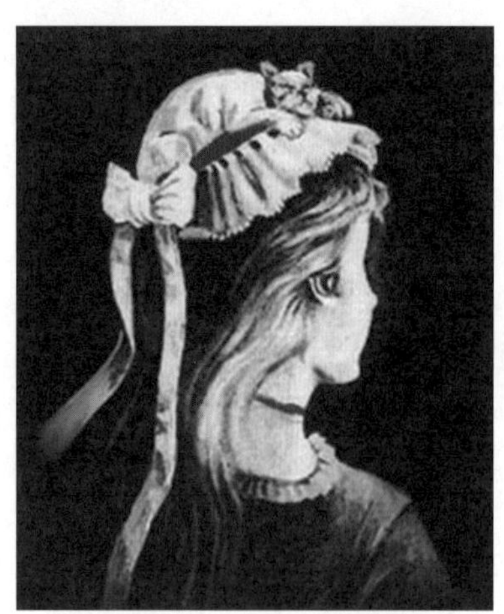

図7-1　婦人と老婆

い」と答え，同じものを見ていると思い込んでいるが，どんな女性か問うと，まったく違う女性を見ていること，共通認識がもてていなかったことに，そこではじめて気づくのである。

どんな女性か問われなければ，そのまま食い違いに気づかないまま ものごとが進み，エラーが発生する。エラーの根本原因となる。

双方の認識が同一であるかは，それぞれが表現し，確認し合うまでわからない。ものごとを相手に伝えるときは，自分の考えていることと相手の考えていることが本当に一致しているのか，それぞれが理解したことを言語化し，確認し合わなければ安全を守ることはできない。

私たちはこのような認知的特性をもっていることを理解し，自分の見えているものと相手の見えているものが一致しているのか，コミュニケーションを図り，発信者の発信している内容に耳を傾け，双方の認識が同一だと判断したときはそのことを承認していく。このような行動が安全確保には必要不可欠であることを忘れてはならない。

3）集団の心理的特性

人は集団になると，一人では行わないような行動をとる特性がある。この特性を集団の心理的特性という。集団の心理的特性には権威勾配，同調行動，社会的手抜きがある。

a）権威勾配

権威勾配は，上司・先輩には逆らえないというものである。上司・先輩から説明された内容や指示が違うと思っても，「上司が言っているのだから逆らえない」「先輩が言っているのだから，正しいに決まっている」と考えてしまう。上の人には逆らわず，従って行動するということは社会の中では多く見られるが，事故防止の観点からは止めなければいけない行動である。上司・先輩も人である限り，心理的身体的特性，認知的特性をもっている。そのため，上司・先輩も間違える。上司・先輩が説明している内容，指示などに疑問を感じたら，その疑問を声に出し，疑義を訴え確認しなければ，エラーを防ぐことはできない。

b）同調行動

同調行動は，大勢の人が行っている行動や賛成している中で，人とは違う行動をとったり，反対を訴えることはせず，みんなが言うのならそれでいい，みんながやっているから自分も同じ行動をとるという，自己の考えや行動を表出させずに同調してしまう行動をいう。何か違うと思っても周囲が異議を訴えていない中，一人だけ異議を訴えることは非常に勇気のいることである。しかし，子どもの安全のためには，勇気をもって異議を訴えていくことが重要である。

具体的には，次のような心理的プロセスが，集団の中にいると起きる。「この子どもは○○ちゃんではなく，△△ちゃんだと思う。でも，みんなは○○ちゃんというから……，私が思い違いをしているのかな。きっとそうだ。みんなが○○ちゃんというのだから」。このようなプロセスが同調行動であり，病院内で起きれば，患者誤認という大きなインシデント*3やアクシデント*4になる。このようなインシデント，アクシデントを防ぐためにも，周りと違う考えをもっていても周囲に同調することなく，勇気をもって異なった考えをきちんと声に出し発信していく。受信者はその異議について耳を傾けることを，個人だけではなく，組織としてできるようになることが最も大切である。そうした組織風土を目指し取り組んでいくと，自分の考えていることを自由に言える組織風土となり，安全文化の醸成へとつながる。

c）社会的手抜き

集団になると人は自分だけではないから，やるべきことをやらないといった社会的手抜きなどが起きる。例えば，チームで綱引きをする。チームメンバーは大勢いるから，自分一人くらい力を抜いてもわからないだろうと思い，手を抜く。自分だけ力を抜いていると思ったら，周りの人たちも同じように考え，力を抜いていた。結果として自分たちのチームは負けてしまった，というようなことが社会的手抜きから起きるエラーである。安全のために実施している確認も確認者が増えれば増えるほど，○○さん，△△さんがすでに確認しているから大丈夫に決まっているという思い込みから社会的手抜きが起き，確認行動が不十分になり，正解率が下がるということが田中健次の研究結果でも明らかになっている[2)]。

社会的手抜きを防ぐためには一人ひとりが自己の役割を認識し，仕事に対して責任を果たすという倫理的基盤を育成していくことが重要となる。また，組織風土として社会的手抜きを許さないという風土を築いていくことも，インシデント，アクシデント防止には重要である。

4）エラーを防ぐためには

生理的身体的特性，認知的特性，集団の心理的特性について述べてきた。この特性から起きるエラーを防ぐためには，次の５点について理解を深めいくことが重要である。

① 人間の特性について理解をする。

② 自己の体調をモニタリングし，体調不良時にはそのことを伝える。

③ 自分の考えていることが相手の考えていることと一致しているとは限らないため，言葉に出して確認する。

④ 疑問を感じたときはその疑問を言葉に出す。

⑤ 権威勾配・同調行動・社会的手抜きは許さない，自己の仕事に対する責任を果たすという組織風土を築き上げていく。

このような理解を深めるには，常に組織内でコミュニケーションを図る機会をつくり，一人ひとりが発言しやすい組織風土づくりが必要不可欠である。チームのコミュニケーションを活発にするには，組織全体でノンテクニカルスキル＊5向上のためのチームトレーニングなどを導入することも有効な手段である[3)]。

（2）その他の安全行動

基本的安全行動は，規定やルールを守ることである。安全を守るために決められた規定やルールはその規定どおりに実施することで，安全にものごとが実施できるようにつくり上げられたシステムである。安全のためのシステムはその規定どおりに実施していくことで機能する。決して，安全のためのシステムが機能しなくなるような規定無視（ルールや規定を守らない行為）はしてはならない。アクシデント発生時に規定無視が明らかになると，法的問題となることもある。子ども・自己を守るために，どんなに忙しくても安全システムが機能するよう規定を守り続けなければならない。これは交通ルールとまったく同じである。

食物アレルギーのある子どもに食事を配膳するときには，間違えずに食事を配膳するためのシステムが構築されている。その決められたシステムを実施すれば，エラーは発生しない。しかし，ルールを守らず，子どもの確認や食事内容を確認しないとアレルギー食品を摂取してしまい，アナフィラキシーショックを起こしてしまう。規定を無視してインシデントが発生してから自己の誤った行動（規定無視）を責めても，取り返しはつかない。これらを回避するためにも，ルール・規定を守ることは医療安全上最も大切なことである。

＊3　インシデント（医療事故）：ここでは，医療におけるすべての患者にとってよくない出来事をいう。医療における全過程で起きた好ましくない出来事。エラーが起きたこと，過誤を問うものではない。

＊4　アクシデント：ここでは，身体的影響，美容上の問題が残ったものをいう。

＊5　ノンテクニカルスキル：コミュニケーション，パフォーマンス，態度などの能力。

2. リスクマネジメントの手法

インシデントを起こさないためには，何が危険なのかを知り，その危険を回避することが子どもの安全を守るために非常に重要である。

(1) 危険予知トレーニング（KYT）

危険予知トレーニング（KYT）はもともと産業界の労災防止訓練の手法で「まだ発生していないが，その事象，その場面に潜んでいる危険を予知し，察知できる能力を高めるトレーニング」である。KYTは文字どおり，K＝危険，Y＝予知，T＝トレーニングの頭文字の略称である[4)]。

KYTを行うときは人間の行動特性を念頭に置き，環境やシステムに着目し，誘発因子になるものはないか探り，その対策を立案していく。

KYTは日ごろの子どもの生活環境の一場面を写した写真やイラストを用いて，数名のグループで4つの流れにそってディスカッションをしながら，危険な箇所を洗い出し，その危険を回避する行動目標を決定していくトレーニングである。トレーニングの流れは表7-1に示す。

まず，図7-2の写真をもとに第1ラウンドをグループメンバーで実施する。「ベッドの柵が下がっているため，子どもが一人でベッドによじ登ろうとして転落する」「ベッド上の足元に枕・毛布が積み上げられているため，子どもがベッド内にいるときに踏み台にして柵をよじ登り転落する」など危険と思われる因子と，その結果何が起きるのかをたくさん出し合う。KYTを進めるにあたり，グループ内で出た意見を否定することなく，自由に話せる雰囲気をつくっていくことも大切なポイントである。

第2ラウンドは，第1ラウンドで洗い出された危険因子の中からインシデントの発生率や発生したときのインシデントの大きさを考慮し，どのような危険に着目していくかグループ内で決定する。

第3ラウンドは，第2ラウンドで決定した危険因子について「危険な因子によりインシデントが現実化しないためにはどのようなことをすればよいのか」インシデント防止策について話し合う。

第4ラウンドは，第3ラウンドであげた防止策の中から，実行性のあるものを選出し，安全行動目標を決定する。決定した安全行動目標にそって日々，行動する。安全行動目標は「○○を防止するために△△を□□する」というように設定する。図7-2の写真であれば，例えば，「ベッドからの転落を防止するためにベッド柵を必ず上まで上げる」となる。

グループでKYTを実施すると，自分では気づかなかった危険に気づく機会になり，リスク感性を高めることができ，教育的関わりにも有効である。

表7-1　KYT基礎4ラウンド法

第1ラウンド	現状把握： 残余危険（リスク）を認識する 潜んでいる危険を探す
第2ラウンド	本質追求： 危険のポイントを絞り込む 見逃せない危険を見極める
第3ラウンド	対策樹立： 対策・目標を決める 「自分ならこうする」を考える
第4ラウンド	目標設定： 実践する みんなで行動する

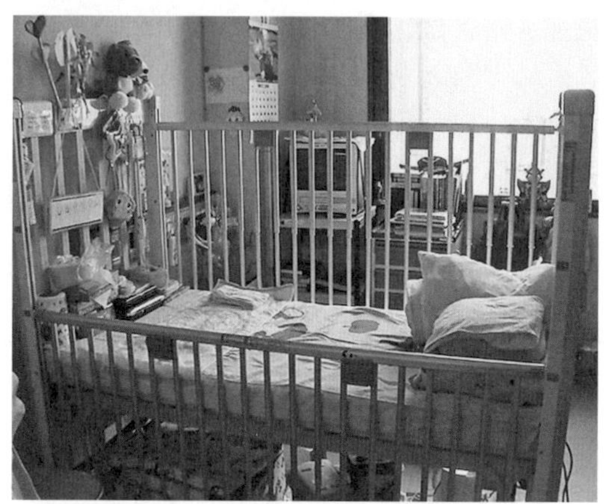

図7-2　病室内写真　高柵ベッド

(2) 5S活動

5S活動とは，整理，整頓，清潔，清掃，躾（しつけ）の頭文字のSをとって「5S活動」という。

安全な環境を提供する，子どもの安全を守る，自己の安全を守る視点からも，5S活動は安全行動の基盤となる活動である。具体的行動は表7-2のとおりである。

表7-2 5S活動

整理	必要なものと不必要なものを分別し，不要なものを捨てる。
整頓	必要なものをすぐに取り出せるように，場所や置き方を決め，誰でもわかるように表示する。
清潔	掃除をしてきれいな状態にするとともに，物品に破損がないか確認する。
清掃	整理，整頓，清掃を徹底し，きれいな状態を維持する。
躾	整理，整頓，清潔，清掃を決められた通りに実施することをいつも正しく守る習慣づけをする。

物の整理・整頓ができていないと物を探すところから始まり，時間の無駄使いになる。探すことに時間を費やし，時間に追われタイムプレッシャーとなる。タイムプレッシャーはエラーを引き起こす要因になってしまう。また，物が散乱していると，たくさんの物の中から探し出すときに，探し出しているものとは別のものを選択してしまう危険をはらんでいる。例えば，プレイルーム内の玩具の整理整頓がされていないと仮定する。使いたいときに定位置になければスムーズな保育展開に支障をきたすだけでなく，低年齢児が小さなパーツを誤飲してしまうという危険もはらむ。また，使用後の玩具の消毒を怠れば感染リスクも高まる。玩具だけでなく子どもが手に触れるものが適切に保管されていれば，保育中のリスクを回避できる。この状態を維持していくためにその必要性をチーム全体で共有し，メンバー全員がこの5S活動をしていくことが安全管理につながる。5S活動は特別なことではなく日常生活の中で実践すべきことであり，安全を守るための基礎となる。

このような一連の行動が5S活動である。5S活動は特別なことではなく，日常生活の中でも実施していくべきことであり，安全を守るための基盤となる。

(3) 目的外使用

目的外使用とは，物や情報を，目的としたこと以外に使用することを指す。子どもに安全な環境を提供するには，目的外使用はやめる。

子どもの事故で目的外使用のために発生する事故には，ペットボトルに洗剤を入れておいたら，子どもがジュースと間違えて飲んでしまったなどの例がある。

目的外使用は本来使用するものと異なった使用方法をするため，目的外使用をしていることを知っている人だけが正しい情報をもっていて，その他の人は目的外使用をしていることを知らず，本来の目的どおりに使用されていると思っているからエラーが発生する。

病院や施設など多職種で働く場合，目的外使用はその情報をすべての人が把握することは不可能であり，目的外使用を知っていても忘却する可能性があり，大きな危険が潜むため絶対に避ける。創意工夫も目的外使用となることが多いため，事故防止の観点から避ける。

3. 個人情報の保護

個人情報の取り扱いについては，個人情報の保護に関する法律（個人情報保護法）よって定められている。個人情報とは，氏名，生年月日，住所など個人のプライバシーに関係する情報すべてをいう。

医療保育に関係する組織で働いている保育士は，仕事上子どもの病気や家族の状況などについて知る機会が多い。しかし，これらの情報はすべて個人情報にあたるため，子どもの保育をすること以外には使用してはいけない。また，病院で働くすべての職員には守秘義務が課せられているため，絶対に患者情報を口外してはならない。

さらに，施設内において子どもに関する情報を話しながら移動する（廊下やエレベーターなどでの移動中）ことも，他者への情報漏えいにつながる可能性があるため，してはならない。

現代社会においては，携帯電話やスマートフォンの普及によりSNS（ソーシャル・ネットワーキング・サービス）などを利用して情報発信をしたり，情報共有するなどの場が多数ある。しかし，このような場で安易に子どもの情報を載せてしまうと，情報はすぐに世界的に拡散してしまい，危険な状況に陥る。そのため，立場上知り得た子どもに関係するさまざまな情報は，絶対に載せてはならない。

子どもに関する保育日誌なども，関係職員以外が目にするような場所で記載したり，そのような場所に置いておいたりしてはいけない。

その他，子どものプライバシーに関する情報が記載してある書面や電子データの紛失も個人情報の漏えいにつながるため，情報の管理方法について職場内で規定を作成し，管理することが必要である。

4. コンフリクトマネジメント

「コンフリクト」とは，意見や利害の衝突，葛藤，対立といった概念を表す言葉である。

病気である子どもの家族は，子どもの病気をどうにか治してほしいと思い，医療者もまた，子どもの病気が早期に治るようケアをしたいと考えている。双方の思いは同じである。子どもの治療は子どもの成長・発達段階に合わせて，本人に理解できるように説明をする。家族には子どもの状態，治療，合併症などについて説明し，家族の同意のもと治療が開始される。

インフォームド・コンセント（説明と同意）がなされていても，予想していた結果と実際に行われた医療の結果が異なると，家族は事実をなかなか受け入れがたく，さまざまな不満感情がわき起こる。特に子どもの場合，病気自体は子どもの身体に起きている出来事であるため，家族には子どもの状態を完全に理解することは不可能である。そのため，子どもの状態を心配し不安は高まり，子どもに関わる人たちの対応が，望んでいるような対応ではないと不満感情が高まりやすい。これが医療コンフリクトである。

医療コンフリクトは，今までの不安や不満の積み重ねによって表れてくる。例えば，子どもの病気が検査をしてもわからない状態が続いている。調子は悪そうだが，だるいのか，どこか痛いのかわからない。入院日数は長くなっている。入院中の子どものきょうだいも安心して預けるところが見つからない，というような不安が募っていたところに，医師が子どもの状態を毎日伝えにきてくれない，卵アレルギーがあると伝えたのに朝ごはんに卵焼きが配膳されてきた，というようなことがあると，そのエラーを機に，今までの不安や不満が一気に怒りとなって表出するのである。

家族のこうした怒りの感情への対応には，莫大な時間とエネルギーを必要とする。そしてまた，家族も同様に莫大な時間とエネルギーを消耗しているのである。こうした意見の対立，紛争を回避するのがコンフリクトマネジメントである。

意見の対立，紛争を回避するために何をすればよいのか。家族が怒りを表出しているとき，対応者は怒りの内容に着目し，怒りを収めようとして卵アレルギーの誤配膳についてのみ対応し，食事の指示内容の確認，配膳前の確認方法について改善点のみ説明する。しかし，家族の不安――「子ども自身の体調がわからない」「いろいろな検査を受けているのに病気がわからない」などは軽減できていない。コンフリクトマネジメントは表出してきた言葉にとらわれるのではなく，その表出してきた言葉の下に隠れている不安や感情を吐露させるような関わりをしていく。

それにはまず，相手の言葉に耳を傾け，根底に潜んでいる感情に対応者が気づき，その気づきを言葉で表現していくことが大切である。

子どもの家族が「病気がわからないまま，入院日数が長くなっているのに，食事まで間違えて，さらに入院が長くなってしまうかもしれないじゃないか」と話したとしたら，誤配膳についての謝罪，今後の対応方法について説明したうえで，「病気はわからず，入院日数が長くなっていると感じていらっしゃるのですね」と家族が話された内容をそのまま質問形式で返してみる。そのことにより「そうです。先生はいろいろ検査しているのに，何で病気がわからないのだろう」と話は家族の不安へと方向性が出て，感情を表出することができるのである。

保育士と家族の関わりの中では医療者に対して質問できないこと，不安な気持ちを伝えてくることがあるかもしれない。そのような場合は，家族の気持ちを否定・肯定することなく，耳を傾けて聴く。そして，その家族の話を医療者とともに共有し，対応を検討していく。

保育士は，家族と医療者が家族の不安について話し合える場面をつくり出すという大きな役割，架け橋となれる存在である。さらに保育士は，遊びを通して子どもに笑顔をもたらすという重要な役割がある。子どもの笑顔は家族の不安軽減に最も効果があり，医療コンフリクトに大きく関与しているといっても過言ではない。そのため，保育士はいっしょに働いている医療者などと密に情報共有を図れるようカンファレンスに参加するなど，チームの一員として積極的に関与する。

5. 安全管理

(1) 災害対策

災害は，いつでも，誰の身にも起こり得る。天災を避けることは不可能である。そこで，災害が発生しても被害を最小限にとどめるように，日ごろから準備を整えておくことが大切である。そのために各施設では災害訓練，避難訓練が実施されている。

子どもは一人では避難することは困難で，少なくとも声かけなどの誘導が必要である。さらに入院中の子どもは病気で，元気な状態ではないため，避難は通常よりも困難な状況にある。

被害を最小限にするために，災害訓練など年に数回実施される訓練に積極的に参加し，施設全体の中での災害発生時の保育士の役割や動きについて確認すること，さまざまな状況にスタッフの一員として対応できるようチームの動きを把握しておくことが大切である。そして，訓練後には必ずスタッフ間・保育士間で振り返りを行い，良かった点や改善が必要な点について意見交換を行い，災害訓練マニュアルの見直しなどを行うことで，改めて自身の役割について考え，災害発生時に落ち着いた行動へとつながるのである。また，施設全体で行う災害訓練のほかにも部署ごとの災害訓練や日々のトレーニングに努めていくことも大切である。

以下の内容について，毎日業務開始時に3分間実施する。災害に備えて毎日，チームでシミュレーションを積み重ねいく方法である[5) 6)]。こうした積み重ねが，実際の災害発生時には機能する。

【日々のトレーニングの内容】

・子どもの状態確認
・全面的に介助が必要な子どもとその人数
・子どもの氏名・年齢，連絡先等がわかる書類の位置確認
・災害時のリーダー，避難経路，消火器の位置の確認
・勤務している職種・職員数，家族の人数の確認
・ベッドサイドに上着・靴・毛布等があるかの確認

(2) 感染予防

乳児前期は，母親からの移行抗体で水痘などの感染症から感染を防ぐことができるが，乳児後期には移行抗体はなくなり，感染を起こすようになる。感染を防止するため，予防接種を実施するが，予防接種は現在過密スケジュールで，体調を崩すと実施時期を逃してしまうこともある。スケジュールに合わせて接種を進めても移行抗体がなくなってしまい，流行している感染症に感染することもある。

また，子どもは集団生活をしているため，インフルエンザなどの飛沫感染やノロウイルス，ロタウイルス胃腸炎などの接触感染が拡大しや

すい。

病院は感染症で入院してきた子ども，免疫力が低下している子どもが多いため，感染拡大のリスクが高い。そこで，感染拡大を防ぐために，入院前の状況をきちんと把握しておく必要がある。子ども自身の水痘などの罹患歴，予防接種歴，生活している場で流行している感染症（インフルエンザ，ウイルス性胃腸炎，手足口病など）を把握する。入院時に通っている保育所でインフルエンザが流行しているという情報を確認したら，いつまで保育所に通っていたのかなど，さらに詳細な情報を把握し，現在，潜伏期間内なのかなど判断し，潜伏期間内のときは隔離をして感染拡大防止に努める。

ノロウイルスやロタウイルスは感染力が強く，面会者によって持ち込まれることも多い。感染予防には日々，面会者の健康状態，面会者の周囲で流行している感染症の把握に努める。面会者が感染症の濃厚接触者の場合，場合によっては面会制限も実施しなければならない。これは面会制限となった家族の子どもへの感染予防だけではなく，入院中のすべての子どもを守るために重要なことである。保育士が家族との関わりの中で感染症に関する情報を得た場合，まず医療者にその情報を報告し，家族からも自ら医療者へ話してもらうよう伝える。医療者間で情報共有をしていくことが感染予防には重要である。

感染予防対策として重要なことは，その対策を徹底することである。一人の子どもに関わる前には手洗いを実施し，関わった後も手洗いを実行する。おむつ交換時は使い捨ての手袋・ビニールエプロンをしてからおむつを交換する。破棄するおむつはビニール袋に入れる。ビニールエプロン，手袋を外し，専用のゴミ箱に破棄する。おむつ交換が終わったら，必ず石鹸での手洗いと擦式消毒薬で手指衛生を行う。

こうした一連の行動は感染症の場合でなくても実施する。この感染予防対策を「標準予防策」といい，すべての人は何らかの病原体を保有しているという考えのもと，子どもおよびその周囲の環境に接するときは，前後に手洗いや擦式消毒薬で手指衛生を行い，手袋，エプロンなどの個人防護具で唾液や尿・便などの体液による汚染を防ぐことを目的に実行する。

標準予防策を守ることは子どもや自己，組織を守ることである。先にも述べた社会的手抜きや標準予防策の不徹底が起きるとすぐに感染が拡大する。標準予防策は医療者のみならず，子どもに関わるすべての人が実施すべき行動である。さらにp.155で記載したが，感染予防に際しても自己の体調管理は非常に重要である。発熱時などは無理をして勤務するのではなく，感染拡大防止のため，体調不良をきちんと職場に申告する。インフルエンザなどの感染症流行時に急な発熱があるときなどは出勤せずに自宅待機し，今後の対応について指示を仰ぐ。一人ひとりのこうした行動が，感染拡大防止には重要である。

(3) 事故防止

1）環境面から発生する事故と事故防止

子どもは何に対しても興味・関心が高い。またいろいろなことに経験が少なく，危険の判断をすることができない。例えば，入院で過ごすベッドは子どもの生活の場であるが，高柵ベッドは柵を上まで上げると150cmくらいの高さになる（p.156，図7-2参照）。子どもの背の高さよりもはるかに高いが，患児はそこから落ちたときの危険については予測ができないため，柵をよじ登りベッドから出ようとする。そのときに転落事故が起きる。このアクシデントを予防するには，子どもの成長・発達段階を把握し，柵によじ登れる子どもには高柵ベッドを選択せず，低床ベッドまたは天蓋付きの高柵ベッドを用いる。窓が子どもの頭が入るくらい開閉する場合，窓から転落する可能性があるため，頭が入らないくらいの構造に変更するなどの検討も必要である。

成人が使用するには問題のないものでも，子どもが使用することにより，体型の特徴や子どもの好奇心によって事故につながるものは多数ある。子どもの成長・発達段階をとらえ，危険はないか常にチームで検討し，改善していくこ

表7-3　保育中の事故事例と対策

発生場所	事故内容	考えられる要因	対　策
プレイルーム	<転倒・転落> 立ち上がって移動しようとする際にバランスを崩して転倒した	・ベッド上での生活が長かったため，歩行が安定していなかった	・プレイルームに行く前に歩行の状態を把握する ・安全性が確保できない場合は，車椅子やベビーカーで移動する，手をつないで移動するなど移動方法を検討する
ベッド	<誤飲> 保育士が作成したおもちゃを口に入れ，紙の破片を誤飲した	・手作りおもちゃがベッド内にあり，子どもの手の届く場所に置いてあった ・なんでも口に入れる年齢であり，誤飲の危険性などを保護者に伝えていなかった	・年齢や発達段階を考慮し，子どもがベッド内に一人になるときには，おもちゃや絵本などは必ず手の届かない場所に移す
病　室	<誤配膳> 食事の配膳の際，他の子どもの食事を配膳した	・食事前に病室を移動しており，食事札に書かれていた病室番号と実際に入室している病室番号が違っていた ・ベッドネームと食事札の名前の確認，本人や家族への名前確認を怠った	・配膳前に病室移動の有無を確認する ・病室での配膳時，必ずベッドネームと食事札の名前の確認，本人や家族への名前確認を行う

とが大切である。

保育活動中には病状，状態，発達段階の異なる患児が参加するため環境要因，人的要因による事故が起こることが考えられる。プレイルームやベッド上で起こりやすい事故としてあげられるのは，転倒・転落，誤飲，誤配膳などである。主な事例を表7-3に示した。いずれの事例も子どもの行動を予測し，環境を整え，声かけを行うことで防ぐことのできる事故である。また，KYTの実施により保育士間で情報共有し，一人ひとりのリスクに対する感性を高めていくことが必要である。

その他，子どもにとって入院は受け入れがたい事実で「家に帰りたい」という気持ちから自宅に帰ろうとする子どもがいる。また，帰りたいという意思はないが，好きなところに行ってしまい，子どもの行方がわからなくなってしまうこともある。逆に，病院関係者・家族以外の人が病棟・病院に侵入することは子どもの安全を脅かす。それらを防止するために，病棟・病院の出入り口のセキュリティは十分検討し，子どもの安全が保てるよう設備を整える。設備を整えても事故は起きる。子どもの行方がわからなくなること（以下離棟・離院とする）を防ぐには子どもの行動，言動を日々，観察していくことが重要である。離棟・離院につながるような言動がみられた場合は，家族を交えて対策を検討する。それでも，離棟・離院の発生が予測される場合は，子どもの捜索を容易にするために家族の了解のもと，写真の提供を受け，事前に関係部署に配布する。毎日，着ているパジャマや洋服のデザイン，色なども記録し，捜索時，子どもの特徴として伝えられるように備えておく。行方がわからないときは少人数で捜索するのではなく，ただちに施設全体で捜索できるようなシステムを構築しておくことが大切である。そして，そのシステムを全職員へ周知し，離棟・離院時システムが有効に機能するか実際に訓練を実施し，システムの評価を実施していく。そうした活動が，子どもの安全確保につながる。

2）その他の事故・危機に関する対応

a）急変時対応

病院の中には患者，家族，職員など大勢の人がいる。子どもだけではなく，面会人，職員などが急な病気で倒れる可能性がある。そのような場面を想定し，病院では急変時対応としてスタットコール（緊急招集）を設定している。スタットコールの呼称は施設によって異なるが，「コードブルー」と呼称しているところが多い。スタットコールが発令されたら，診察中などの特別な理由がない限り，職員は集合し急変に対応する。院内全体で救命のために職員一丸となって対応するシステムである。このシステムは医療者のみならず，倒れた人を見つけたら，すべての職員がスタットコールを発令できるようにしておくことが重要なため，保育士もそのシステムを認知しておく必要がある。また，AED（自動体外式除細動器）の使用方法について，倒れた人を見つけたときに対応できるよう，院内で実施されている救急トレーニング，AEDの使用に関する研修などにも積極的に参加していく必要がある。

b）暴言・暴力に対する対応

病院の中では，患者・家族による暴言・暴力が少なからず発生している。暴言・暴力に関しては，システムをきちんと構築し，対応している施設もある。自施設にシステムが構築されていれば，そのシステムを把握し，対応できるように備えておく。また，システムが構築されていない場合は，一人で対応するのではなく，大勢で対応する。大勢で対応することで相手に威圧感を与え，暴言・暴力の行動を抑える効果があるからである。

6. 子どもの特徴とリスクマネジメント

子どもは成長・発達段階の違いによりさまざまな特徴がある。子どもの成長により昨日できなかったことが今日はできるといったように，日々，変化する。そのため，子どものリスクマネジメントは，子どもの日々の成長・発達段階の観察によって始まる。

つかまり立ちができなかった子どもが，今日はつかまり立ちができるようになっていれば，机につかまり立っているかもしれないが，次の瞬間手を離し，後方へ転倒するかもしれない。

治療のために必要な点滴も，治療のために必要だから触ってはいけない，注意しようと自ら注意を払う行動をとれる成長・発達段階の子どももいれば，必要性の理解はできているが，触ってはいけないという禁止事項に対して抑制がきかず触ってしまい，点滴を抜いてしまうということもある。必要性・禁止事項ともに理解できず，意図して点滴を触ったわけではないが，注意を払うこと自体ができず点滴が抜けてしまうこともあろう。点滴という一つのものに絞っても事故発生までの要因はさまざまである。これが子どもの特徴であり，インシデントを防ぐため，行動抑制を機械的に実施せざるを得ない。

抑制を実施する場合には家族の同意を必ず得てから実施する。また，子ども自身にも説明をしてから実施する。抑制帯の使用は子どもに苦痛を与えるため，使用は必要最小限で，使用期間も最短にする。苦痛を与えるからと思い，ゆるい状態で抑制帯を使用したり，中途半端な抑制を実施すると，行動抑制しているのに点滴を抜かれたというような結果となる。点滴を抜かれてしまえば，子どもにとって不利益が生じるため，抑制帯を使用する場合は，子どもに不利益にならないように実施する。保育士はそうした子どもへ遊びを提供し，子どもの精神的援助に努め，危険行動を発見したときはただちに医療者に報告する。

その他，インシデントは子ども同士から発生することもある。幼児期の子どもが自分で作成した折り紙を乳児期の子どもにプレゼントし，乳児が折り紙を誤飲するということが起きる。このようなインシデントを防止するには，子ども同士の関わりに目を向け，作成した折り紙の取り扱いについて，きちんと子どもにわかるように説明していくことが重要となる。

7. 保育場面での危険予知トレーニング（KYT）

保育場面でのKYTを実施するにあたり，第一に実施することは，子どもの成長・発達段階を日々，評価していくことである。子どもが成長していくことで危険なことが変化していくからである。

保育士同士で実際の保育の場面を互いに見

て，危険と思われるものをあげたり，「2．リスクマネジメントの手法」で取り上げたように保育場面を写真に撮り，KYTを実施する。

その他，保育中に起きたインシデントを保育士同士で共有することが大切であり，日々の保育士間カンファレンスで振り返ることはもちろん，新人教育の中で積極的に伝えていくことで，医療現場における保育活動で起こり得るインシデントについて，イメージしやすくなる。また，多職種間カンファレンスなどでインシデントの内容・考えられる要因・対策などを提示し，意見交換を行う。このような流れを繰り返すことで，インシデント防止につながるインシデントKYTを実施し，子どもの安全を守るため，一人ひとりのリスクに対する感性を向上させていく。

8. 事故発生時の対応

事故防止策を実施しても事故をゼロにすることはできない。特に子どもから発生する転倒・転落などは，保育士，医療者だけの努力だけではどうにも防ぎようがない。

事故が発生したとき，まずは人を呼び，報告する。子どもが受傷している場合は子どもの救急処置を最優先する。その後，なるべく早い段階で子ども・家族に謝罪する。謝罪のときも，わかっている事実は早い段階で説明する。時間が経過すればするほど事実を説明しても何か隠しているのではないかと思われてしまうからである。事故の発生原因を確認するために現場保全に努める。片づけてしまうと事故の原因がわからなくなってしまうことがあるからである。その後，事故の経緯について時系列で確認し，正確に報告する。起きてしまった事実を事実としてきちんと時間の流れにそって把握し，報告する。このプロセスが，事故発生の分析では最も重要である。

事実がきちんと把握できないまま分析してしまうと根本原因が違ってしまい，対策もまったく違うものになってしまう。そのため，場合によっては，冷静に対応できる第三者が客観的に事実を把握していくことが有効であると考える。

そして，事故の事実を記載することも忘れてはならない。記録は事故発生までの経緯と事故後の対応について記載する。転倒・転落の場合は数日後に状態が急変し，事故の影響が明らかになることがある。そのためにも，転倒・転落の状況にもよるが，数日間，転倒・転落に関する子どもの状況を把握し記録していく。

事故が発生したとき，インシデント報告を行うが，インシデント報告の意義は，次に同様の事故発生を防ぐことを目的としていることにある。保育士も発生した事故について情報を共有し，次の事故防止に努めてほしい。病院の中ではさまざまな事故が発生している。そうした事故を医療者と情報共有できるようなしくみづくりも子どもの安全のためには必要である。保育士と医療者が活発にコミュニケーションをとり，安全文化の醸成に努めていってほしい。

引用文献

1）コーン,L.・コリガン,J.・ドナルドソン,M.，医学ジャーナリスト協会訳：人は誰でも間違える―より安全な医療システムを目指して，日本評論社，2000
2）田中健次：ダブルチェックの有効性を高める要因を考える．医療の質・安全学会第8回学術集会／抄録集，p.151，2013
3）種田憲一郎：チームとしてのより良いパフォーマンスと患者安全を高めるためのツールと戦略．Nursing Mook 医療安全　**24**：38-44，2010
4）坂本すが：5日間で学ぶ医療安全超入門，学研メディカル秀潤社，2008
5）片田範子ほか：災害シミュレーション教材　小児病棟用ケアパッケージ．兵庫県立大学大学院看護学研究科　21世紀COEプログラム小児班，2007
6）岡田和美ほか：小児病棟における災害への備え「小児病棟用ケアパッケージ」を活用した3分間シミュレーション／特集　小児における災害看護．小児看護　**30**(6)：757-762，2007

第8章 保育士に必要な臨床支援技術

1. 保育士に必要な臨床での支援技術と安全・安楽

子どもが入院する小児病棟や障害児施設，乳幼児施設などでは，保育士は，健康な子どもの保育を基本とする保育所と比べて，医療的側面をもつ対応がより多く求められる。

ここでは，医療機関等において保育士に求められる支援，支援技術について，さらに医療の場における安全・安楽に関する注意点，配慮点，子どもと保護者への関わり方について述べる。特に以下に示す（1）～（5）は次節で詳述する臨床の支援技術の基本的な考え方になる項目であるため，関連させながら理解するとよい。

（1）病棟環境への適応のための支援

入院直後の子どもと保護者にとって，病院での生活は，これまでの家庭生活とは違う特殊なものである。病棟環境に早期に適応できることは，子どもと保護者が安心して入院生活を送るための基本となる。環境への適応には，保育士の関わりがとても大きく関与している。保育士は，配置された病棟の看護方針を理解したうえで，子どもや保護者に対応する。入院直後の保護者は，子どもの病気にのみ意識が集中している状態であるため，保育士は，入院している子どもの思いや生活にも保護者の目が向けられるように関わる必要がある。医師や看護師と協力しながら，保護者が子どもを支えられるよう，保育士は保護者を支え，安心できる環境を準備する。保護者の不安への対処，保護者と医療スタッフとの人間関係の構築には保育士の力が求められる。

（2）日常生活動作に対する支援

年齢が低い子どもは，食事，排泄，清潔等において多くの支援が必要である。食事介助，おむつ交換，入浴介助等の日常生活動作（ADL）を中心とした支援は，保育士の業務の範囲であるが，入院児は健常児と違い，点滴をしていたり，検査の直後や手術前後など，医療的な面での配慮を要する。おむつ交換ひとつをとっても，個々の子どもに合わせた配慮が求められる。どのような配慮が必要か，注意点は何か，看護師と連携しながら進めるとよい。

おむつ交換は，看護師の仕事か保育士の仕事か，業務の明確化を求める意見を聞くことが多い。医療的な面からおむつ交換が重要な処置と判断されれば，主として看護師が実施する。しかし，おむつ交換が病気の経過や治療に大きな影響がない場合は，保育士が適切におむつ交換を行う。また，排泄物の状態が病気の治療に必要な場合は，おむつ交換後の観察は，看護師と協働して実施するなどの工夫が必要である。「誰の仕事か」と業務を縦割りにするのではなく，子どもにとってどのような方法がよいのか，看護師と連携して進めることが必要である。

（3）病気の状態を考慮した支援

入院児は，病気の治療や検査，経過観察など，医療の提供を受けるために入院している。保育士は，担当する子どもの入院目的や現在の病状，治療上配慮しなければならない点などを十分に理解したうえで保育を提供する。保育士には，医師や看護師と同等の医療的な知識を求めるものではないが，保育活動をするうえで知っておいたほうがよい医療的な知識や技術を身につけておくことは大切である。そのためには，看護師が行う申し送りや，ショートカンファレンスに積極的に参加するとよい。個別の情報，配慮点等を知る機会となる。例えば，白血病で治療中の子どもに保育を行う場合，“白血球の数値からプレイルームでの保育が可能かどうかを判断できるか否か”といった情報や，心臓病で入院している子どもの場合には，“モニターのアラーム音に注意して保育を行う”など注意すべき点を知ることができる。小児病棟で保育を担当する保育士にとって，「医療的なことはわからないから…」などとすませるわけにはいかない。

チーム医療を担当する保育士として，医療職，特に，看護師との協働はとても重要である。

（4）医療的ケア（医療機器の使用等）に配慮した支援

病院では，点滴をしている子ども，人工呼吸器を必要とする子どもなど，医療機器を使用している子どもの保育が行われる。アラームへの対応等，医療機器を使用する子どもに対してはきめ細かな対応が必要である。例えば，点滴をしている子どもの場合，遊びに夢中になってしまい，点滴ルートが抜けてしまうなどのトラブルが起きる。また，処置の苦痛から，看護師や医師に過度に恐怖をもつ子どもがいる。処置への導入（プレパレーション）や不安軽減（ディストラクション）は，子どもと毎日接している保育士だからこそできる最良の支援である。子どもの不安を少しでも軽減し，安心して処置，検査，治療等が受けられるよう，個別性に配慮した保育の提供，子どもへの対応が大切である。

（5）成長・発達を考慮した支援

子どもは常に成長・発達の段階にいる。入院は，多くの子どもにとっては一時的なものと考えられるが，短期間であっても入院による成長・発達への影響は，十分に考慮しなければならない。また，子どもが成長・発達するうえで重要なことは「遊び」である。子どもは生活そのものが遊びであり，遊びを通して身体的，精神的，そして社会的なすべての面における成長・発達が促される。

病院・病棟では保育所のように自由に体を動かすような，創造的な，そして自発的な遊びを提供することは難しい。そのため，日々の保育計画は，個々の子どもの状態に応じて立案される必要がある。また，病棟の忙しさや行事との調整，子どもの状態や治療・検査との兼ね合いなど，計画した保育は直前になって変更せざるを得ないことが多々ある。子どもに遊びを提供するため，十分な情報を得て，調整をしたうえで保育を実施する。

乳幼児期は，個別保育だけでは十分な成長・発達を促すことは難しい時期である。集団保育をうまく取り入れながら，子どもの成長・発達支援につなげていくことが求められる。笑顔で遊ぶ子どもは，保護者にとって最も安心できる状態である。遊びを通して，家庭では見せない表情や行動も見えてくる。保護者に対しては子どもの成長・発達の段階と，子どもとの必要な関わり方を示しながら，病気の治療をともに乗り越える保育が提供できることが望まれる。

（6）医療職との連携を図ること（多職種との協働）

保育士が小児病棟で保育を実践するためには，医療職との連携は避けて通れない重要な課題である。十分に連携がとれていることが，子どもの入院生活の支援，成長・発達の支援，保護者支援につながる。看護師長との連携はもちろんであるが，主治医，担当看護師，看護リーダー等とは随時相談，報告等を行うことで連携を強化する必要がある。それ以外にも医療には多くの職種が関わっている。それぞれの職種が対象とするのは，共通して“子ども”である。子どもに適切な，安心・安楽な医療を提供するために，多くの職種が協働していることを忘れないでほしい。

チーム医療を担当する保育士は，医療チームの一メンバーであることを十分に理解することが大切である。

（7）情緒の安定を図る支援

保育士は，小児病棟の中にあって，子どもに苦痛を与える処置や検査，治療に関わらない唯一の存在である。保育士には，遊びの提供を基本業務としつつも，子どもが安心できる場をつくり出す役割がある。採血や点滴，治療などの痛みを伴うことに対し子どもはおびえ，母親を探し求めることが多い。しかし，入院児に常時母親が付き添う状況は少なく，また，検査や治療に母親が同席することは難しい場合もある。

そのため，子どもの不安に対処できる重要な役割が保育士に求められている。

また，医療の場で保育を実践するためには，保育士には保育に必要な医療知識・技術の習得が求められる。適切な知識や技術を用いることで，子どもの安心・安全な療養環境をつくり出していくことができる。

医療に関わる職種は，それぞれの専門性を発揮して業務を実践している。小児医療においては，対象である“子ども”を中心に考え，子どもの最善の利益を追求する姿勢が求められる。

2. 具体的支援技術

(1) 観察とバイタルサイン

1）観察の必要性

子どもは幼いほど健康状態が不安定であるが，言語機能が未発達なため，言葉での表現が不明確で，自分では正確な訴えができない。そのため保育者は，日常の健康状態の把握に努め，異常の有無，普段との違いに気づくことが必要である。子どもは環境や個人的条件によって体温，脈拍，呼吸などが変動しやすく不安定で，その変動を注意深く観察することが，異常の早期発見，早期対処につながる。平常時の観察には，①機嫌，表情，活気，外観，②啼泣（ていきゅう）や声の調子，③姿勢（体位や動作），④意識の状態，⑤皮膚の観察，⑥食欲，栄養状態，排泄，睡眠状態などがある。

2）バイタルサイン測定の意義と子どものバイタルサインの特徴

人間が生きていることを示す最も重要な兆候である「体温」「脈拍」「呼吸」「血圧」をバイタルサイン（VS：vital sign）と呼んでいる。健康であれば，これらの値は一定範囲内の数値を示し，体に何らかの変化が生じると値に変化がみられ，疾病の兆候を示すことが多い。それぞれのバイタルサインが示す意味と正常な値を知り，正確に測定することは，疾病の状態や程度を知る重要な手がかりとなる。

子どものバイタルサインは，環境や個人的条件によって変動しやすく，不安定である。また，発達段階ごとに正常値が異なるため，発達段階に応じた測定器具，測定方法，測定技術が必要となる。一般に，子どもの病気はその進行が成人より早いので，バイタルサインの意味するところを正しく理解し，早期発見，早期対処につなげたい。

※詳しくは成書を参考されたい。下記はカラー写真を豊富に掲載していてわかりやすい。

山元恵子監修，佐々木祥子編著：新訂版 写真でわかる小児看護技術アドバンス，インターメディカ，2020

(2) 日常生活支援

子どもにとって健康を障害されることは，身体面に苦痛が生じるだけでなく，それに伴う不安や恐怖心が，心理面に大きな影響を与える。また，病棟という普段とは異なる環境で生活することにより，生活のリズムが乱れ，社会的側面にも大きな影響を与えることになる。子どもの健康が障害されることは，成長・発達を脅かす要因にもなりかねない。そのため保育士にも，成長・発達に及ぼす影響が最小となるように支援することが求められる。

健康障害のある子どもの支援を行うためには，健康時の子どもの様子を理解することが大切であり，それを理解することで，健康が障害されたことにより生じている問題が明らかになり，必要な支援につなげることができる。

1）生活環境の支援

入院中であり，疾患を抱えながらも，子どもにとって快適で，その子らしい生活ができるような環境が求められる。

① 成長・発達を踏まえた物的環境を整える（情緒的環境をつくる）。

② 清潔な環境をつくり，健康の回復を図る（ベッド・病室内は毎日清掃し，汚染されたときはそのつど清掃する）。

③ 安全な環境をつくり，事故防止を図る（発達段階を考慮した環境を整える）。

④ 安楽な休息・睡眠が得られるような環境をつくる。

⑤　清潔な習慣をつける（発達段階や病状をみて，自分で整理・整頓できる病児には，整理・整頓を促していく）。

〈事故防止のポイント〉

・転倒・転落防止
・輸液ライン類の抜去事故防止
・点滴スタンドなどの医療器材の転倒防止，打撲防止

2）食事の支援

食事行動は，家族の習慣や育児法などに影響され，個人差がある。家族に子どもの家庭での好みや与え方を聞いて配慮する。

a）発達に適した栄養を与え，発育を促進する

①　授乳の方法

・子どもの状態を観察する。
・ミルクは体温程度のものを準備する。
・抱いて椅子に座り，ゆったりした姿勢で授乳をする。
・授乳後，排気（ゲップ）を十分に行う。
・授乳時間・量・状態（哺乳力など）を記録する。

〈事故防止のポイント〉

・吐物の誤嚥（ごえん），吐物による窒息等に注意する。
・不適切な消毒による感染症に注意する。
・温めてから1時間以上経ったミルクや，温め直したミルクは，細菌が繁殖している可能性があるため，使用しない。

②　離乳食の与え方

・食事に集中できるように環境を整える。
・子どもの全身状態，空腹状態などを確認する。
・手を洗い，よだれかけかエプロンをつけ椅子に座らせる。
・こぼしても大丈夫なように，床にビニールなどを敷く。
・スプーンで少しずつ与える。
・同じ食品は続けて与えないようにし，無理強いしない。
・咀嚼（そしゃく）や嚥下（えんげ）を促すような言葉がけをしながら与える。
・食事の摂取量，子どもの様子，異常の有無などを記録し，報告する。

③　食事の支援

・できるだけ自分で食べられるように支援する。
・いろいろな食物に挑戦できるように促し，むらなく食べることを支援する。
・食事のマナーが身につくように支援する（食事前の手洗い，食事の挨拶，食後の歯磨きなど）。

b）病態に応じた食事を摂取させ，健康の回復を図る

①　病状や発育に応じて給与される腎炎食や糖尿病食のように栄養素の摂取に制限がある場合や，心疾患児の水分制限のような場合は，制限を感じさせないように盛り付けや与え方を工夫する。

②　開口，咀嚼・嚥下運動の障害および消化器の通過障害によって，経口栄養では十分な栄養摂取が困難な場合は，経管栄養法を行う（図8-1）。

・経鼻管法は口腔・鼻腔から栄養チューブを挿入する。
・経瘻管法は胃瘻や腸瘻からチューブを胃・十二指腸・空腸上部に通す（図8-2）。

③　摂食・嚥下障害のある場合は，食物の取り込みと嚥下を援助することが重要である。

・子どもの機能を最大限に活用しながら，摂食と嚥下が安全に行えるように支援する。

c）食事に楽しみをもたせ，よい食習慣を身につけさせる

①　手を清潔（手洗い，タオルで拭くなど）にして食べさせる。

②　清潔な環境，楽しい雰囲気を整える（おもちゃを片づけ，食事に集中できるように配慮する）。

③　食事の挨拶をいっしょに行い，食物に感謝する心を育む。

④　よく噛んで食べるように指導する。

⑤　遊び半分で食べないように，また，座って食べるよう注意する。

⑥　食物や食器類を故意に投げつけたり落とし

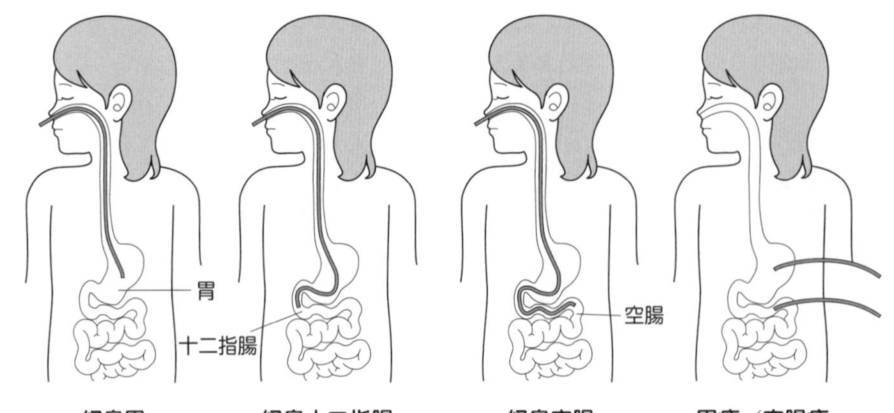

図8-1　経管栄養法の種類

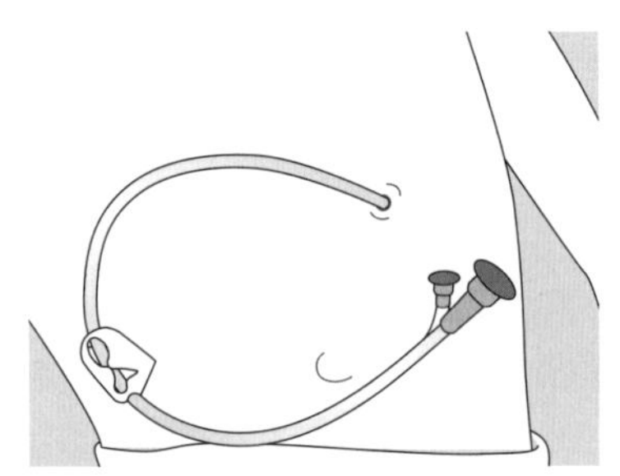

図8-2　胃瘻（小児）

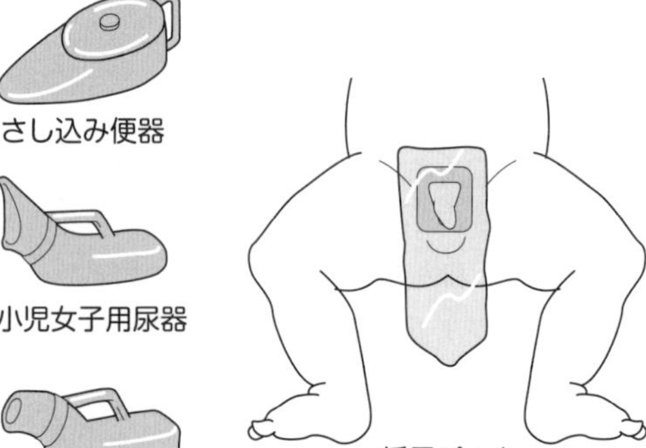

図8-3　尿便器，採尿パック

たりするのは好ましくないことを教える。

〈禁　忌〉

・検査や手術前など禁食指示についての確認をする。
・消化器疾患などで食事摂取を禁止されている場合もある。
・食物アレルギーがある場合は，アレルゲンとなる食物が入っていないかを確認する。除去食がある場合は，より注意が必要である。

3）排泄の援助

病気の子どもは，手術や疾患による安静度によって排泄の援助に違いがある。排泄行動にはデリケートな要素が含まれ，失敗すると羞恥心や罪悪を感じやすい。援助者は，尿意や便意を感じたら遠慮なく話すように子どもに伝え，迅速に対応するとともに，確実に速やかに行う。

a）排便・排尿の援助

①　ベッドの上で臥位または座位で便器・尿器・おまるを使用する（図8-3）（カーテンや仕切りによるプライバシーの保護が必要）。

②　ベッドサイドで便器やポータブルトイレを使用する（プライバシーの保護が必要）。

③　介助または一人でトイレに行く。

④　持続点滴静脈内注射や中心静脈栄養法をしている場合（ルートをつないだまま点滴スタンドを押してトイレへ歩行介助する）。

⑤　普段はおむつを使用していない子どもでも，安静度によってはおむつや採尿パック（図8-3）を用いることもある（その子どもが理解できる言葉で必要性を説明する）。

b）室内排泄の援助

①　子どもの理解力に応じた説明をして，協力を得る。

② プライバシー保護のために，カーテンを閉める。
③ 室内の換気や他児への配慮をする。
④ ベッド上排泄は，シーツを汚染しないようにビニールを敷く。
⑤ 排泄物は速やかに片づける。
⑥ 子どもの行動や排泄物の性状を観察し，内容を記録する。

c）トイレ排泄の援助

① 子どもの理解度に応じて，排泄時は保育士や看護師に声をかけるように伝える。
② トイレに誘導する。
③ 排泄や衣服の着脱の自立に応じて介助する。
④ 後始末をする。
⑤ 排泄後，子どもに手洗いを促し，自らも手洗いを行う。
⑥ 観察しておいた排泄物の性状を記録する。

d）採　尿

尿は，その性状や成分を調べることによって，腎・泌尿器系疾患や疾病の診断治療効果の評価のために広く用いられる。採尿には目的に応じて，①尿たんぱく・尿糖・尿ケトン体などの一般検査のための新鮮尿，②尿路感染などの細菌学的検査のための無菌的採取尿，③尿の化学成分検査や定量検査のための24時間蓄尿がある。

おむつを使用している場合は採尿パック（男児用，女児用）などを用いる。また，排尿が自立できている場合は，採尿の目的，方法を説明し，協力を得るようにする。

（3）服薬時支援

与薬（図8-4）は，疾患の予防や治療，症状緩和，検査前処置として行われる。薬剤は消化管から吸収され，血液にのって全身に作用し，期待される効果を発揮する。

与薬は，乳児，幼児，学童といった発達段階に応じた服用方法を選択し，医師に指示された薬剤が確実に体内に吸収されるよう保育士としても工夫する。また，子どもに対しては，その発達段階に応じた説明を行い，同意を得るようにする。薬剤は，正確な使い方や服用方法によって，症状や苦痛が軽減されるが，間違った使い方をすると有害となり危険である。そのために，①誰に，②どの薬を，③正しい量で，④決まった時間に，⑤正しい与え方で，の与薬を守ることが必要である。服用後には，がんばったことをほめ，薬の効果や副作用を注意深く観察する。また，子どもの主体性を尊重し，スタッフ間で統一した関わりができるように，内服時の子どもの様子を記録する。

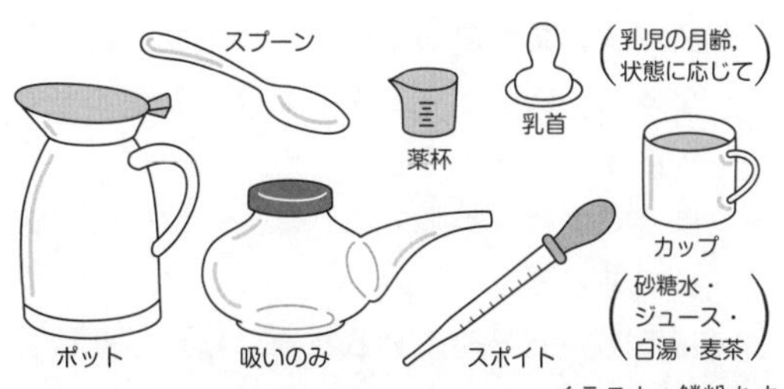

図8-4　与薬に使用する用具

1）乳児の経口与薬

乳首，スポイト，スプーンを用いて与える。

・ミルクや離乳食に混ぜない。
・誤嚥を防ぐために抱いて与える。抱いてはいけない場合は，上体を起こして与える。
・1回量が少ないのでこぼさないように注意して与える。
・病児の嚥下に合わせ，口角からあふれたり，むせたり，舌で押し出すことがないようにゆっくり与える。
・乳首を用いる場合は，吸綴（きゅうてつ）運動を利用する。
・スポイトを用いる場合は，舌の側面にそって嚥下できる量をゆっくり注入する。
・スプーンで与える場合は，スプーンで少量を舌の上に乗せ与え，飲み込むのを確認する。
・散剤は，茶さじ1杯くらいの湯冷ましに溶かして飲ませる。

2）幼児の経口与薬

・与薬は座位になって行う。
・薬液は沈殿していることがあるので，よく振ってから薬杯に入れて飲ませる。ストローで吸わせてもよい。

・2～3歳までの幼児は手を添えて，誤嚥しないように子どもの嚥下を確認しながらゆっくりと与薬する。
・自分で飲める年齢であれば，そばに付き添って見守る。
・味の悪い薬を飲ませるときには，与薬後にミルクやジュースを飲ませるなどして工夫する。
・2～3歳ころからは，薬によって病気が治ることをよく説明して，自立と協力を促し，よくできたときはほめ，自信をもたせる。
・錠剤・糖衣錠は一般的に5歳以上で服薬できる。糖衣錠は噛ませない。

3）学童の経口与薬

・子ども自身に内服してもらう。
・カプセルは一般的に7歳以上で服薬できる。
・一人で服用できる場合でも，飲み終えることを確認する。
・内服できたことを十分にほめる。

4）与薬時のポイント

・与薬前は手洗いをする。
・睡眠前後は避け，機嫌がよいときに飲ませる。
・年少児では，哺乳後や食後は飲まなかったり嘔吐することがあるので，時間指定がなければ空腹時に与薬する。

5）薬の保管

・水薬・座薬は冷蔵庫で保管。
・高温多湿の場所は避ける。
・子どもの手の届かないところに置く。

(4) 輸　　液

1）輸液の目的

輸液とは，輸液セットやシリンジを用いて無菌の輸液剤（薬液）を体内に持続的に滴下または注入する方法である。

2）輸液の適応

持続的に輸液をする場合の経路は，末梢の血管から行う輸液（図8-5）と，中心静脈から行う輸液がある。末梢静脈からは痛みや静脈炎を起こしやすい特殊薬剤による治療を，生命維持に必要な栄養を補給する場合は，中心静脈から行う。

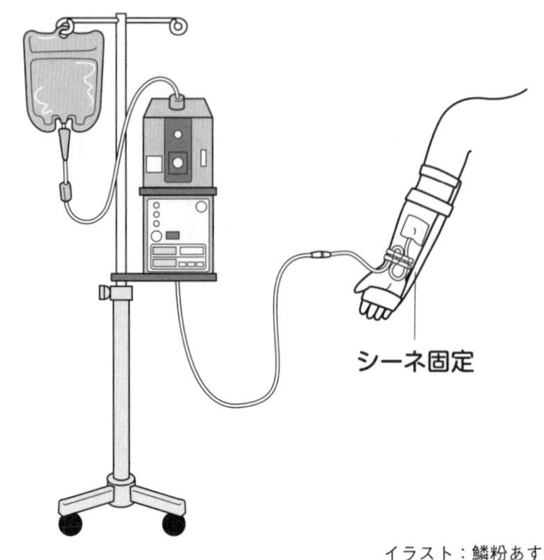

図8-5　静脈内持続点滴

輸液が行われる主な理由は以下のとおり。

・栄養・水分・電解質の補給・補正のため
・意識障害・重症感染症などで経口摂取が不可能である
・経口・注腸内からの投与が適さない薬剤である
・抗生物質などの薬液を持続的に注入する必要がある
・検査や手術のための血管確保や化学療法を行うため
・負荷試験などの検査のための血管確保

3）点滴挿入部位

末梢血管では手背，足背などの静脈，肘関節静脈が用いられる。

4）点滴挿入中の管理

a）安全に視点を置いた輸液管理

子どもの場合，体動が激しく，輸液ラインの接続が外れ，点滴漏れなどが起こる可能性があるため，シーネ固定[*1]（図8-5）が行われる。

b）日常生活への支援

注射部位は長時間の体動制限となるため，利き手，指しゃぶりなどの癖や習慣などを考慮

＊1　シーネ固定：点滴をしたときに動いて針が抜けないように，包帯を巻いたシーネを当て固定すること。

し，可能な限り子どもの生活を阻害しないための配慮が必要である。また，固定や管理がしやすい部位を選択する。

- 日常生活，成長・発達への支障を最小限にとどめる支援が大切である。
- 安全を意識するあまり，過度な体動制限にならないように，子どもの発達段階，日常生活の様子を把握して，工夫を心がける。
- 可能な限り，子どもが自分で食事や遊びができるよう支援する。

c）起こりやすいトラブル

以下にトラブルの起こりやすい部位・箇所を示す。保育士は，トラブルを見つけたときは，速やかに医師や看護師へ報告を行う。

① 点滴ライン：ラインの屈曲・ねじれ，接続部の緩み・外れ，ライン内のエアの混入，血液逆流の有無などを観察する。

② 挿入部：針先のずれ，針の抜去，挿入部の発赤，腫脹，輸液薬剤の漏れなどを観察する。また，疼痛（とうつう）がないかを確認する。

③ 挿入部の皮膚の状態：テープによる皮膚障害，掻痒（そうよう）感，テープによる循環不全，末梢の皮膚色，四肢冷汗の有無，シーネ固定の状況などを観察する。

（5）吸入中や酸素療法中の支援

1）吸　入

吸入とは，気道や肺の病変部に直接，薬剤を到達させる治療法である（図8-6）。吸入の目的は，薬剤噴霧により気道内の分泌物の排出を促進したり，分泌物の生産を抑制して気道を清浄化し，換気の改善を図ることにある。吸入の適応は，気管支喘息（ぜんそく）の発作時，気道の消炎が必要なとき，喉頭に浮腫があるとき，鎮咳（ちんがい）・去痰（きょたん）が必要なとき，気道分泌物が排出困難なとき，などがある。

〈吸入器（ネブライザー）の種類〉

- 超音波式ネブライザー：水・薬剤に超音波振動を与えて超微粒子を発生させ，送風機からの気流に乗せて吸入させる。
- ジェット式ネブライザー：高圧でジェット気流を発生させて水・薬剤を吸い上げ，球状の障害物に吹きつけて微粒子を発生させ，吸入させる。
- 定量噴霧式ネブライザー：噴霧器と吸入のタイミングを合わせることで，薬剤効果を得られる。

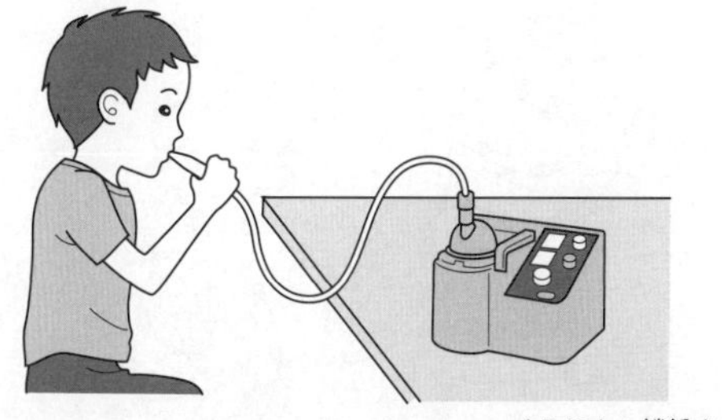

イラスト：鱗粉あす

図8-6　吸入

《吸入の準備と手順》

- 必要物品を確認する（噴霧用器具一式，吸入補助器具，指示薬液，ティッシュペーパー，ハンドタオル）。
- 子どもと家族に説明する（子どもの理解度に合わせて，目的・方法・時間を説明し，協力を得る）。
- 吸入器の電源を入れ，薬剤の噴霧状態を確認し，吸入を開始する（吸入中は，腹式呼吸をすることによって薬剤が十分吸入できる）。
- 薬剤の噴霧がみられなくなるまで行う。
- 子どもに終わったことを伝えて，がんばったことをほめる。

2）酸素療法

酸素療法とは，空気中の酸素より高濃度の酸素を供給して細胞内の酸素を維持し，血中の酸素含有量を保持する治療法である。酸素療法の目的は，循環器系・呼吸器系の疾患や，手術後などで組織へ酸素供給ができない状態にある子どもに酸素を与えることにより，呼吸状態の改善を図ることにある。酸素療法の適応は，肺が未成熟で出生した低出生体重児・新生児，手術後などで酸素消費量が増大したとき，心不全・貧血などで酸素運搬機能が低下したとき，肺炎・気道狭窄（きょうさく）などで酸素摂取能が低下したとき，などがある。

〈酸素療法の種類と特徴（図8-7）〉

① 経鼻カニューレ：両側の鼻孔にカニュー

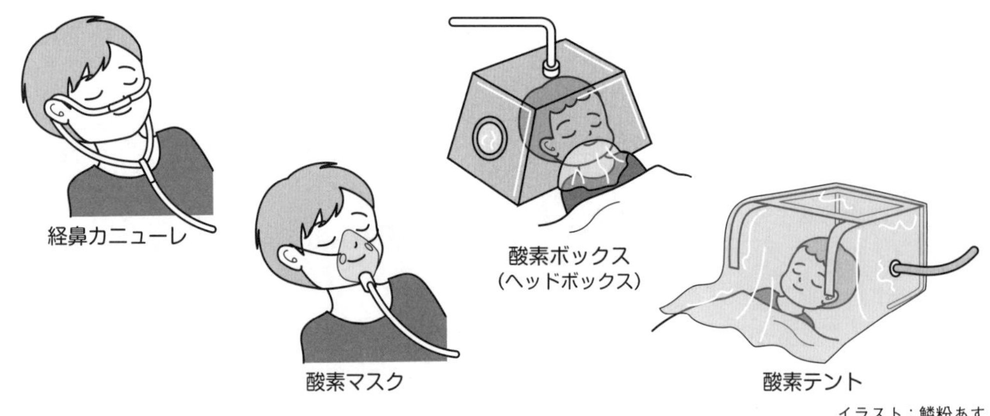

図８-７　酸素療法

レを挿入し，酸素を投与する。違和感が少なく，食事や会話などができる。

② 酸素マスク：鼻と口を覆って酸素を投与する。酸素濃度を保ちやすい，鼻腔・口腔が乾燥しにくい。

③ 酸素ボックス：子どもの頭部全体をボックスの中に収容し，酸素を投与する。高濃度の酸素が供給でき，調節しやすく酸素濃度が一定に満たされやすい。

④ 酸素テント：子どもの上半身または全身をビニールテントで覆い，その中に酸素を投与する。長期にわたり酸素療法を行う場合に適している。

〈事故防止のポイント〉

酸素使用中は火気厳禁であり，静電気による発火や機器類のコンセントからの発火がないよう，十分注意する。

3）パルスオキシメーターの装着

酸素療法を実施している場合，酸素は投与していないが循環器系や呼吸器系障害があるとき，手術後などに，血中の酸素飽和度（SpO_2）を継続的に測定し，体内の酸素供給が適切に行われているかを確認するために装着する。健康者ではSpO_2は，95％以上である。手指に装着することが多いが，体動により装着部位が外れることがあるので注意する（図８－８）。

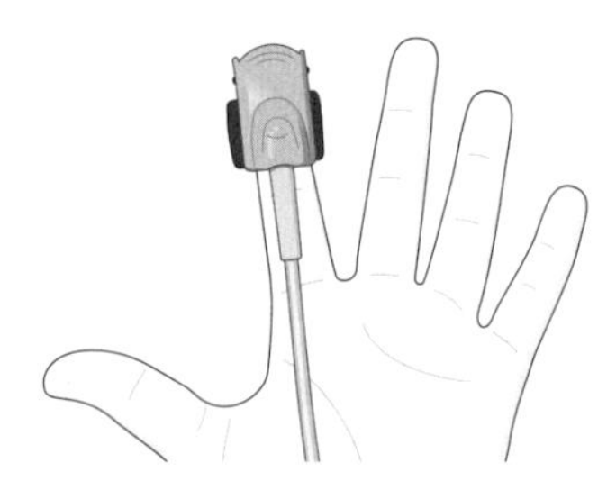

図８-８　パルスオキシメーター

(6) 吸　引

鼻汁や痰などの分泌物が空気の通り道である鼻腔や気道に溜まることで気道が狭窄し，呼吸困難をきたすことがある。そのようなときに吸引により分泌物の排出を助けることを目的に実施される。

1）吸引の種類

吸引には３種類ある。

① 口腔内吸引：口に吸引カテーテルを入れ，口腔内に溜まった唾液などを吸引する。

② 鼻腔内吸引：鼻の穴から吸引カテーテルを入れ，咽頭部手前に溜まった痰などを吸引する（図８-９）。

③ 気管カニューレ内吸引：気管カニューレ内に吸引カテーテルを入れ，痰の吸引除去を行う。

2）吸引の実施

唾液や痰などの分泌物は，感染症などの疾病ばかりでなく，食事中や水分摂取時の刺激，食物が咽頭周辺に貯留，誤嚥などで増加する。飲み込めずに唾液が溜まっている，ゼロゼロと溜まっている音がする，酸素飽和度の値がいつも

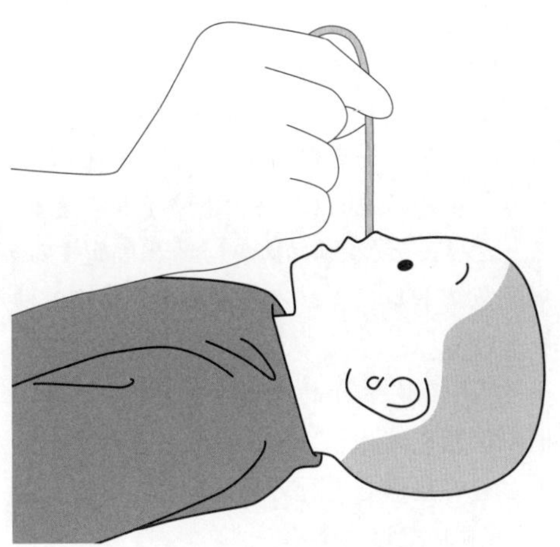

図8-9　小児の鼻腔内吸引

より低い，など子どもの状態を観察して吸引を実施する。また，吸入前，食事前など時間を決めて吸引することもある。

吸引は子どもにとっては苦痛であり，嫌がって首を左右に振る，手で払いのけようとするなどをすることが多い。また，カテーテルの挿入場所や深さを誤ると出血をきたすこともある。

吸引の際には，サイズやカテーテルの挿入長さを確認し，清潔操作をする。吸引する人のほか，危険のないように介助者とともに実施するなどが必要である。

(7) 車椅子，ストレッチャー移動

歩行できない子どもの移動については，体重が少ない場合は抱いて移送することが多いが，検査や手術室への移送には，ストレッチャーを用いる（車椅子などを用いることもある）。日常生活において車椅子，ストレッチャーでの移動は行動範囲を拡大させ，QOLを高める。目的の場所まで，子どもの転倒・転落を防いで安全な移動を行う。

1）車椅子での移動

車椅子で，病児を安全・安楽に移送するため，車椅子の構造，操作方法を十分に理解しておく必要がある（図8-10）。

《手　順》

- 子どもの体格，筋緊張に合った車椅子を準備する。

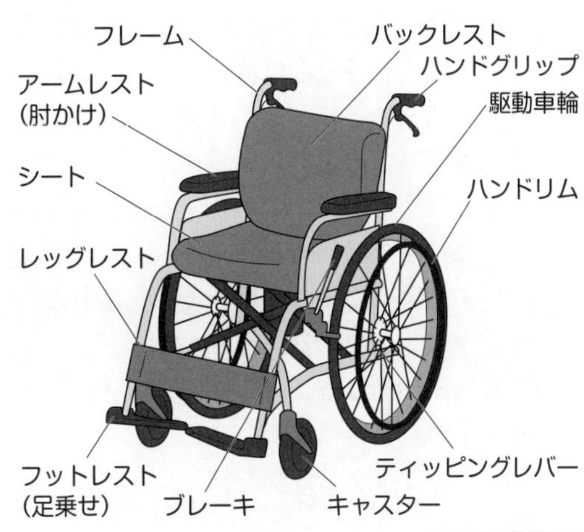

イラスト：鱗粉あす

図8-10　車椅子の各部の名称

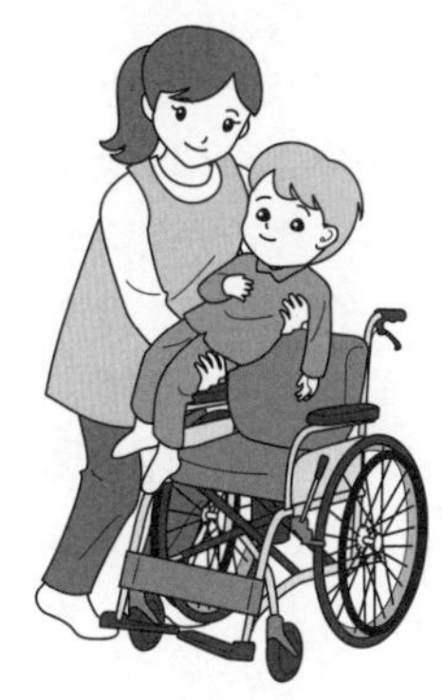

イラスト：鱗粉あす

図8-11　子どもを車椅子に乗せるとき

- 移送前に車椅子を点検する。
- 車椅子を使用する目的について子どもと家族に説明し，ベッドサイドに運ぶ。
- 車椅子をベッドの斜め前方約30度の位置に置き，フットレストを開け，ストッパーをかける。
- 子どもをゆっくりとベッドの端に腰かけさせる。
- 子どもの腋窩から手を入れ，反対側の腋窩に手を置く。もう一方の腕で子どもの膝を支え，子どもを抱き上げて回転させ，車椅子に座らせる（病児に負担をかけないよう，最短距離で移動する）（図8-11）。
- 子どもを車椅子に深く腰かけさせ，フットレストを下げて両足を乗せ，腰ベルトを締める。

・手や足が車輪に巻き込まれたりしないよう，子どもの手足の位置を確認し，足はフットレストの上にしっかり乗せ，足がずれて引きずらないように注意する。
・ひざかけをかけ，病児の様子を観察しながら，車椅子を操作する。
・車椅子に乗せたまま病児のそばを離れることがないようにする。

a）車椅子の押し方

・車椅子の真後ろに立つ。
・両手でハンドグリップを深く，しっかりと握る。
・前後左右に注意してゆっくり押していく。

b）ブレーキのかけ方

・車椅子の横に立つ。
・片手はハンドグリップを握り，もう一方の手でブレーキを完全にかける。
・反対側のブレーキをかける。

c）キャスターの上げ方，下げ方

・ティッピングレバーを踏む。
・ハンドグリップを押し上げる。
・膝と腰を軽く曲げてバランスを保つ。
・ティッピングレバーを踏みながらそっと下ろす。

〈酸素吸入や点滴を行っている場合〉

・酸素吸入中の場合は，移動前にマスク，カニューレのチューブを車椅子の酸素ボンベに接続する。
・点滴を行っている場合は，移動前に点滴ボトルを車椅子側のスタンドにかけ替える（輸液ラインが床についてしまったり，踏みつけてしまわないように注意する）。
・酸素チューブや輸液ラインが車輪に絡まないように注意する。
・チューブ類は座面内，病児の膝上に収める。
・病児の状態に応じて，パルスオキシメーターで脈拍数や動脈血酸素飽和度（SpO_2）などのモニタリングを行いながら移送する。

2）ストレッチャーでの移動

乳幼児用のストレッチャーには，転落を防止する工夫，乳幼児の不安を和らげる工夫が必要である。

《手　順》

・移送前にストレッチャーを点検する。
・ストレッチャーを使用する目的について子どもと家族に説明し，ベッドサイドに運ぶ。
・ストッパーをかけ動かないように固定する。
・病児をストレッチャーに寝かせ，すぐに柵を上げる。
・子どもを落ち着かせ，かけものをかける。
・柵の状態を確認し，ストッパーを外す。
・子どもの足側を進行方向に向け，2人（頭側と足側）で移送する。
・子どもに不安や苦痛を与えないよう，移送中は振動をできるだけ避ける。子どもが半覚醒のときは，ストレッチャーの上で動き出したり，立ち上がったりするので，必ず様子を観察しながら移送する。

（8）救命救急処置

1）救命救急処置の意義

救命救急処置とは，外傷や疾病により，傷病者が突然に意識障害，呼吸停止，心肺停止などの状態になったときや，大出血により生命の危機に陥ったときに行われる応急手当をいう。

私たちは，いつ，どこで，突然のけがや病気におそわれるか予測できない。また，けがや病気の中には，そのままにしておくと症状の悪化を招き，生命が危険な状態に陥るものがある。救急事故発生時，現場付近に居合わせた人（バイスタンダー）が，適切な応急手当を速やかに施すことにより，傷病者の救命率が向上するといわれている。傷病者の救命のためには，バイスタンダーによる早期通報と速やかな応急手当，救急隊員による応急処置と搬送，医療機関での処置の三者が不可欠の要素であり，そのいずれが欠けても傷病者の復帰が危ぶまれる。傷病者に対し事故発生直後から適切な応急手当が行われるようになれば，救急隊員が現場に到着し，処置を継続・発展させることが可能となり，はじめて傷病発生の瞬間から医療現場までの処置が継続することになる（図8-12）。

子どもが意識不明になったり，病状が急変し

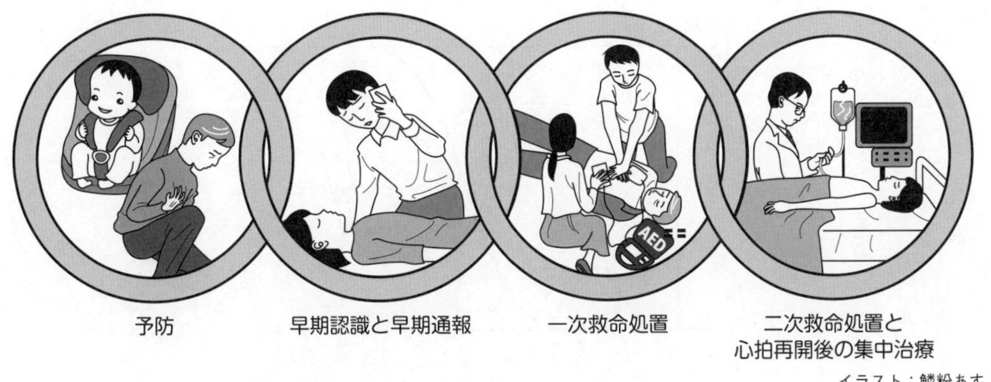

図8-12　救命の連鎖（Chain of Survival）

て差し迫った状況のときに，落ち着いて適切な手当てをすることはなかなか難しい。医療に携わる保育士として，日ごろから救命救急処置の方法を繰り返し練習するなどして，その技術を身につけておくことが大切である。

2）救命救急処置の実際

乳児では，吐物を咽頭や気管に詰まらせたり，幼児では，溺水や転落などの事故により，呼吸停止の状態に陥ることがある。呼吸が停止すると，脳に酸素が供給されなくなり，やがて心臓も停止する。脳が酸素なしで生きられる時間は，わずか3～4分といわれる。また，脳は血流停止によって重大な障害を受けるので，心停止に対する蘇生法は速やかに開始されなければならない。

カーラーの救命曲線（図8-13）は，心臓停止，呼吸停止，多量出血の経過時間と死亡率の関係をグラフ化したものである。時間が経過すればするほど，生命を救えるチャンスが失われていくことから，バイスタンダーは，一刻も早く心肺蘇生などの一次救命処置を行わなければならない。

a）一次救命処置

一次救命処置（BLS：basic life support）とは，心臓や呼吸が止まった人を助けるために，実施が可能で誰もが行うことができる心肺蘇生（CPR：cardiopulmonary resuscitation）を行ったり，自動体外式除細動器（AED：automated external defibrillator）を使った蘇生を試みる救急処置のことをいう（図8-14）。

一次救命処置には，のどに詰まったものを取り除くための気道異物除去も含まれる。バイスタンダーがいち早く救命処置を行うことが，命を救うことになる。

b）AED使用について

2004年7月1日に，厚生労働省により非医療従事者による自動体外式除細動器（AED）の使用が可能であるとの見解が示された。その後，AEDと一般市民による除細動の普及が推奨されることとなる。

AEDはコンピューターを利用した医療機器であり，傷病者の心電図を自動解析し，電気ショックが必要となる心電図（ECG：electrocardiogram）の波形を高い精度で判断する機能がある。ECG解析後に電気ショックが必要な場合には，救助者に対して音声指示（「ショックが必要です」など）を出すようになっており，それ以外の場合には，電気ショックが行われないように安全性が確保されている。

AED使用が可能な対象者の年齢については，日本蘇生協議会（JRC：Japan Resuscitation Council）が作成した救急蘇生のためのガイドライン「JRC（日本版）ガイドライン2015」において，ガイドライン対応機器であれば1歳未満の乳児に対してもAEDを使用できるようになった。未就学児（6歳未満）に対しては，小児用パッドを使用する。小児用パッドがない場合には，パッドを貼る際に，パッド同士が触れ合わないように注意して成人用パッドを代用することができるようになっている。

(%)
100
75
50
25
0
〔死亡率〕
①
②
③
心臓停止
呼吸停止
多量出血
30秒
1分
2
3
5
10
15
30
1時間
〔時間経過〕

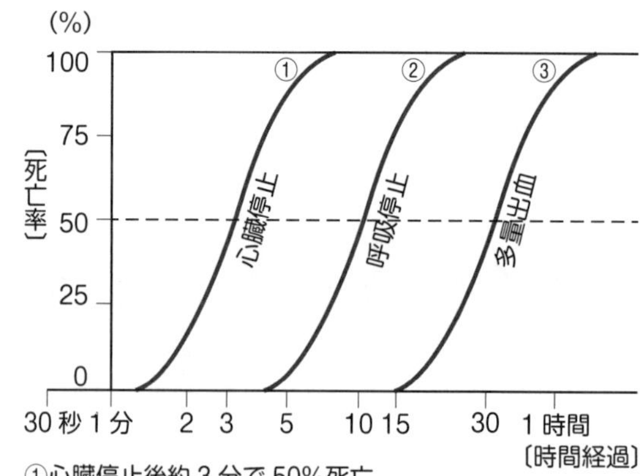

①心臓停止後約3分で50%死亡
②呼吸停止後約10分で50%死亡
③多量出血後約30分で50%死亡

図8-13　カーラーの救命曲線（改変）

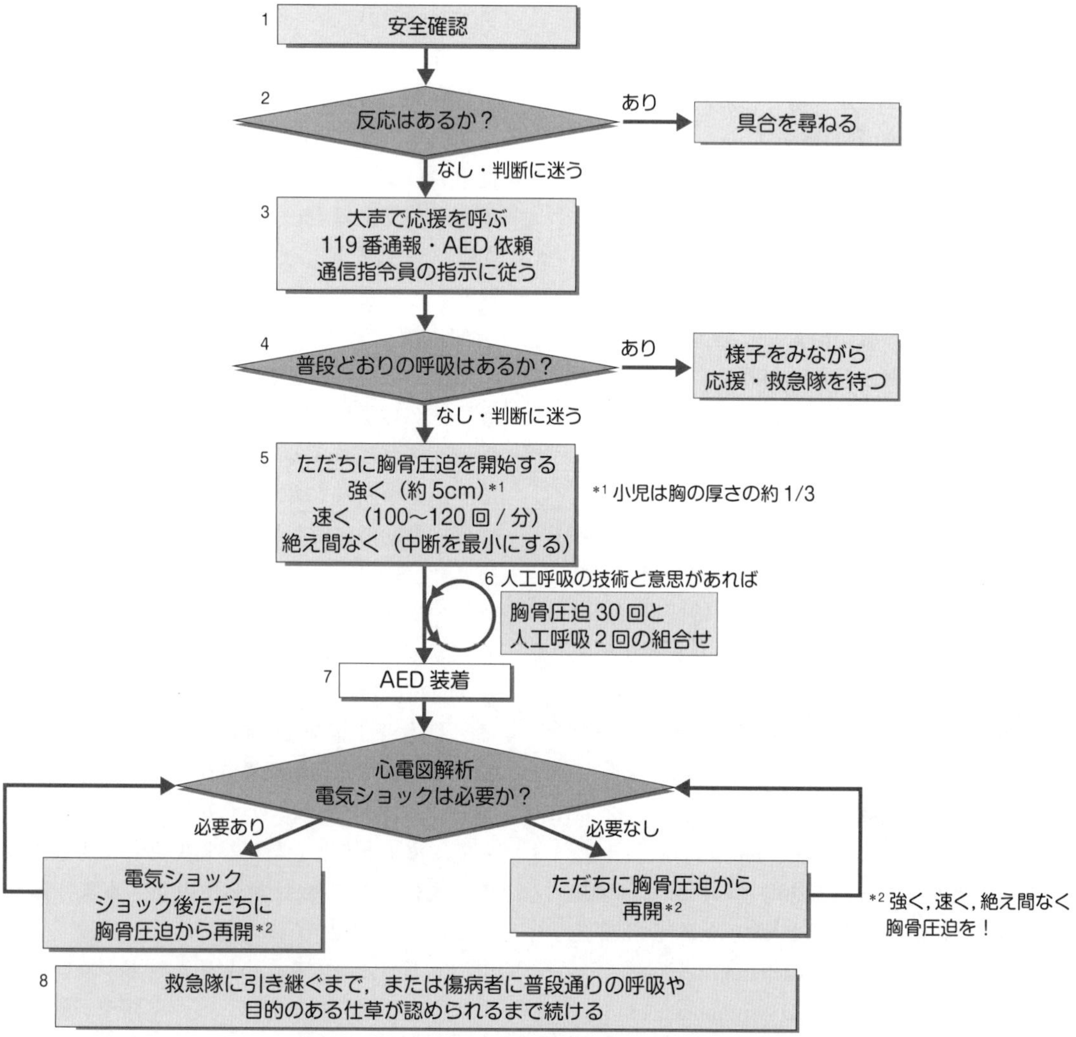

1 安全確認
2 反応はあるか？
あり
具合を尋ねる
なし・判断に迷う
3 大声で応援を呼ぶ
119番通報・AED依頼
通信指令員の指示に従う
4 普段どおりの呼吸はあるか？
あり
様子をみながら
応援・救急隊を待つ
なし・判断に迷う
5 ただちに胸骨圧迫を開始する
強く（約5cm）*1
速く（100～120回/分）
絶え間なく（中断を最小にする）
*1 小児は胸の厚さの約1/3
6 人工呼吸の技術と意思があれば
胸骨圧迫30回と
人工呼吸2回の組合せ
7 AED装着
心電図解析
電気ショックは必要か？
必要あり
必要なし
電気ショック
ショック後ただちに
胸骨圧迫から再開*2
ただちに胸骨圧迫から
再開*2
*2 強く，速く，絶え間なく
胸骨圧迫を！
8 救急隊に引き継ぐまで，または傷病者に普段通りの呼吸や
目的のある仕草が認められるまで続ける

図8-14　市民用一次救命処置（BLS）の手順

出典）JRC（日本版）蘇生ガイドライン2020より引用

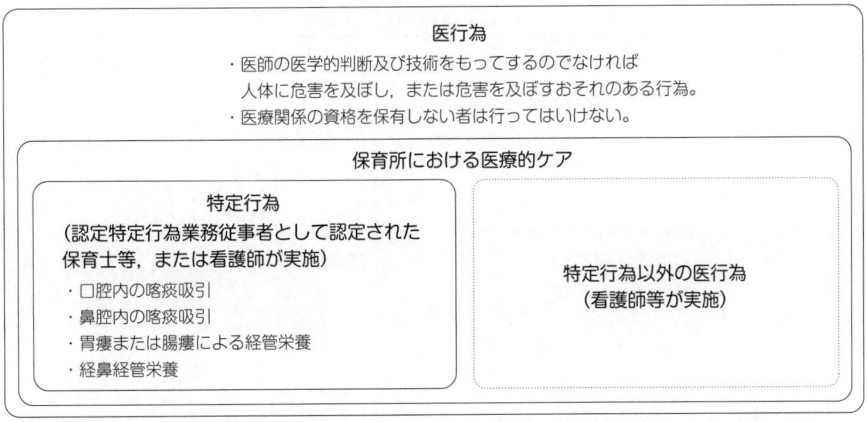

図8-15　保育所において保育士等が行うことができる医療的ケアの内容と範囲

出典）保育所における医療的ケア児への支援に関する研究会：保育所での医療的ケア児受け入れに関するガイドライン　医療的ケア児の受け入れに関する基本的な考え方と保育利用までの流れ，2019，p.7

（9）在宅での医療的ケア

第2章で述べたように，今日，地域における医療的ケアの必要な子どもへの支援が推進されている。医療的ケアは，医師や看護師等の医療者が行う医行為とは区別され，「保険診療において在宅医療として認められている行為，および，その他の，日常的に家庭において行われている医療的生活介護・援助行為（小児神経学会，1995）」といわれている。

保険診療で認められている医療的ケアには，自己注射，気管切開，腹膜灌流，血液透析，酸素療法，人工呼吸器療法，持続陽圧呼吸療法，中心静脈栄養法，経管栄養法，自己導尿などがある[＊2]。

1）保育所において保育士等が実施できる医療的ケア

2012年4月から社会福祉士及び介護福祉士法の一部改正に伴い，一定の研修を修了し登録認定を受けた介護職員等が（以下「認定特定行為業務従事者」という），一定の条件の下に特定の医療的ケアを実施できるようになった。この制度改正を受け，保育士等の職員についても，特定の医療的ケアについては法律に基づいて実施することが可能となっている。

認定特定行為業務従事者が実施できるのは，①口腔内の喀痰（かくたん）吸引，②鼻腔内の喀痰吸引，③気管カニューレ内の喀痰吸引，④胃瘻（いろう）または腸瘻（ちょうろう）による経管栄養，⑤経鼻経管栄養，の5つである（図8-15）。

2）認定特定行為業務従事者

保育士が認定特定行為業務従事者となるためには，一定の研修が必要となる。研修は，表8-1のように第1号研修，第2号研修，第3号研修に分かれており，設置主体，受け入れる医療的ケア児により研修の種類は異なる。

特定行為以外の医療的ケアについては，看護師等の医療者が実施することになっている。

3）医療的ケアの実施

保育所等で医療的ケア児を受け入れるにあたっては，保育時間中の医療的ケアの内容・方法を確認し，主治医から指示書等の書面により指示を得ることが必要である。子ども個々に応じたケアマニュアルを作成し，安全かつ適正に医療的ケアを提供できるようにしなければならない。マニュアルの内容には，以下のような項目を含める。

・医療的ケアの範囲，手順
・医療的ケアの実施者
・看護師，保育士等と保護者等の役割分担

＊2　個々の医療的ケアに関する具体的手技については省略している。医療的ケアを実施する場合は，必要な研修等を受け，的確な知識，技術を身につけたうえで実施する。

表8-1　認定特定行為業務従事者研修

研修の種類	実施可能な行為	対象者	研修内容
第1号研修	・喀痰吸引（口腔内・鼻腔内・気管カニューレ内部） ・経管栄養（胃瘻または腸瘻，経鼻経管栄養）	不特定多数	・基本研修 講義50時間 各行為のシミュレーター演習 ・実地研修
第2号研修	次のうち実地研修を修了したもの ・喀痰吸引（口腔内・鼻腔内） ・経管栄養（胃瘻または腸瘻）	不特定多数	・基本研修 講義50時間 各行為のシミュレーター演習 ・実地研修
第3号研修	次のうち実地研修を修了したもの ・喀痰吸引（口腔内・鼻腔内・気管カニューレ内部） ・経管栄養（胃瘻または腸瘻，経鼻経管栄養）	特定の者	・基本研修 講義と演習9時間 ・実地研修※ ※特定の者に対する必要な行為についてのみ

※厚生労働省制度周知パンフレット（平成23年11月版）とその後の制度改正を踏まえて作成

出典）図8-15に同じ，p.30

表8-2　緊急性の高い症状

消化器の症状	・繰り返し吐き続ける　・持続する強い（がまんできない）おなかの痛み
呼吸器の症状	・のどや胸が締め付けられる　・声がかすれる　・犬が吠えるような咳 ・持続する強い咳込み　・ゼーゼーする呼吸　・息がしにくい
全身の症状	・唇や爪が青白い　・脈を触れにくい・不規則 ・意識がもうろうとしている　・ぐったりしている　・尿や便を漏らす

出典）厚生労働省：保育所におけるアレルギー対応ガイドライン，2019，p.11

・医療的ケアのために必要な環境整備（スペース，衛生管理等）
・必要な物品の用意
・管理方法
・廃棄物の取扱い
・保育所等の外部での活動時の対応
・安全確保策
・緊急時の対応，連絡先
・医療的ケア担当者不在の際の対応
・災害時の対応
・保護者との連絡帳および実施記録の様式等の整備　等

日々の中では，子どもの健康状態を的確に把握し，マニュアルに沿って医療的ケアを実施する。

(10) 食物アレルギー児に対するアドレナリン自己注射（エピペン®）

食物アレルギーは，特定の食物を摂取した後にアレルギー反応を介して皮膚・呼吸器・消化器・あるいは全身性に生じる反応で，食物に含まれるたんぱく質が原因で起こる。このアレルギー反応が，複数の臓器に同時かつ急激に出現した状態をアナフィラキシーといい，その中でも血圧の低下，意識レベルの低下を伴うような場合をアナフィラキシーショックという（表8-2）。

保育所で子どものアナフィラキシー等の重篤な症状が起きた場合には、速やかに医療機関に救急搬送することが基本であるが，乳幼児がアナフィラキシーショックに陥り生命が危険な状態にある場合は，その場にいた職員が，エピペン®を使用してよいことになっている。このような場合の使用は，緊急のやむを得ない措置として行われるものであり，医師法第17条（医師でなければ医業をなしてはならない）違反とはならないとされている。

アナフィラキシーが起こったときに備え，保護者との間で緊急時の対応について協議し、緊急対応の体制を整えておくことが必要である。また，エピペン®の取り扱いや、役割分担に基づいた動きなどについて，園内研修等で定期的に訓練を行い緊急時に備えておくことが必要である。

第9章 医療保育現場でのマネジメント

1. 医療保育現場の教育・自己研鑽・マネジメント

(1) 保育の質の向上とマネジメント

保育の質を向上させることは保育者の重要な役割であり，日々の保育を振り返ることからはじまり，中長期的視点で自らの資質を磨き，研鑽を積むことが求められている。特に医療が主体の医療現場において，さまざまな職種の人たちと協働するうえで，常に保育士としての役割を認識し，その職責を果たすことが求められる。また，自身の役割を担うだけでなく，他の職種の人たちに保育の必要性や保育士の果たす役割を的確に示し，共通理解を図り，チームとして円滑に業務を行うこと，経験を経るなかで同僚保育士の教育も必要になってくる。さらに，保育を通してみえてくる子どもや保護者が抱える問題，組織の課題，社会のさまざまな問題に，どのようにアプローチし貢献していくのか，職場内外の他職種の人たちとの語り合い，あるいは日本医療保育学会等での研修参加やさまざまな学びを通して，常に研鑽を積むことがなければその答えは得られない。

このように，保育におけるマネジメントとは，日々の保育業務を通して，自らの組織における使命を果たし，ともに働く人たちをいかし，社会の問題に貢献することといえるであろう。医療者のなかでチームとなって働くうえでは，何よりも共通理解とコミュニケーションが必要であり，組織的な視点で職場内を見渡すことが求められる。働きやすさを支えるしくみとしての職場内のハード面に着目し保育の質を確保するための改善点を考えたり，職員一人ひとりの専門性や仕事に対するモチベーションや姿勢，満足度などのソフト面に注目し，リーダーの育成や，職場内の経験豊富な先輩による後輩職員の個別支援を通して課題解決やキャリア形成を支えるメンター制度を導入するなど，関係性にアプローチすることも時には必要となる。

そのためにも，自身の立ち位置や求められている役割，自身の使命，理想と現実を的確に見据え，今すべきこととこれからしなければならないことを日々整理し，機会を逃さず，進めていく姿勢が求められる。

(2) 保育者としての揺らぎを支えるために

どのような職業でも危機的な状況があり，何らかの支えのなかで人は危機を乗り越えている。

保育者としてのアイデンティティの揺らぎは初任期から熟達期まで，その時期によって異なり，必要な対応も異なってくる。初任期には自分が描いてきた理想の業務と現実のギャップに戸惑い，特に難病と闘う子どもや家族と接し，自分がその家族にどのように向き合うべきか悩み，子どもの死に直面した場合には，それを受け止めることにも時間を要する。日々の業務においても悩みは尽きず，医療保育に関する資料は，現在では散見されるようになってきたが，それでも豊かとはいえず，先輩がいる職場であれば直接先輩から学ぶことができるが，保育士が一人のみの職場であれば，試行錯誤しながら医療職者に前任保育者の様子を伝え聞くなど，手探りの日々が続く。この時期は，直接，自身の課題を相談できる存在が必要であり，具体的な方法や考え方を示唆され，認められることで，不安な思いを「大丈夫」という気持ちに換え，日々の積み重ねのなかで，保育とはこういうものだという自分なりの確信を獲得する時期である。

中堅期には業務においても責任ある役割を求められ，プライベートでも人生のさまざまな選択を迫られる時期である。また，組織や社会のなかでの保育職の位置づけを客観的にとらえ，戸惑いを覚える時期でもある。この時期にはこれまで培ってきた自信と同時に，中堅としての立場の難しさから身体的にも体力的にも精神的にも辛さを覚えるが，それを共有できる人材が職場やプライベートにあるかどうかが人生の岐路を左右する。同じ立場で働く先輩や信頼できる上司がいる場合にはモデルが存在し，先を見通すことができるが，職種として歴史的にも浅く，数の上でもまだまだ少ない医療現場の保育職においては，多くの場合は自身がその先頭で働いている場合が多い。他職種とのコミュニケーションや後輩への教育を担いながら，自身の課題には十分向き合う時間がもてないことも多く，気づいたら身動きできないほどの重圧のなかにいるということも少なくない。

そのような状況にある自身を客観的にとらえる視点をもつこと，あるいはそのような視点に導くような存在を身近にもつことがまずは必要である。そのうえで，働きやすさを支えるしくみとしての職場内のハード面，就業規則等の確立等にアプローチしたり，このような状況にあることを公私ともに周囲の身近な人に伝え，理解を図り，ソフト面から支援を仰いだり，よりよい方向をともに模索できる関係性を築くことが必要となる。さらに，医療保育や医療保育者の社会的な認知の向上も危機を乗り越える支えとなる。

熟達期には，保育者としてのアイデンティティの再構築が求められる。社会や制度の変化や若い職員とのジェネレーションギャップを実感し，管理的業務が増加するなかで改めて保育の仕事の意義を見出す時期である。自身の業務のおおかたの部分には自信がもて，その実践を客観的に構築しつつさらなる目標に向けて研鑽を図ると同時に，自身の弱点がどこにあるのかがわかり，それを追求する手段や補い方がわかってくる時期でもある。また，組織や社会のなかで医療保育者として果たすべき役割や，医療保育が担うべきことを言語化し，理論化し，社会に伝える役割をも担う立場になる。時には難しい判断を迫られる立場となり，組織の健全化のために痛みを伴う役割を担うことも求められる。組織としての成長や変化をおそれず，常に子どもやその家族の存在を判断の中心に据えながら，保育の質の向上のための組織をつくり出す役割を担う。時に孤独な立場に立たされる保育者を支えるものは，医療保育の揺るぎない理念とそれを支持する医療保育の理解者であり，自身の保育士としてのアイデンティティの基盤にあるこれまで関わってきた子どもたちやその家族の存在でもあるだろう。

諸外国の保育現場では質の高い保育実践のために，現職研修の機会が在職中長期間あるいは日常的に提供され，昇給・昇進などの専門性向上の動機づけになるような制度を取り入れたり，費用を国や雇用者が負担している国もある[1)]。医療現場においてもそのような取り組みは重要であり，医療保育現場の保育士を支える唯一の機関として日本医療保育学会が現職研修をさらに充実させ，中堅期や熟達期の保育士を支え，各医療機関にとって，保育士育成の指針となるような方向性を示す内容を検討すべき時に来ていると考えられる。

保育士一人ひとりが置かれている立場で，子どもと保護者に寄り添う自分自身は，誰に支えられ，職場の誰を支えているのか，誰を支えなければならないのかを問いながら，危機的状況を乗り越える支え手となって他者を支え，自身も他者に支えられている。医療保育を担い，保育の質を確保する働きをし続けることは子どもたちのいのちと向き合うことである。そして，自らのいのちと向き合うときとなる。子どもたちは見えないリュックを背負っている。また，私たちも皆，背負っているものがある。重い荷物かもしれないし，軽い荷物かもしれない。しかし，それぞれが自分の荷物を背負って生きなければならない点では平等である。そのような人間による人間形成の営みが保育なのである。

2. 医療現場での保育士教育と自己研鑽

(1) 保育士教育

医療現場での保育実践経験がなく，初めて入職となる場合，保育支援を行う中で知識や実践で戸惑うことも多い。また，施設によっては一人職場や複数の保育士と業務を行うなど，体制はさまざまである。ここでは，入職１年目から経年者として必要なことや目標となるものをあげる。

1）入職１年目の実際

入職後は緊張や不安を抱える中，一日の流れを覚えながらも疾患に関することや治療内容，保育士業務に関することなど，覚えることは多い。同時に保育士として患者・家族に関わらなければならず，家族からは子どもの成長・発達に関することや入院中の不安や悩みなどに対して保育士としての専門的意見を求められることもある。このようななかですぐにすべてのことを習得し対応することは難しい。同じ病棟に保育士が複数配置されている場合は，先輩保育士の姿を見ながら覚えることができ，そのつど指導を受けながら対応できるが，病棟に一人配属の場合は自身で判断しながら対応をしなければならない。

医療現場という特殊な環境のなかでは，医療用語がわからないことが多くあるため，申し送りを聞き間違え保育実施の判断を間違えることもある。すぐそばに指導者や先輩保育士がいればすぐに確認することもできるが，病棟に一人配属の場合，誰に聞いたらよいかもわからず，そのままにしてしまうこともある。知識が豊富な看護師に聞けるとよいが，聞きやすい同期の新人看護師に聞くことが多いため，聞き間違えた内容をさらに確認することでアセスメントを間違えてしまうことがある。さらには，患者の保育支援に入る際にも患者の体調や遊ぶ時間などを確認するにもどのようなタイミングで声をかけていいのかわからず，時間だけが過ぎてしまい，計画していた保育支援が実施できないこともある。

「誰に何を確認したいのか」を明確にし，相手には「いつ・どこで・何をしたいのか」をはっきり伝えることが大切である。しかし，医療現場では看護師は複数人の患者を受けもつため，相手（看護師）の動きや状況を見極めて，適切なタイミングで声をかけなければ相手の業務に支障をきたすこともあるため，内容によって「どのようなときに誰に確認するのか」ということを指導者は実践で指導していくことが重要となる。

病棟であれば，病気のことは経験豊富な看護師，家族からの要望や病棟のシステム的なことであれば看護師長，遊びでの工夫であれば指導者や先輩保育士に相談するということである。指導者や先輩保育士に相談するということは，口頭でも可能であるが，実際のタイミングなどは実践でしか学べないものである。指導者がモデルとなったり，いっしょに確認したりすることで，１年目の保育士にとっては次回から声をかけやすくなるきっかけとなる。できれば確認した内容を指導者も書き留めておくと振り返る際に解釈が一致しているかなど再確認ができる。

2）入職１年目の教育

目標としては，①医療現場における保育士としての基礎的知識・技術を身につけ，成長・発達に応じた保育が実践できるようになる。②保育士と他職種の立場や役割を理解し，医療チームの一員としての自覚をもつことができるようになるという２点である。指導内容としては，保育の基本的知識・技術や施設での保育体制・保育形態を理解し，保育過程を展開することができるよう，医療保育に関するオリエンテーションの実施と保育の実践指導が主となる。

医療保育オリエンテーションでは，保育士の役割や保育方針，保育士の業務内容，安全管理・感染対策，保育活動に必要な情報収集の方法，保育記録，チーム医療など，項目は多いが入職時に基本的知識とし段階を追って習得できるよう指導する。

実践指導では，可能であれば指導者がつき，入職１年目で行う病棟での保育業務や患者・家族との関わり方，他職種との連携などの実践を指導者がアドバイスや説明をしながら行い，不明な点はその都度確認していけると後に安心して一人で対応できる。また，実践指導の中では，病棟に慣れてきた段階でケーススタディを実施できると情報収集や患者（家族）の理解，アセスメントの方法，保育ニーズの把握，保育ニーズに応じた保育内容の計画を立案でき，患者（家族）に適切な保育支援を行える。ケーススタディは，自分自身の保育支援を振り返るとともに，他の保育士から意見をもらうことにより，保育支援の方法や保育内容について学びを深めることができる。

また，入職直後は覚えることも多く，保育士業務の一日の流れを覚え，自分自身で保育を組み立てられるようにするためには日案の実施も有効である。これは，業務の多い中で他職種と連携し，時間等を調整しながら保育支援を提供する際に必要であり，一日の流れを把握し，その中で保育士としてどのように動き，患者・家族に関わっていくのか，他職種とのコミュニケーションをどこでとるかなど，みえてくる課題等，自分自身の行動や考え，課題を整理するためにも必要であると考える。また，指導者はその保育士の良い点や改善点などを伝えながら自信がもてるように指導していく必要がある。

3）入職２年目の実際

２年目になると病棟や保育士業務にも慣れ，一日の流れを自分自身で組み立て，多職種とのコミュニケーションもとれるようになってくるころである。また，気持ちの余裕ももてるようになり，向上心をもちながら新しいことにチャレンジできるようになる。

病棟では患者・家族との関わりが中心であるが，それ以外に日々の保育活動の準備や季節の行事準備，壁面装飾，カンファレンスへの参加などの業務も多い。そのため，自分自身のスケジュール管理を自身で行ってくことが重要となる。入職初年は指導者や先輩保育士，病棟に一人職場の場合は看護師長などから指示された内容を実施することも多い。しかし，２年目になるとそれまでに経験したことを振り返りながら「保育支援を行う際にはどのような準備を行うか」「実施したい保育支援を行うためにはいつから（時期）準備を行えばよいか」など，見通しをもちながら保育業務を進めていくことができる。

これは，医療現場における保育士だからではなく，保育所の保育士と同じように年間計画から月間計画（月案）を立て，そこから週間計画（週案），一日の計画（日案）というような流れをつくっていくことと同じである。医療現場という特殊な環境のなかで他職種と連携しながら業務を行うからこそ，保育士自身の予定を明確にし，そのなかで保育活動の準備や行事準備，患者・家族，他職種とコミュニケーションを図る時間帯の設定などを考え，効率的に動くことができる。

１年目で経験した内容を記録として残しておくと，自分自身で振り返りながら行動できる。さらに，指導者や先輩保育士がいる場合は，得意分野を見極め，得意なところを伸ばし自信につながるようにフォローしていく。また，この時期は今まで他職種に対して情報共有が多かった場面から保育士の視点で情報提供できるようになり，自ら積極的に連携を図ることができるようになる。他職種との連携方法や実際の場面をみながら積極的に情報発信できるように指導していくことも必要である。

4）入職２年目の教育

目標としては，入職１年目に習得した基本的な知識・技術をもとに，保育士としての視点をもち，多職種と連携しながら各患者の保育ニーズに合わせた保育支援が一人で行えるようにすることである。指導者や先輩保育士がいる状況であれば，病棟での保育業務や他職種との連携などについて振り返りながら，そのなかで疑問や不安に思うことや相談したいことなどを適宜解決していくことでさらに自信をもって保育を実践することができる。病棟に一人配属の場合は，看護師長（または副看護師長）と定期的に面談を設けてもらえるよう調整し，客観的な意見をもらいながら日々の業務を振り返ることができれば，次の課題がみえ自分自身の目標も立てやすい。

保育実践では，基本的な保育技術を安全かつ確実に実施できるようにするだけではなく，可能であれば人工呼吸器装着患者や在宅移行患者など，重症度の高い患者への保育支援・家族支援を行えるよう指導者や先輩保育士と相談しながら進めていく。病棟に一人配属の場合は，看護師長に相談しながら患者の受け持ち看護師といっしょに進めていくことも大切である。ケースが難しい場合は，情報収集や患者理解，保育ニーズに合わせた保育計画の立案など，ケーススタディを繰り返し行うことも患者理解を深めるために有効である。情報を整理し，患者または家族の保育ニーズや患者目標を明確にし，保育士としての役割を見出す，そして，保育士としての視点をもって多職種と情報共有や情報提供ができる。

5）入職3年目の実際

保育の引き出しも増え，日々の業務も充実し，1年目の大変さが楽しさに変わるころである。しかし，未経験の出来事に遭遇したり，大丈夫と思って行ったことが失敗に終わったりしてしまうこともある。そのようなときは今までの経験と先輩からのアドバイス，他職種の助けなどによって乗り越えられる力が備わっているとよいが，まれに期待に押しつぶされてしまうこともある。

3年目は期待されることも増え，その期待に応えようとするが指導者は力量を配慮しながら指導にあたる必要がある。また，新採用者が入ってくると，今度は先輩として振る舞わなければならない。先輩の中では新採用者に近い存在として，気軽に相談されることがある。そこで，自分の経験と重ね合わせてのアドバイスは新採用者にとっては受け止めやすいであろう。

よりよいアドバイスができるようになるためには，知識と経験が必要である。相談者には「何をするのか」ではなく，たくさんの選択肢を提示し，そこから考えて答えが出せるようにすることが好ましい。多くの知識と経験を積むためにも院外にも目を向けて学会や研修会など視野を広げていくことが次へのステップに必ず役に立つ。そして，受け身ではなく，発信していく力を培っていくことも重要である。

6）入職3年目の教育

各患者の保育支援方法について受け持ち看護師や多職種と連携を図りながら実践し，保育士として専門性を発揮できるようになるころである。

ここでの目標としては，病棟カンファレンスや多職種カンファレンスなどの場において，保育士としての視点からの情報提供や保育支援の必要性（根拠）を情報発信していくことができるようになることである。さまざまな場面において自信をもって実施できるようになっているが，病棟に一人配属の場合は指摘をしてくれることも少なくなり，正しいと思い込んで業務に取り組んでいることもある。そのため，業務内容や保育支援の介入が難しいケースの相談や確認など，定期的に指導者と自身の保育を振り返ることができるような機会を設けることも大切である。

7）経年者の実際

経年者は新採用者をはじめ医療現場での経験年数が短い保育士の指導にあたることが多い。知らないことやできないことを丁寧に教えているつもりでも，「この間教えたから大丈夫」「一人でやってみて」「なんでやってないのかな」などと，自分のなかでは〝教えたからできて当然〟と思い込んでしまうことがある。また，お互いのコミュニケーション不足や相互理解の不足，他職種との連携が難しい，仕事量が許容範囲を越えてしまうなどのさまざまなストレスが増強し，仕事への意欲が損なわれてしまうこともある。そうならないように，心身の状況をお互いに把握しながら保育士内で業務量の偏りがないよう調整することも必要であると考える。

同じ保育士として日々のコミュニケーションのなかでお互いを理解し，尊重し合えるような関係を構築していきたい。さらには，医療現場における保育士として現場で長く続けていけるような環境を構築できるとよいと考える。

8）経年者の教育

経験が3年以上になると保育士業務にも今までよりも自信をもち，自身のことだけではなく後輩や同僚の様子を気にかけながら業務を全うすることができる。この時期には，医療現場における保育士としてのさらなる向上を目指すため，学会や研修会などに参加するだけではなく，院外への情報発信のために学会での研究発表や医療保育専門士の資格を取得することで，自身の保育の質を向上するためにもよい勉強になると考える。しかし，さらなるキャリアアップに挑戦して，保育士の地位の向上と医療保育士の認知を広めていきたいところである。

医療保育専門士の資格認定取得を目指す場合，通常業務を行いながら研修参加，課題や論文の提出を行うことになるが，自身が行っている保育支援について考えるよい機会であるともいえる。論文提出では，保育支援について文章化することが難しいと感じ苦手意識をもつこともあるかもしれないが，普段の保育記録にも通じるところでもあり，保育士の意図的な関わりや保育支援の内容を他職種にわかりやすいよう記載することができるようになる。

(2) 組織マネジメント

一般保育所等と同様に病棟保育を行ううえで年間・月間・週間などの保育計画をもとに日々の保育活動を実施する。行事やイベント，季節の製作活動など，どのタイミングで保育活動に取り入れていくか病棟の状況を踏まえて検討する。多職種と協働する活動の場合は，事前に日程や内容，実践方法を共有し協力依頼することで保育士だけの対応では難しい患者も活動の幅が広がりさまざまな経験を得られる。多職種と連携を図り円滑に協働するためには，各職種の専門性や役割を理解し良質なコミュニケーションをとることで患者のQOL向上につながる。

保育活動で必要な教材や物品については，年間計画をもとに見通しをもって上司や関係する部署と検討し計画的に請求していくことで，日々の保育活動を円滑に行うことができる。

(3) 自己研鑽

病棟での保育は一般の保育の知識や技術に加え，現場では経験年数にかかわらず，他職種から保育士としての意見を求められることも多いため，医療現場における保育士として知識・技術を習得し，専門性を発揮できる力を身につけることが重要となる。治療には直接携わらない立場であるが，子どもたちを理解し，保育支援を行ううえで必要な医療知識や保育の質を向上するためには，院内・院外研修への参加や自己学習が必要である[2)]。また，さまざまな学会が主催する学術集会や研修会などに参加することは，視野を広げ，習得した知識・技術を現場での保育支援に活かすことができる。新卒者であっても経年者であっても常に学ぶ姿勢が必要不可欠である。

3. 病児保育現場での保育士教育と自己研鑽

(1) スタッフ教育

医療保育の場で保育士は少数であることが多い。フィールドによっては自分一人という場合もある。医療現場の中にいると生命の存続が大前提なので，どうしても医療行為が優先で，保育は余裕があったらと，後手に回り消極的な立場になりがちである。

そこで，保育士はエビデンスをもって保育を実践し，その効果を医療チームに伝えていくことが重要である。保育の視点からその子どもと家族のニーズを伝え，医療チームの一員としてほかの専門職と連携を図っていくことが求められるのである。

医療チームの中で役割を果たすためには，保育士としての専門的な知識と技術に加え，子どもの心身の状態からニーズをとらえる力，多職種とのチームワークを形成する力を特に意識して学ぶことが必要になってくる。また，医療チームの一員として専門性を発揮するためには，病気についての知識，観察力や洞察力，子どもや家族に対するカウンセリング力，医療現場の連携のみならず，地域の関連した専門機関や専門職と連携をする力などが求められる。

医療を要する子どもと家族の不安やストレスを軽減し，発達を促す専門的関わりをセラピューティック（therapeutic）・アプローチという。病院，診療所，病児保育室などにおける医療保育は，こうしたアプローチの一つとしてとらえることができるが，こうした関わりを進めているスタッフは保育士だけはないというとらえ方が重要である。

医師も看護師も，それぞれの立場でセラピューティック・アプローチを実践している。いずれの職種も多忙な中で，一人ひとりに時間を割けないという悩みを抱えながら，努力している。保育士もセラピューティック・アプローチを実践している多職種と横並びの立場と考えれば，恐れることなく専門性を発揮すればよい。そうしながら，多職種のスタッフに保育士の存在価値を認めてもらえるよう日々奮闘していく姿が，他のスタッフへの教育につながっていくと考える。

保育士教育は次頁の「自己研鑽」の項を参考に，自他ともに現状に満足することなく，常に向上心をもって子どもたちに向き合っていくことが大切でる。

(2) 組織マネジメント

医療保育専門士として働いていくには，医療職との連携は避けて通れない重要な課題である。十分に連携がとれていることが，子どもの医療保育の支援，成長・発達の支援，保護者支援につながる。小児医療を進めるにあたっては，トータルケアを目指した医療が提供されなければならない。小児医療におけるトータルケアとは何か。それは，子どもや家族を中心として，保健・医療，福祉，教育が連携し合い，子どもの育ちを支援することである。そうすることによって，子どもの健康状態や発達に応じた生活や，発達上のニーズを保障していくことができる。

トータルケアを目指すチーム医療としては，子どもを中心として，医学的問題のみならず，子どもと親・家族の心理面のケア，家族の社会・経済的支援，就園・就学・就労への支援など，あらゆる問題に可能な限り支援を行うために，子どもを取り巻く多くの職種がチームをつくり，協力して問題解決に取り組むことが必要となる。そのチームの組織を運営していく役割が，医療保育専門士には求められる。

医療保育とは，医療を要する子どもが，他の子どもや大人と関わり合い，育ち合う場を提供し，ひいてはその生活の質を子ども本来のものに近づけることを目指すものである。子ども本来の生活とは，子どもが生活に見通しをもつこと，医療を要することで受け身になることなく，自らが周囲のことに関して積極的な関わりをもち，また，自分の気持ちを伝えることができるなど，子どもの生き生きとした生活行動である。

これらを保障していくには，まず一人ひとりのニーズに応じた支援を計画的・継続的に行っていくことが保育士に求められる。保育士としての機能を明確化したうえで，一人ひとりに応じた根拠のある保育を提供し，さらなる保育の充実を図っていくことが求められる。その要(かなめ)が個別の保育計画である。

医療保育の個別の保育計画とは，医療を要する子ども一人ひとりの医療の見通し，その時々の病状や生活の制限，発達や生活，家族などの実態をアセスメントし，一人ひとりの発育・発達を一貫性をもって見通し，発達の連続性を踏まえて生活をデザインしたものである。

その計画は，情報収集 → アセスメント → 保育計画の立案 → 保育の展開 → 評価と計画の見直し，という一連の過程のもとに進行し，そのプロセス全体を，医療保育における保育の過程と呼ぶ。

その過程は，日々の関わりを通しての気づきや省察によって調整されていくものである。保育士の気づきには，病状，治療に対する思い，周りの人々への思いなど子どもの育ちや，こころの動きに寄り添っている保育士ならではの多様のものが含まれる。保育士は，保育の過程を保育記録として記載し，関係者と情報を共有し，PDCAサイクルのもと，循環的な改善の営みとして積み重ねていくことが求められる。

この，関係者との情報を保育記録をもとに，共有，整理して，チーム医療としての各職種の課題をあげていきながら，子ども本来の生活の質の向上のために，マネジメントしていくことができるのが，保育士なのである。

市町村補助事業で運営している病児・病後児保育事業の場合は，年間の利用数によって補助金が変わってくる。したがって，毎日の利用者数をどうしたら増やせるか，日々の努力の積み重ねにかかっている。

まず第一に，病児保育室の場合はキャンセルがつきものなので，予約の調整が重要になる。キャンセル待ちの子どもがいる日でも，当日になると定員割れという日もある。このような日を出さないために，キャンセルが出たときに，いち早く繰り上げて定員を確保するかが大切である。予約をキャンセルしたことで自動的に繰り上がるシステムの開発なども有効になるであろう。

第二に保育室の登録をしてもらっていても，実際に利用するのは２～３割にすぎない。そのため，登録者の総数を増やすことも，利用数に関わってくる。

第三に，初めての利用時は特に，不安なく楽しく過ごせることで，子どもにとっても保護者にとっても安心できる場所だと思ってもらえるように，いつも以上に配慮することがポイントになってくる。

このような努力の積み重ねが年間の利用者数を押し上げてくれ，安定した運営につながっていくのである。

(3) 自己研鑽

1）ストレスマネジメントと自己管理

医療の組織の中では少人数である職種の保育士は，保育所などを経験しているものにとっては，余計に孤立しやすい立場にある。保育所などでは，一人職だった看護師や栄養士と立場が逆転するのである。まして新卒で職に就いた場合は，保育士としての責任や期待を一気に担うわけで，同じ立場に立てる他の職場の同職種の存在は，何物にもかえがたい存在である。

外来保育，病児保育は集団そのものが小さく，保育士も単数または少数で，どうしても行き詰まることがある。勇気を出して，近くの施設に声をかけると，案外同じような悩みを抱えていることが多い。なかなか，初対面では声をかけづらいが，研修会や学会などに積極的に参加していくと，顔見知りになり互いの施設の情報交換がしやすくなる。

さらには，定期的に勉強会など組織化していくと，情報交換をしながら，お互いの保育の質の向上につながる。また保育士ならではの悩みの相談などができたりする。病棟や障害児（者）の施設においても，同様なことがいえよう。

筆者は研修会で知り合った仲間とそれぞれの地域の近くの施設に声をかけ，地域勉強会を立ち上げ，各施設見学も兼ねながら，年３回，10年以上にわたり運営してきた。ここで得た，情報・知識は子どもにだけでなく，地域として共有できることで，保護者にも還元できるものがあった。顔見知りができると，研修会や学会に一人で参加しても，会場に知った顔があることで心強いものである。得られるものが多かったことが10年以上継続できた理由である。

組織の中では，与えられたフィールドだけでなく，他の場所にも目を向け，保育士として何かできないか，模索していくことも大切である。外来小児科併設の病児保育室を例にあげると，外来小児科では，診察のほかに，乳児健診や心理相談などいろいろなことが行われているところが多い。

乳児健診では，孤立化した子育てのなかで，話を聞くことで，抱えている問題を整理し，多職種につなげていくマネジメントができる。また，診察介助では，子どもが泣かないで診察できるような環境設定の工夫をすることで，早く正しい診察がしやすくなる。保護者が医師からの説明が理解できているか，医師ではない保護者に近い立場として，医療従事者と保護者両方の側から，寄り添いアドバイスできることがある。保育士としての専門性をさまざま場面で発揮していくことで，多職種に必要性や存在を認められ，意欲もわいてくる。所属している組織の中での工夫や，また，外に出ていくことで，所属している職場の違う見方ができたりもする。

人間らしく生きていくために，視野を大きくもち，仕事に関することばかりでなく，自分の好きなことを見つけたり，違う職種の人と関わっていくことも，人間としての自分を成長させてくれ，それが，よりよい保育につながっていくと考える。

2）保育士に必要な研究

日々の保育の実践を積み上げていくと，課題や工夫点，改善点などが何かしらみえてくる。これらを感じたとき，自分のみえ方，感じ方，とらえ方をきちんと記録していきながら，同僚，他職種，保護者などに意見を求め，共感するものがみえてきたら，それを研究のテーマとするとよい。

日常の実践のなかに，研究テーマをもち，理論的にまとめあげていくことは，より保育の専門性や幅が広がり，力になる。しかし，なかなか日々の生活に追われていると必要性は感じているものの，取り組めずに終わってしまうことが多い。一つの方策として，毎年行われる関連の学会・全国大会や，ブロック会議などに思い切って，発表することである。そうすれば否が応でも，まとめざるを得ず，そのときは大変であっても，後で必ず，やってよかったと思うはずである。

本書を学ぶ多くの方が，今まさに取得しようとしている医療保育専門士の論文もそうである。ほとんど経験のないことに挑戦するのは，とても大変なことだが，一つのテーマに沿って，研究を深めることは，今後の保育をしていくうえで，自信にもなる。そこで，まとめる力をつければ，後は自分の日ごろの保育を常に客観視してまとめていけばよい。テーマがなかなか見つけられない場合は，学会や研修会で，他の人の発表を聞いて，それを自分の現場に持ち帰り，自分のところはどうかと考えてみたり，チーム医療として取り組んでいる他職種から提案してもらってもよい。

大事なのは，忙しい中にも常に自分の保育に対して，探求心，研究心をもち，科学的に理論づけてまとめていくことである。こうして自分自身を高めながら，チーム医療の一員として，子どもにとってなくてはならない存在に自他ともに認めてもらうことである。

4. 重症心身障害児者の支援現場での保育士教育と自己研鑽

（1）保育士の専門性と保育士教育

保育士養成校では，就学前児の保育が中心であり，年齢も障がい程度も幅のある重症心身障害児者（以下，重症児者）に対しての支援に戸惑っている保育士が多くいると思われる。国が重症心身障害児施設（以下，重症児施設）を児童福祉施設として法的に位置づけた1966年当初より，重症児施設には，知的障害児施設や肢体不自由児施設などで入所を断られてしまう重度障害の者や，「強度行動障害」など精神科的対応を要するケース，18歳以上の重症心身障害の者など，多様な障がいを有する者が入所している。近年に至っては，医療の進歩により，NICUからの移行児など，濃厚な医療ケアを要する「超重症児」と呼ばれる人たちへの対応も課題としてあがっている。

重症児者の支援に携わる保育士の専門性について，大嶋は，「発達をアセスメントする力」「障害児保育の理論と実践力」「家族支援」「社会福祉援助技術」が重要とし[3]，ここからは，重い障がいのある子どもへの直接的な援助技術と，その子どもを取り巻く家族や社会に対して，保育士はその専門性を発揮した役割を担わなくてはならないということがうかがえる。また，筆者は，重症心身障害領域の保育士の専門性に影響を及ぼす要因として，「重症児者との関わり」，「チーム医療の中での保育士の評価」「家族支援」「自身の成長に関すること」があるとし，これらにまつわるスキルが積み上げられていくことが必要と考える[4]。

1）新人から5年程度まで

まず身につけていきたいこととしては，どのように重症児者を理解したらよいのか，反応をどうとらえ，支援に生かしていけばよいのかということである。そこで問題となるのが，保育士養成校の学びの中で，この領域の学びが十分な時間を充てられていないということである。

重症児者の理解と支援について，最低限，現場で生かせる力をもつためには，乳幼児期の発達の理解，特に発達の初期段階である０，１歳児の発達理解ができていることが求められる。そのうえで，個人のニーズを見極め，保育士として関わる必要がある。

重症児者の多くは，言語によるコミュニケーションが困難であるため，非言語による意思の表出やバイタルサインの読み取りによる意思や健康状態の把握ができる知識・技能が専門性に深く関わってくるからである。また，スヌーズレン[*1]やムーブメント教育・療法[*2]，音楽療法など，重症児者の発達支援において効果が認められている専門的な知識・技能の習得もあわせて行っていけるとよい。

もう一点，大事なこととして，介護技術の習得も忘れてはならない。重症児者の多くは全介助を要する人たちであるため，保育士も介護の知識と技術をもたなければ重症児者の安全を守れず，自身の体も守ることができない。重症児者の安全で安楽な生活を保障するためにも，保育士自身の体を守るためにも，保育士養成校ではほとんどふれられない部分なので，入職して早い段階で学ぶ必要がある。

次に，どのように重症児者の家族を理解したらよいのか，家族のニーズをどうとらえ，支援に活かしていけばよいのかということである。多様な年齢層の重症児者がいる現場では，家族の年齢層も多様であるため，若い世代の保護者に対しては子どもとの関わり方やきょうだい関係の構築を中心とした子育て支援を，高年齢の保護者に対しては年をとってもわが子を愛おしむ気持ちに寄り添う支援など，支援の内容が多岐にわたる。ケースカンファレンスや先輩職員からの助言などから学び，実際の関わりを通して学習していくことが望まれる。

さらに，多職種連携について理解し，実際の連携を体験しつつ学んでいくことが望まれる。他の職種の専門性をも理解したうえでの連携技能や，理論に裏づけされた保育実践と多職種へのアピール力なども段階的に身につけていきたい。これらの事柄について，先輩保育士が指導者として関わり，助言や相談に応じていくことも大切である。

2）５年以上

５年以上経験を重ねると，重症児者の理解と支援が，概ねできるようになり，家族に対する支援や多職種連携についてもできるようになってくる。

この時期になると，自分自身のことだけでなく，後輩の保育士に対して助言や指導ができるようになってほしい。加えて，実習生やボランティアなど，重症児者に関わろうとする人たちに対して関わりの手立てを示したり，助言したりできるようになってほしい。これは，後進の育成ということだけでなく，重症児者の理解者を増やし，重症児者の関わる社会を広げるという，とても大きな意味をもつ。

一人の保育士として，自分が直接的に重症児者に何ができるか，家族に何ができるか，ということだけでなく，大きな視野をもち，保育士としての誇りをもって業務にあたってほしい。

また，重症児施設に勤務する保育士は，勤続５年以上になると，福祉の専門職である児童発達支援管理責任者（支援の対象が児童）やサービス管理責任者（支援の対象が成人）の受講要件を満たすことになり，保育士でありつつも，児童発達支援管理責任者やサービス管理責任者も併任する者が多くなる。児童発達支援管理責任者やサービス管理責任者は，障害福祉サービスが行われる施設では必ず配置され，対象児者の支

＊1　スヌーズレン：オランダの知的障害のある人々が住む施設で生まれた活動とその理念である。語源は２つのオランダ語，スニッフレン〈クンクンとあたりを探索する〉，ドゥースレン〈ウトウトくつろぐ〉から造られた造語であり，「自由に探索したり，くつろぐ」様子を表している。障がいが重い人たちでも楽しめるように，光，音，におい，振動，温度，触覚の素材，このようなものを組み合わせた感覚を重視した支援が行われる。

＊2　ムーブメント教育・療法：神経心理学者の米国のマリアンヌ・フロスティッグ（Frostig, M.）が，1970年にムーブメント教育・療法の理論と実践の著書を公にし，体系化を行ったものである。子どもの自主性，自発性を尊重し，子ども自身が遊具，場，音楽などの環境を活用しながら，動くことを学び，動きを通して「からだ（動くこと）」と「あたま（考えること）」と「こころ（感じること）」の行動全体に関わる調和のとれた発達を援助するものである。

援全体を管理，指導していく立場にあるが，重症児者の場合は，関わる職種が多岐にわたるため，多職種連携がスムーズに行われなければ業務に支障が生じてしまう。日常的なコミュニケーションを円滑にするだけでなく，互いの専門性を認め合えるような関係を培っていかなくてはならない。

3）保育士教育の課題

どの領域の保育士にも通じる「保育士の専門性とは何か」という普遍的な部分を基盤に押さえ，重症児者の個別のニーズを把握し，発達支援を実現していけるように保育士が育成されていかなくてはならないだろう。また，重症児者の支援に携わる保育士は，他の領域の保育士に比べ，多職種連携で関わる職種が多いのが特徴である。

わが国の重症児者支援は，他の国に類をみないほど，生活・医療・教育が渾然一体として提供されているのが特徴である[5]。重症児者の施設は病院であり，福祉施設でもある。その複雑さは一般の病院よりも際立っており，多様なスタッフが互いの専門性を尊重できるよう努力しつつ重症児者への支援を行う場であり，そこのスタッフの一員として保育士も存在する。多職種連携の中でどのように保育士としての役割を明確にし，実践していけるのかが課題である。

難しいことではあるが，それこそが重症児者の支援に携わる保育士の醍醐味であり，困難さを伴うがやりがいにつながるゆえんでもある。

(2) 組織マネジメント

保育士は，自らの専門性に誇りをもち，職員間のチームワークを大切にしながら相互の信頼関係や協力体制を深めることが必要である。保育士は，医療チームの一員として重症児者の視点に立った丁寧な支援が求められる。そして，「発達」をとらえながら一人ひとりの重症児者に関わり，日中活動や療育に必要なさまざまな発達支援の技法の専門的知識を習得することが必要である。そのような力をつけていくためには，個々の保育士が学ぶ姿勢をもち続けることのほかに，組織としての人材育成の取り組みも重要になる。施設内では，保育の実践のみならず，主任保育士や先輩の保育士が中心になり，それらの振り返りや評価ができるような場を設けたり，自らの保育実践を深化させられるようにしてくことが大切である。施設を超えた取り組みとしては，「キャリアパス」などを活用し，保育の質の向上，専門性の向上に取り組んでいる団体も出てきており，このような取り組みはさらに充実していくことが望まれる。

保育士は，重症児者の生活をより豊かなものにするべく，日常生活支援を通してトータルなニーズを把握し，それを基に多職種と連携をとりながら業務を展開していくことが望まれる[6]。日常生活支援や療育，行事など，重症児者の生活を豊かにするための活動を保育士は立案，実践していくのであるが，そのための予算は施設に申請し拠出してもらうのである。業務上必要なものであるのであたりまえのことと思いがちだが，施設の運営費の中から必要であるものに対して拠出されるのであって，そうでなければ簡単に拠出されるものではない。重症児者の生活を豊かにするものであること，重症児者の発達支援において必要であるという根拠，このような事柄を年間の行事計画案などに書き示すことができる力を保育士はつけなければならない。

(3) 自己研鑽

日中活動や療育の質を高めていくためには保育士の自己研鑽が不可欠である。「保育士」という基本的な部分はもちろんのこと，重症心身障害という職域の特殊性から求められる「障害」や「疾病」に関する知識や技術も必要になる。そのためには自ら施設内外の勉強会や研修に参加し，スキルアップを目指していくことがとても重要である。そのような自己研鑽を積み重ねつつ，個別支援計画に基づき一人ひとりの発達へとつなげられるような重症児者への対応や研究活動を実施していかなければならない[7]。対人援助の専門職である保育士は常に自己の実践を振り返り，向上を目指していってほしいものである。

引用文献

1）門田理世：保育者が置かれている職場・就労状況と専門性に関する国際的動向．発達　**134**：65-71，2013

2）国立成育医療研究センター：基本から実践まで！すぐに役立つ医療保育実践マニュアル，p.131，2016

3）大嶋恭二：保育サービスの質に関する調査研究　平成18・19・20年度厚生労働省科学研究補助金政策科学総合研究事業，2009

4）鹿島房子：重症心身障害領域に携わる保育士の専門性に関する研究―全国国立病院機構に勤務する重症心身障害領域の保育士を対象としたアンケート調査に基づいて―．聖徳大学研究紀要，聖徳大学短期大学部第53号：17-23，2021

5）岡田喜篤・蒔田明嗣：重症心身障害児（者）医療福祉の誕生―その歴史と論点―，医歯薬出版，pp.127-132，2016

6）柏女霊峰監修：三訂版　医療現場の保育士と障がい児者の生活支援　独立行政法人国立病院機構全国保育士協議会倫理綱領ガイドブック，生活書院，p.44, 49，2018

7）前掲書６)，p.51

参考文献

・日本医療保育学会編：医療保育テキスト，日本医療保育学会，2009
・日本医療保育学会編：医療保育セミナー，建帛社，2016
・鯨岡峻：発達研究の新しい枠組みのために．発達　134：2-3，2013
・厚生労働省：国際生活機能分類―国際障害分類改訂版―（日本語版）の厚生労働省ホームページ掲載について（http://www.mhlw.go.jp/houdou/2002/08/h0805-1.html，最終アクセス日2016年２月17日）
・河野勝行：WHOの新「国際障害分類」（『ICIDH-2』ならびに『ICF』）を読む―先学に導びかれての学習ノート，文理閣，2002
・厚生労働省：国際生活機能分類―小児青年版（仮称）ICF-CYについて（http://www.mhlw.go.jp/shingi/2007/03/s0327-5k.html，最終アクセス日2016年２月17日）
・阿部彩：子どもの貧困．貧困統計ホームページ（http://www.hinkonstat.net/，最終アクセス日2016年２月17日）
・厚生労働省：「健やか親子21」最終評価報告書について（http://www.mhlw.go.jp/stf/houdou/0000030389.html，最終アクセス日2016年２月17日）
・厚生労働省：「健やか親子21（第２次）」について　検討会報告書（http://www.mhlw.go.jp/stf/houdou/0000044868.html，最終アクセス日2016年２月17日）
・厚生労働省：障害児支援の見直しに関する検討会報告書，p.18，2008（https://www.mhlw.go.jp/shingi/2008/07/dl/s0722-5a.pdf，最終アクセス日2020年8月19日）
・厚生労働省政策統括官付政策評価官室　アフターサービス推進室：医療的ケアが必要な子どもと家族が，安心して心地よくくらすために，2018
・厚生労働省：保育所保育指針解説，2018
・文部科学省：特別支援教育について（http://www.mext.go.jp/a_menu/shotou/tokubetu/main.htm，最終アクセス日2016年２月17日）
・全国保育士会倫理綱領（http://www.zenhokyo.gr.jp/hoikusi/rinri.htm，最終アクセス日2020年8月19日）
・及川郁子監修，山元恵子編集：小児看護ベストプラクティス　小児のための看護マネジメント，pp.82-86，中山書店，2013
・窪田好恵：重症心身障害児者看護を経験してきたある看護師のライフストーリーから捉えた倫理的側面．日本看護倫理学会誌　6（1）：39-45，2014
・厚生労働統計協会：国民衛生の動向，厚生の指標増刊，各年
・厚生労働統計協会：国民の福祉と介護の動向，厚生の指標増刊，各年
・木口チヨ・小林八代枝：イラスト 小児の生活援助―子どもにかかわるすべての人に，文光堂，2002
・小林晃子：小児科医院，病児保育施設における環境及び玩具の微生物汚染とその対策．環境感染誌　28（3）：142-146，2013
・平賀健太郎ほか：特集　病気の子どもの学校教育と学校生活の支援．小児看護　30(11)，2007
・西牧謙吾ほか：特集　病棟規則再考！ 子どもと家族にやさしい入院環境．小児看護　34（7），2011
・松藤凡：小児がんとトータル・ケア（Total Care）．心身医学　53（9）：812-817，2013
・細谷亮太・真部淳：小児がん，中央公論新社，pp.175-182，1973
・小笹雄司・田村恵美：小児集中治療における子どもと家族へのトータルケア―チーム医療とチームアプローチ―．小児看護　33（7）：929-932，2010
・細谷亮太：トータルケアとは何か．インターナショナルナーシングレビュー　32（5）：16-19，2009
・鈴木希世子：トータルケアの現場から：他職種合同カンファレンス実践の状況．インターナショナルナーシングレビュー　32（5）：20-24，2009
・戈木クレイグヒル滋子：トータルケアと病院内教育．インターナショナルナーシングレビュー　32（5）：25-29，2009
・斉藤淑子：医療者との連携．インターナショナルナーシングレビュー　32（5）：30-34，2009
・久才真記：終末期における子どもへの教育．インターナショナルナーシングレビュー　32（5）：35-37，2009
・岡部拓未：“病院での”訪問教育における医療者との連携の課題．インターナショナルナーシングレビュー

32（5）：38-42，2009
・藤澤卓爾：小児炎症性腸疾患のトータルケア．小児看護　35(11)：1463-1469，2012
・鈴木敦子：よいチーム医療をつくるために，看護師の他職種とのコミュニケーションのあり方．小児看護　26（6）：749-753，2003
・柴田玲子：子どものQOL．子どものQOL尺度　その理解と活用（古荘純一ほか編著），診断と治療社，pp.4-5，2014
・松浦和代：病気の子どものトータル・ケアと心理社会的支援．病気の子どもの心理社会的支援入門（谷川弘治ほか編），ナカニシヤ出版，p.56，2009
・米山岳廣・宮川三平・鳥海順子：病児と障害児の保育―基礎と実際―，文化書房博文社，p.74，2008
・谷川弘治・駒松仁子・松浦和代ほか：病気の子どもの心理社会的支援入門，ナカニシヤ出版，pp.213-219，pp.251-255，2009
・三浦絵莉子：聖路加国際病院におけるチャイルド・ライフ・スペシャリストの専門性．小児看護　35(13)：1773-1778，2012
・桑原和代：看護師とチャイルドライフ・スペシャリストのプレパレーションにおける介入の違いに関する文献検討．日本小児看護学会誌　22（1）：109-115，2013
・室井佑美：チャイルド・ライフ・スペシャリストが勤務する医療機関の現状と課題．ライフデザイン学研究　5：207-217，2009
・室井佑美：チャイルド・ライフ・プログラムおよびホスピタル・プレイによる「子どもを主体とした支援」に関する一考察―医療現場でのディストラクションに焦点を当てて―．ライフデザイン学研究　6：173-196，2010
・相吉恵：チャイルド・ライフ・スペシャリストと看護師との連携．小児看護　33（8）：1160-1168，2010
・山田絵莉子・須永訓子：チャイルド・ライフ・スペシャリストと看護師との連携と管理上の留意点．小児看護　30（8）：1138-1143，2007
・上出香波・齋藤政子：小児病棟における保育士の専門性に関する検討―医療保育専門士への面接調査を通して―．保育学研究　52（1）：105-115，2014
・山北奈央子・浅野みどり：看護師と医療保育士の子どもを尊重した協働における認識―医療保育士の専門性に焦点をあてて―．日本小児看護学会誌　21（1）：1-8，2012
・加藤ゆみえ・豊田江利子：保育士と看護師との連携．小児看護　33（8）：1152-1159，2010
・古橋知子：多職種チームアプローチにおける情報の伝達と共有．小児看護　33（4）：444-449，2010
・橋本尚詞：看護学入門1　人体のしくみと働き，メヂカルフレンド社，2013
・有田和恵：超入門　解剖生理学，照林社，2012
・相磯貞和監訳：ネッター解剖学アトラス　第5版，南山堂，2011
・岡田泰伸監訳：ギャノング生理学　原書23版，丸善出版，2011
・松田純：神経難病における健康概念と現代医療倫理学．特集　神経難病ケアのコペルニクス的転回【トピックス―多専門職種チーム（MDT）ケアのために】，総合診療　25（3）：258-260，2015
・宮田靖志：プライマリ・ケア現場の不確実性・複雑性に対処する．日本プライマリ・ケア連合学会誌　37：124-132，2014
・平田正吾・奥住秀之・北島善夫ほか：病弱児の心理特性についての研究動向―我が国の小児がん経験児における闘病体験―．Asian Journal of Human Services　6：138-148，2014
・近藤好枝：NICUの環境と児への影響．周産期医学　38（5）：551-555，2008
・新小田晴美・木下義晶・光武玲子ほか：NICU環境（照度・音刺激）における早産児の睡眠と身体活動生理学的反応への影響．三重看護雑誌　17（1）：35-44，2015
・ラター,M.・テイラー,E.編，長尾圭造・宮本信也監訳：児童青年精神医学，明石書店，2007
・繁多進：アタッチメントと行動発達．朝倉心理学講座3　発達心理学（海保博之監修），朝倉書店，p.97，2007
・古川真人：時間知覚の発達と臨床．小児のケアのための発達臨床心理（岡堂哲雄監修），へルス出版，pp.52-61，1983
・津田茂子・津田彰：子どもの発達理解．「こころ」「からだ」「行動」へのアプローチ　子どもを理解する（浅倉次男監修），へるす出版，pp.45-54，2008

・杉田憲一・坪井龍生・松永貴之ほか：治療終了後に精神症状を認めた小児癌症例．日本小児血液学会雑誌　17(3)：123-127，2003
・アントノフスキー,A.，山崎喜比古ほか訳：健康の謎を解く―ストレス対処と健康保持のメカニズム，有新堂高文社，2001
・山田晃子・川上あずさ：保険医療分野における「コントロール願望」の概念分析．奈良看護紀要　11：118-127，2015
・仁尾かおり・石河真紀・藤澤盛樹：学童期から青年期にある先天性心疾患患者の"病気体験に関連したレジリエンス"アセスメントツールの開発．日本小児循環器学会雑誌　30(5)：543-552，2014
・高橋泉：「家族レジリエンス」の概念分析―病気や障害を抱える子どもの家族支援における有用性―．日本小児看護学会誌　22(3)：1-8，2013
・Cohen, S., Wills, T.A.: Stress, social support, and the buffering hypothesis., *Psychological Bulletin*　98(2)：310-357，1985
・平林優子：健康障害や入院が子どもと家族に及ぼす影響と看護．小児の発達と看護（中野綾美編），メディカ出版，pp.172-186，2013
・小畑文也：児童における病因の認知．上越教育大学研究紀要　第1分冊　9：153-161，1990
・武井優子・緒方明子・小澤美和ほか：小児がん患者の抱える心理社会的問題に関する現状と課題．小児がん　47：84-90，2010
・仁尾かおり：先天性心疾患をもつ子どもの疾患理解．日本小児循環器学会雑誌　31(1-2)：61-63，2015
・竹之内直子：思春期の小児がん治療終了後患者の自己イメージに関する研究．第19回日本看護科学学会学術集会講演集，424-425，1999
・小児看護協会監修：小児看護事典，へるす出版，2007
・帆足英一ほか監修：実践医療保育「いま―現場からの報告」，診断と治療社，2007
・Drotar, D., Baskiewicz, A., Irvin, N., Kennell, J., Klaus, M.: The adaptation of parents to the birth of an infant with a congenital malformation: A hypothetical model., *Pediatrics*　56(5)：710-717，1975
・松元泰英：肢体不自由教育　連携で困らないための医療用語集，ジアース教育新社，2015
・八木慎一：普通学校における医療的ケアの必要な子どもへの教育をめぐる問題の生成―当事者としての親の視点から―．立命館人間科学研究　29：65-79，2014
・文部科学省・厚生労働省：介護福祉士養成課程における「医療的ケア」の教育内容について，2013
・文部科学省：特別支援教育等における医療的ケアへの今後の対応について（通知），2011
・文部科学省：学校における医療的ケアの今後の対応について（通知），2019
・小笠原昭彦：臨死の子どもと家族のケア．現代のエスプリ別冊　患者の心理（岡堂哲雄編），至文堂，pp.166-177，2000
・菅佐和子：病気の子どもの心理と行動．現代のエスプリ別冊　患者の心理（岡堂哲雄編），至文堂，pp.143-152，2000
・上野矗：見舞い客への助言．現代のエスプリ別冊　患者の心理（岡堂哲雄編），至文堂，2000
・戸田山和久：新版　論文の教室―レポートから卒論まで，NHK出版，2012
・日本保育学会倫理綱領ガイドブック編集委員会編：保育学研究倫理ガイドブック―子どもの幸せを願うすべての保育者と研究者のために，フレーベル館，2010
・渡邊誠：臨床心理学における事例研究の役割に関する考察．北海道大学大学院教育学研究院紀要　118：225-234，2013
・日本保育学会機関誌編集委員会編：論文執筆のための手引き書（http://jsrec.or.jp/rsc_info/hensyu/tebiki.pdf，最終アクセス日2015年8月26日）
・危機管理システム研究学会：あなたの医療は安全か？，南山堂，2011
・三木明子：看護職が体験する患者からの暴力，日本看護協会出版会，2010
・河野龍太郎：医療安全へのヒューマンファクターズアプローチ，日本規格協会，2010
・矢野真ほか：特集「安全文化」が根差す病棟作り　医療事故ゼロを目指す組織的な取り組み．看護展望　38(8)，2013
・濱口哲也ほか：特集　インシデント・アクシデントから学ぶ！「医療版失敗学」のはじめ方―病院における導入事例とその効果―．看護展望　38(11)，2013

・嶋森好子ほか：病棟から始めるリスクマネジメント，医学書院，2003
・柏女霊峰監修：三訂版 医療現場の保育士と障がい児者の生活支援　独立行政法人国立病院機構全国保育士協議会倫理綱領ガイドブック，生活書院，2018
・日本小児科学会こどもの生活環境改善委員会：子ども虐待診療の手引き（第2版），pp.19-20，2014
・今田義夫監修：医療的ケアを必要とする子どもの保育実践事例集，全国社会福祉協議会全国保育士会，2019
・佐藤登美：子どもの看護　アセスメントを中心に，へるす出版，p.161，1988
・国立成育医療研究センター：基本から実践まで　すぐに役立つ医療保育実践マニュアル，診断と治療社，2016
・野口隆子：保育者の専門性とライフコース―語りの中の“保育者としての私”．発達　**134**：59-64，2013
・原　仁：最新子どもの発達障害事典，合同出版，2014
・森　則夫・杉山登志郎・中村和彦：DSM-5対応　神経発達障害のすべて，こころの科学，日本評論社，2014
・加藤隆弘・神庭重信編：神経疾患とその治療，遠見書房，2020

索　引

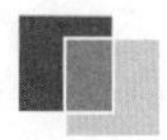

一般社団法人 日本医療保育学会の紹介

日本医療保育学会は，医療と密接な関わりをもつ保育職ならびにその関連領域の専門職と協力して，医療保育に関わる調査，研究，研鑽を行うとともに，その発展向上ならびに社会的理解の推進を図り，疾病に罹患した小児のQOL向上を目指すことを目的に設立された学会です。2021年３月現在の学会員数は，520名です。

学会の立ち上げは，全国で働く病棟保母たちが仲間と話し合う場，勉強し合う場が欲しいという希望から，1997（平成９）年６月に第１回全国病棟保母研究大会をもって発足しました。その後，児童福祉法の改正，「保母」の国家資格化に伴い「保育士」と名称変更になったことを機に「全国医療保育研究会」に会の名称を変更しています。

さらに，社会的認知やさまざまな活動を進めるにあたり，2002（平成14）年の第６回学会総会において，現在の「日本医療保育学会」となりました。学会の改名とともに，各種委員会活動も開始しています。2003（平成15）年に，「機関誌編集委員会」「広報委員会」「調査研究委員会」「研修委員会」が，2004（平成16）年に「資格認定・マニュアル検討委員会」が立ち上がり，その後も，「ホームページ委員会」「あり方検討委員会」「倫理委員会」などの委員会も組織化されました。

また，医療保育士の専門性を高めていくために，学会認定「医療保育専門士」の資格認定制度を確立し，2007（平成19）年に第１回資格認定研修会が開始されました。この資格認定に到達するためには，研修会に参加し，課題レポートの提出に合格後，事例研究論文を提出し，口頭試問を経て資格認定が交付される，という極めてハードルの高い制度となっています。現在そのハードルを乗り越え，認定・更新している医療保育専門士はおよそ180名です。この「医療保育専門士」は，2015（平成27）年に商標登録され，医療チームの一員として高度の専門性をもって医療現場で活躍しています。

医療保育は，医療と密接に関わる場であることから，当初は医師が理事長を務めてきましたが，2015（平成27）年度の役員改選で医療保育専門士が学会理事長に就任し，また各種の委員会委員長も医療保育士の主導のもとに活発化してきています。入会資格は，本会の趣旨に賛同する保育士をはじめ，小児医療，保健，福祉，教育等の分野における専門職としています。ホームページ（http://iryouhoiku.jp/）をご覧の上，病気や障がいのある子どもたちの保育に是非ご参加ください。

【編　者】　（所属・職位は，2021 年 5 月現在）

一般社団法人 日本医療保育学会

【編集代表】

及川（おいかわ）郁子（いくこ）　東京家政大学短期大学部　教授

【著　者】（五十音順）　＊各章責任者，■は医療保育専門士

吾田富士子（あづたふじこ）＊　藤女子大学人間生活学部　教授
荒井宏治（あらいこうじ）　あらいこどもクリニック/眼科クリニック　院長
井良沢稚枝（いらさわちえ）■　東京医科大学病院　保育士
哥丸優子（うたまるゆうこ）　元大阪旭こども病院　医療保育室　主任保育士
岡敏明（おかとしあき）　札幌徳洲会病院小児科　臨床顧問
岡本真奈美（おかもとまなみ）　元国立病院機構新潟病院　主任保育士
小野鈴奈（おのれいな）＊■　総合母子保健センター愛育病院　保育士
鹿島房子（かしまふさこ）　聖徳大学短期大学部保育科　准教授
加藤ゆみえ（かとう）■　国立成育医療研究センター　保育士
上出香波（かみでかなみ）■　明星大学教育学部　特任准教授
木野稔（きのみのる）　大阪旭こども病院　理事長
金城やす子（きんじょう　こ）　名古屋学芸大学看護学部教授
草野美喜子（くさのみきこ）　大阪旭こども病院　医療保育室　主任保育士
小谷仁美（こたにひとみ）■　春日市福祉支援部子育て支援課　子育て支援コーディネーター
小林久美子（こばやしくみこ）■　元東京都立小児総合医療センター　保育士
佐々木祥子（ささきしょうこ）＊　東京都看護協会
佐々木友紀子（ささきゆきこ）■　東京大学医学部附属病院小児科　保育士
佐藤智美（さとうさとみ）　あらいこどもクリニック/病児保育室「きりん」 主任保育士
島田康（しまだやすし）　しまだ小児科　院長/病児保育室ぱんぷきん
島村恵美子（しまむらえみこ）■　元さいわいこどもクリニック　保育士
田代弘子（たしろひろこ）　東京家政大学かせい森のクリニック 看護師
谷川弘治（たにがわこうじ）＊　神戸松蔭女子学院大学教育学部　教授
土屋明子（つちやあきこ）■　東京都立府中療育センター　保育士
土屋さやか（つちや）■　元チャイルドデイケアほわわ世田谷
豊田江利子（とよだえりこ）■　国立成育医療研究センター医療型短期入所施設もみじの家　保育士
長嶋正實（ながしままさみ）　愛知県済生会リハビリテーション病院　名誉院長
中田尚子（なかだなおこ）　埼玉県立小児医療センター　副病院長兼看護部長
中村崇江（なかむらたかえ）■　自治医科大学とちぎ子ども医療センター　主任保育士
中山千佳（なかやまちか）■　愛知県医療療育総合センター中央病院　保育士
西村あづさ（にしむら）■　大分こども病院　主任保育士
服部美和（はっとりみわ）■　小木こどもファミリークリニック内 病児保育室ゆうかり　保育士
林典子（はやしのりこ）＊■　帝京平成大学現代ライフ学部　講師
藤本保（ふじもとたもつ）　大分こども病院　院長
星野薫（ほしのかおる）■　聖マリアンナ医科大学病院　保育士
松嵜くみ子（まつざき　こ）＊　跡見学園女子大学心理学部　教授
宮津澄江（みやづすみえ）　元川崎医療短期大学医療保育科准教授
八尾正美（やおまさみ）■　国立成育医療研究センター　保育士
山田元子（やまだもとこ）■　こどもデイサービス・つむぎ　保育士，管理者
山本和子（やまもとかずこ）■　元静岡県立こども病院　主幹保育士
横田雅史（よこたまさし）　元帝京平成大学現代ライフ学部　教授

改訂 医療保育セミナー

2016年（平成28年）5月10日　初版発行～第2刷
2021年（令和3年）7月1日　改訂版発行

編　者　一般社団法人
日本医療保育学会

発行者　筑紫和男

発行所　株式会社 建帛社
KENPAKUSHA

〒112-0011　東京都文京区千石4丁目2番15号
TEL　(03) 3944-2611
FAX　(03) 3946-4377
https://www.kenpakusha.co.jp/

ISBN978-4-7679-7050-9　C3047　教文堂／ブロケード

（定価はカバーに表示してあります）